한국인의

울 분 과

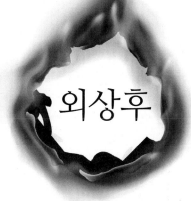

외상후

울분장애

Embitterment and Posttraumatic
embitterment disorder (PTED)

저자
채정호·정찬승·민성길·김종진·미하엘 린덴

한국인의 울분과 외상후 울분장애

1판 1쇄 인쇄 │ 2021년 3월 29일
1판 1쇄 발행 │ 2021년 4월 08일

지 은 이   채정호, 정찬승, 민성길, 김종진, 미하엘 린덴(Michael Linden)
발 행 인   장주연
출 판 기 획   장희성
책 임 편 집   오수진
편집디자인   최정미
표지디자인   김재욱
제 작 담 당   이순호
발 행 처   군자출판사(주)
           등록 제 4-139호(1991. 6. 24)
           본사 (10881) 파주출판단지 경기도 파주시 서패동 474-1(회동길 338)
           Tel. (031) 943-1888   Fax. (031) 955-9545
           홈페이지 │ www.koonja.co.kr

ISBN 979-11-5955-689-0
정가 23,000원

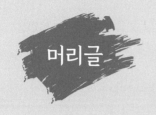

책을 발간하며

| 채정호 |

가톨릭대학교 서울성모병원 정신건강의학과 교수
한국트라우마스트레스학회 / 대한명상의학회 창립회장 / 대한정서인지행동의학회 창립이사장
대한불안의학회 이사장 / 한국인지행동치료학회 회장 / 한국직무스트레스학회 회장 등 역임
행동하는 긍정네트워크 〈옵티미스트 클럽〉 회장 / 긍정학교 교장

우리는 분노하고 있다. 아주 어린 아이들부터도 화가 많다. 아마 화를 많이 내는 부모로부터 가정에서부터 배운 것일 것이다. 학교와 사회에 나온다고 화가 줄어들지는 않는다. 오히려 화를 더 만들어 간다. 직장에서도 지역사회 안에서도 어른이든 아이들이든 화가 많이 나 있다. 일상에서 화를 많이 내는 사람들을 마주치는 것도 흔하다. 왜 이렇게 화가 우리나라를 뒤덮고 있을까? 화병이라는 독특한 문화 증후군을 가지고 있고 화와 한이 매우 중요한 우리 민족의 기본 정서라고 공공연하게 알려진 것처럼 우리는 화를 내면서 살아갈 운명일 수밖에 없는 것일까? 그러나 불과 몇 십년 전만 해도 임상에서는 화병 환자들을 제외하고는 그렇게 화가 주요한 병리인 환자들이 많지는 않았다. 개인적으로 34년 동안 정신건강의

학과 의사를 하면서 점점 더 화, 울분, 분노 등의 양상을 나타내고 터질 것 같은 화를 가지고 있으며, 화를 주체하지 못하는 사람들을 많이 만나게 되는 것 같다. 그런데 서양정신의학에서는 불안과 우울이라는 정서로 인한 질환에 대해서는 명확하게 기술하고 이해하고 있지만 그에 못지않게 부정적인 영향을 많이 주는 분노장애라는 항목은 아예 진단 분류 목록에 존재조차 하지 않는다. 그래서 서양 기준으로 진단을 하다 보면 화를 내는 사람은 그 기본 병리가 우울증, 불안장애, 다른 기분장애나 성격장애이고 화는 그냥 그런 병으로 인한 한 증상 형태로만 이해할 수밖에 없다. 그러나 그렇게 부수적인 현상으로 치부하기에는 다른 중요한 정신병리 문제 없이 화를 많이 내는 사람들이 너무 많다. 진료 현장이 아닌 주변의 일상 생활에서도 화를 많이 내고 그 화 때문에 고통을 받는 사람들이 너무 많다. 이에 대해서는 많은 경험적인 연구와 이론적인 통찰이 이루어지고 우리나라의 화에 대한 본격적인 연구가 이루어져야 할 터인데 아쉽다는 생각만 하면서 지내왔다.

그러던 중 우연히 독일에서 나온 문헌을 읽고 무릎을 탁 치게 되었다. 독일의 정신과 의사인 미하엘 린덴 교수가 제안한 〈외상후 울분장애〉에 대한 내용이었다. 인생을 살다보면 흔히 겪을 수 있는 스트레스 사건을 겪은 이후로 "울분"에 빠져 삶이 피폐해지는 사람들을 명확하게 정의하고 기술한 내용이었다. 서양에서도 분노와 울분으로 인해 임상적인 문제로 나타날 수 있다는 것을 분명하게 주장하는 내용이었다. 하지만 이런 외상후 울분장애라는 린덴 교수의 독특한 통찰과 주장은 서양의 학계에서는 널리 받아들여지지 못하고 있었다. 분노장애라는 것은 큰 문제가 되지 않는다는 기존의 두터운 편견의 시각을 뚫는 것은 서양인 독일 학자에게도 쉬운 일이 아닌 모양이었다. 그러나 그는 지속적인 논문과 책자 저술을 통해서 다른 질환과는 분명하게 다른 외상후 울분장애라는 확실하게 구분되는 정신병리가 존재한다고 지속적으로 주장하고 있었다. 우리나라에서는 분명히 분노가 중요한 질환 분류가 될 수 있다고 생각하는 정신과 의사들이 있었고 그 선두에는 오래전부터 화병 연구를 진행해 오신 이 분야의 태두인 민성길 교수님이 계셨다. 민교수님을 모시고 화병에 대한 공부를 여러차례하며 미하엘 린덴 교수의 저서를 읽고 난 후 분노, 화를 중심으로하는 진단 분류는 분명히 있어야 한다는 믿음이 확고해졌다. 임상 현장에서 늘 만나는 환자들 중에서도 린덴 교수의 외상후 울분장애에 아주 딱 들어맞는 환자들이 꽤 있었다. 자료를 더 모으고 공부하다가 2014년에 〈외상후 울분장애의 이해〉라는 논문을 통해서 우리나라에서 최초로 외상후 울분장애를 소개할 수 있었다. 이후 린덴 교수와 교류하며 외상후 울분장애 척도를 한국어로 번안한 한창수 교수팀과의 작업을 통해서 임상적으로 쓸 수 있는 척도가 확보되어 본격적으로 조사를 해 볼 수 있을 즈음에 이 시대를 살아가는 사람들은 잊을 수 없는 엄청난 사건인 세월호 침몰사고를 맞이하게 되었다. 당시 사망한 학생들의 유가족 부모 코호트 연구를 맡게 되면서 그 분들이 겪고 있는 것은 두려움을 중심으로 하는 외상후 스트레스증상이 아니라 심한 애도에 울분이 겹친 상태로 나타나는 외상후 울분이었다. 이 자료를 2016년 10월 함부르크에서 열린 국제울분장애학회에서 발표했고 거기서 미하엘 린덴 교수와 많은 이야기를 나누었다. 그래서 그가 가진 울분에 대한 이해를 한국의 연구자와 임상가들에게 나눌 수 있기 위하여 트라우마 관련 다학제 전문학회인 한국트라우마스트레스학회와 대한정신건강재단 재난정신건강위원회가 2017년 2월에 린덴 교수를 직접 초청하여 외상후 울분장애에 대한 국제 심포지엄을 개최하였다. 거기서 우리나라 사람들의 울분과 울화를 이해하고 적절하게 치료하기 위한 여러 논의가 있었다. '한국인의 화병과 한', '화와 원한의 심리학적 이해', '우리 청소년과 청년의 비애와 울분', '정치 사회적 이슈와 재난 관련 울분', '병원에서의 울분', '세월호 유가족의 울분' 등의 다양한 한국 사회에서 분노와 관련한 내용이 발표가 되었는데 이 책은 그 때 심포지엄의 연구자들이 발표했던 내용의 일부를 정리하면서 만들어진 것이다. 이 책은 이제는 우리가 왜 분노하는지에 대해 제대로 학술적인 측면에서도 알아보고 그동안 우리가 얼마나 잘 이해하고 있는지에 대해서 뒤돌아보고 앞으로 어떻게 해야 할 것인지에 대한 지침을 마련해 보기 위해서 몇 명의 저자들이 의기투합해서 엮어보았다.

이런 배경에서 보면 저자로 참석해주신 분들은 참으로 이런 목적을 달성하기에 너무나도 적절하신 분들이다. 2장을 집필하신 정찬승 원장님은 융 분석가로 개원하여 개인적인 분석치료를 많이 하면서도 사회적인 이슈에 연결되는 사안에 꼭 나타나서 중요한 역할을 해주는 분이다. 우리 모임에서는 그를 지니어스로 부른다. 하지만 단순한 천재성이 그의 미덕이 아니다. 도저히 불가능할 것 같은 일들을 밤새워서 해내는 것을 여러 번 옆에서 잘 보아 왔다. 세월호 사건부터 코비드 19로 연결되는 일련의 사건 속에서 그가 해낸 훌륭한 작업들은 참으로 경하할 만한 것이다. 그 천재성과 성실성을 가진 그가 화의 심리학인 이해, 특히 분석심리학적인 이해를 기술해 주었다. 한 개별적인 개인의 화에 대한 것이라기 보다는 우리 전체를 아우르고 있는 일종의 집단 무의식으로서의 화를 다루는 통찰은 그의 평상시 모습처럼 천재성과 성실성이 잘 아울러져 있다.

3장을 집필하신 민성길 교수님은 우리나라 정신의학의 태두이시다. 평생 화에 대하여 끊이지 않고 지속적으로 연구를 해 오셨고 우리나라에 그동안 출간된 화병 논문의 대다수가 민교수님 작품이다. 내가 주니어 스탭일 때부터 끊임없이 학문적 영감을 불러일으켜 주셨고 화에 대해서 궁금해하던 사항에 대해서 많이 가르쳐 주셨다. 2009년에 벌써 우리나라 화병연구를 종합한 『화병연구』라는 책을 이미 출간해 놓으실 정도로 화병에 대해서는 독보적인 학술적인 체계를 잡아놓으신 민교수님이 쓰신 화병에 대한 장은 그 어떤 것도 덧붙이거나 뺄 것이 없는 그야말로 화병에 대한 정수가 담겨있다. 그 장 속에 잘 담겨있듯이 평생 민교수님이 주장하고 계신 화병이 국제질병분류에 함입될 수 있는데에 이 책이 작은 기여를 할 수 있으면 너무 기쁠 것이다.

4장은 미하엘 린덴 교수가 독일어로 출간한 『외상후 울분장애』라는 책을 우리말로 번역한 것이다. 책자 전체를 번역하는 것이어서 다른 장에 비하여 분량이 많기는 한데 우리나라에 제대로 된 외상후 울분장애 책자가 없다는 측면에서 우리나라 독자들에게 원전을 그대로 소개하는 것도 의미있을 것 같아서 전체를 다 옮기기로 했다. 미하엘 린덴 교수는 2003년 〈외상후 울분장애〉라는 진단명을 창시하고 2007년에 책을 내고, 2009년에는 울분 자가측정 도구를 개발하는 등 울분에 대한 실증 연구를 주도해 왔다. 1990년 독일 통일 이후 많은 동독인이 서독과의 경제적·문화적 차이에서 느끼는 좌절과 열등감으로 극심한 심리적 혼란을 겪는 것을 보면서 울분이라는 감정에 천착하게 되었다고 하였다. 동독인들은 번영을 기대했지만 오히려 실직과 차별, 가정 해체 등 부정적인 사건을 겪게 되면서 분노와 무기력을 호소하게 되었는데 이들의 증상은 기존 정신장애의 진단으로는 설명할 수가 없었다. 울분은 일상적인 생활에서 겪는 부정적인 감정이 정의나 공정함에 어긋나는 특정한 사건을 계기로 유발되고 이것이 심해져서 외상후 울분장애로 연결되는 것이다. 서구사람들이 분노장애라는 것에 관심이 없을 때 그야말로 광야에서 외치는 울림이 되어 울분에 대하여 체계적으로 정리해 준 이 분야에 우뚝 선 거성이다. 그와의 여러 번 논의는 울분에 대한 이해를 높이고 문화의 장벽을 넘어 사람들이 어떻게 분노하게 되는가에 대한 통찰을 주었다. 이 장에는 그의 모든 노하우를 담아 외상후 울분장애의 특성과 치료법까지 자세하게 기술하였다. 이 장을 번역한 사람은 김종진 선생님이다. 그는 참으로 독특하고 대단한 이력을 가지고 있다. 정신건강의학과 전문의로 실제 병원에서 치료에 임하는 임상가이며 정신의학으로 해외연수를 하기도 했고 신학대학원을 수료했고 명문대학에서 MBA 과정까지 이수하였다. 그 외에도 영화, 미학, 사진 등에 대한 광범위한 관심을 가지고 있고 이런 것들을 취미로 하는 것이 아니라 정규학교를 다니면서 제대로 공부를 해 온 사람이다. 어렵고 모르는 단어를 만들어 쓰는 것으로 유명한 독일어로 된 원전을 하나하나 번역하고 독자들이 읽기 쉽게 다듬는다는 것은 광범위한 그의 관심과 박학다식으로 쌓인 경험이 있지 않으면 정말 불가능한 일이었을 것이다.

이렇게 2,3,4장이 탄탄하게 허리를 받쳐주는 중에 본 저자가 1장에서는 이 책의 배경과 화와 분노라는 정서의 개요와, 그로 인한 정신장애의 분류를 기술했고 5장에서는 최근에 많이 보여지는 일종의 신종 분노장애라고 부를 수 있는 범분노장애의 양상에 대해서 설명하고 앞으로 분노장애에 대한 이해와 그 해결이 어떠한 식으로 나아갈 것인지를 기술해보았다. 이 책은 이처럼 세상에 퍼져있는 화, 분노, 울분을 체계적으로 정리하기 위하여 지역적으로는 한국과 독일의 최고의 전문가들이 모인 것이고 범주적으로는 분노장애의 다양한 모습을 다 기술해보려고 시도하였다. 아직 분노장애에 대한 전문가의 합의된 의견이 많지 않은 시점이기는 하지만 이 책으로 시작된 논의가 보다 활성화되고 임상진료 현장에서 보이는 환자분들에 대한 이해가 높아지고 그들을 더 잘 도울 수 있게 되며 일반인 입장에서도 자신들 안에서 끓어오르고 해결되지 못하는 분노를 더 잘 다룰 수 있게 되기를 바란다.

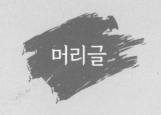

화는 풀어내야 한다

| 정찬승 |

마음드림의원 원장
국제 공인 융학파 분석가
국제분석심리학회 정회원
동아시아문화정신의학회 정회원
울산대학교 서울아산병원 정신건강의학과 외래교수

대한신경정신의학회와 한국일보가 공동으로 기획한 국민 정신건강 특별 연재에 화병을 주제로 칼럼을 낸 적이 있다. 마음속에 쌓인 화를 잘 풀어내어 가정의 평화를 얻은 한 여인의 이야기다. '화의 분석심리학적 이해'라는 제하의 본문에 짤막하게 실었지만 아무래도 여러 각도에서 분석한 글 속에서 다소 딱딱해졌다. 독자들의 이해를 돕기 위해 그 칼럼 속의 자세한 내용을 머리글 삼아 소개한다.

경직된 표정의 중년 여성이 가슴이 터질 것처럼 답답하고 묵직한 덩어리가 치밀어 오른다면서 진료를 받으러 왔다. 몸의 불편함을 호소하지만, 그녀의 눈에는 슬픔과 설움이 가득했다. 전형적인 신체증상을 동반한 우울증 또는 화병의 증상이었다. 게다가 사람이 많은 곳을 매우 두려워하는 광장공포증과, 마치 죽을 것 같은 불안이 반복되는 공황발작까지 겪고 있었다.

남편과 사별한 그녀는 이미 성인이 된 자녀들이 독립하자 홀로 외로이 지내다가 우연히 한참 젊은 남자를 만나서 재혼을 했다. 남편에게는 중학생 딸이 있었다. 가까운 곳에 사는 시어머니는 낯선 살림에 적응하는 그녀를 물심양면 도와주었다. 이렇게 별문제가 없어 보이는 피상적인 상황만 말하던 그녀는 최근에 반복해서 꾸는 꿈을 들려주었다.

"꿈속에서 나는 남편과 침대에 누웠어요. 그런데, 어느새 남편의 전처도 함께 누워있다는 걸 알았죠. 나는 소스라치게 놀라서 깨어났어요."

사정을 자세히 묻자 그녀는 마음을 열고 쌓여 있는 울분을 토해내기 시작했다. 집안에 전처의 흔적이 너무 많이 남아있었던 것이다. 남편이 전처와 함께 잤던 침대도 그대로일 뿐 아니라, 중학생 딸은 늘 친엄마와 비교하며 새엄마를 밀어냈다. 어쩌다 딸이 친구를 집에 데려오기라도 하면 그녀는 숨죽인 채 방 안에 숨어있어야 했다. 시어머니의 세심한 도움의 뒤편에는 새 며느리에 대한 불신과 친손녀에 대한 강한 집착이 깔려 있었다.

그녀는 일본인이었다. 일본에 출장 온 한국인 남성을 만나 사랑에 빠져 결혼을 결심하고 바다를 건너 한국에 왔으나 그녀의 자리를 찾기에는 힘에 부쳤다. 한국의 유별난 시어머니도, 예민하기 그지없는 중학생 딸도 모두 그녀를 힘들게 했다. 나는 그녀에게 당장 침대부터 바꾸라고 했다. 그런 불쾌함과 설움을 참고 지내면 마음속에 울화가 쌓여 병을 만들기 때문이다.

꿈에 나타난 침대 위의 전처는 현실적으로 내쫓아야 할 적이지만, 무의식의 의도를 깊이 이해하자면 결국 그녀와 합해져야 할, 그녀가 애써 외면해오던 한국의 여성상을 의미한다. 그녀는 일 년이 넘도록 한국어를 한마디도 배우지 않고 지내왔다. 짓눌린 분노의 수동적 표현이었던 셈이다. 나는 조심스럽게 '이제 이 땅, 이 집안의 사람으로 자리를 잡으라'고 조언했다.

　그녀는 다문화센터에 다니며 한국말을 배우고 일본인 친구도 사귀어 외로움을 달랠 수 있게 됐다. 용기를 낸 그녀가 새엄마를 무시하고 대화를 회피하던 딸을 앉혀두고 솔직한 심정을 얘기하자, 딸도 자신의 불만을 터뜨렸다. 대화를 시작하기는 힘들었지만 진실한 감정이 통하자 마침내 딸은 그녀를 '엄마'라고 부르기 시작했다. 시어머니의 경계를 넘는 불편한 도움도 정리했다. 처음에는 소란스러운 충돌이 있었지만, 곧 제자리를 찾아갔다. 그녀는 마음속 깊이 억압된 화를 풀어냄으로써 울분을 해소하고 새로운 가정을 더욱 단단히 할 수 있게 됐다.

　화는 많은 문제를 일으키는 부담스러운 감정 취급을 받고 있다. 소위 전문가를 자처하는 사람들이 화를 참고, 조절하고, 없애는 방법을 가르치려 든다. 그러나, 화는 모든 인간이, 심지어 동물도 갖고 있는 원초적인 감정이다.

　문화에 따라 다양한 감정 표현이 있지만, 우리 마음의 중심은 인류 공통의 것이다. 어느 문화를 막론하고 부당하게 억압된 감정은 마음의 병을 만들고 화병도 그중 하나다. 엉키고 맺혀 몸과 마음을 망치는 화를 정성

껏 풀어내야 한다. 스스로 하기 어렵다면 옆에서 도와주면 된다. 공감과 이해, 속 깊은 대화는 마음의 병이 된 화를 풀어내는 가장 좋은 치유방법 이다. 건강하게 표현된 화는 인생을 가로막는 문제를 해결하는 강력한 추 진력이 된다.

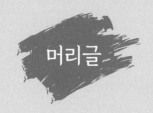

화병, 우리가 공부하고 치료해야 한다

| 민성길 |

연세의대 명예교수 / 용인 효자병원 진료원장 / 대한의학한림원 종신회원
연세대학교 의과대학 정신과 교수 및 의사학과 겸임교수 / 연세의대 의학행동과학 연구소 소장
연세대학교 통일연구원 원장 / 서울시 정신보건사업지원단 단장 / 서울특별시 은평병원 원장
대한신경정신의학회 이사장 / 대한정신약물학회 이사장 및 회장 / 대한사회정신의학회 회장 등 역임

　　화병은 우리나라 민간에서 실제로 널리 쓰이고 있는 하나의 병명으로, 사람들에게 친숙하다. 화병은 흔히 우울증과 신체화장애로 생각되지만, 연구에 의하면, 그 자체로 특징적인 개념, 역학, 원인, 증상, 치료방법, 예후 등, 고유한 임상 프로파일을 가지고 있다. 즉 분노-관련 증상들의 복합인 하나의 독립된 정신장애로 생각된다. 화병은 전형적인 만성장애로 보이지만, 최근 젊은 층에서 "급성 화병(소위 분노 발작(anger attack)이라고 불리는 것)"이 자주 발견되고 있다.

　　"분노"라는 감정을 생각하면 분노장애가 있을 수 있다. 슬픈 감정에 대해 우울증이 있고, 불안에 대해 불안장애가 있고, 기쁨 감정에 대해 조증이 있듯이 분노감정에 대해 분노장애가 있을 수 있다. 물론 우울증이나

14

범불안애와 병존하는 수도 많으나, 화병 단독으로 진단되는 환자군이 상당수 있다.

이 모든 연구들과 조기 발견과 조기 치료 필요성을 고려할 때, 화병 내지 분노장애를 ICD-11에 따라 새로 개정될 「한국 표준 질병사인 분류」에 "스트레스와 특정적으로 관련된 장애들"의 범주 안에 포함시킬 것을 제안한다.

화병이 공식 병으로 인정되면, 화병을 가진 사람들이 정신건강의학과에서 조기 치료를 받을 수 있는 기회가 촉진될 것이다. 그에 따라 분노에 관련된 다른 장애, 즉 우울증이나 불안장애, 자살, 폭력, 피해의식 등으로 악화되는 것을 일찍 예방할 수 있을 것이다. 또한 분노(스트레스)로 인한 각종 정신신체장애(고혈압, 심장병, 뇌혈관장애, 당뇨병 등)도 예방할 수 있을 것이다. 분노에 대한 의학적 연구도 자극될 것이다.

앞으로 화병 내지 분노장애에 생물학적 기전과 생물학적 치료 등 다양한 측면에 대한 많은 연구들이 나올 것을 기대한다.

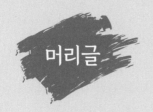
정의롭지 못한 세상에서 지혜를 꿈꾸며

| 김종진 |

정신과전문의
해상병원 원장
가톨릭의대 박사과정 수료
감리교신학대학 박사과정 수료

옛사람 쇼펜하우어의 말을 빌리자면 세상은 개개인 의지의 표상이다. 그 표상(representation)된 세상에서 나는 나의 세계에서, 너는 너의 세계에서 산다. 수련의 때부터의 화두는 환자의 문제야 세상에 있는 것이지 환자의 생각이 문제일까 하는 것이었다. 환자야말로 그 세계에서 깊은 고통을 여실히 체험한 자이고, 적어도 내가 경험한 세계 역시 고통과 불의로 가득 차 있었다. 양보하여 여건이 좀 더 나은 나 자신은 세계에 조금은 긍정할 수 있겠지만 환자가 세계를 잘못 이해하고 있다는 가정은 억측이라는 것, 그런 세상을 어떻게 할 힘은 없고, 세상을 긍정하게 치료한다는 것은 기만이 아닐까 하는 생각.

억울함과 분노에 차 있는 동시대를 이야기하게 되면 이는 더욱 설득력 있다. 오히려 세상은 긍정할 것보다 부정적인 사건으로 충만해 있는 것

16

같다. 모두가 크고 작은 울분을 가슴에 가지고 있다. 소설 테스에 나오는 "하느님은 하늘에 계시고, 세상은 아무 문제 없도다"라는 싯귀는 소설 내에서 바로 사정없이 부정된다. 그것은 현실 세계도 마찬가지다. 세계는 원래 부조리하다. 외상후 울분장애라는 개념의 창시자이자 이 장의 저자인 미하엘 린덴은 말한다 "세상은 정의롭지 않다"고.

정의롭다는 믿음이 문제의 핵심에 있다. 하여 믿음이 꼭 사실은 아니라는 것이며, 나의 믿음 나의 가치는 상대적이라는 것이며, 더 나아가 생생한 사실도 맥락에 따라 변할 수 있다는 것이다. '사실'은 고정되어 있지 않으며 진리(aletheia)와 같이 그 존재가 끊임없이 나타난다. 그러하기 때문에 우리의 절망, 모욕은 사실이라고 생각하는 것의 집착일 뿐. 사실에 대한 진리를 아는 것이 아니라, 입장차에 따라 사실은 달라질 수 있다는 '진리'가 환자를 질병에서 자유케 한다.

린덴이 말하는 울분의 해결책은 이러한 '지혜'의 깨달음이요 재발견이며 훈습이다. 다시 처음으로 돌아가, 전공의 때의 화두가 부분적으로 풀렸다. 세상은 정의롭지 못할 수 있다. 환자의 생각이 틀린 것은 아니다. 그렇다고 내 생각이 틀린 것은 아니다. 그런데 환자의 생각도 틀릴 수 있고 내 생각도 틀릴 수 있다. 나는 좀 더 유연해졌다. 싯다르타가 보리수 아래에서 깨달음을 얻은 후 며칠 동안 그 맛을 음미했다는데, 사실 그 깨달음의 맛을 조금 느낄 수도 있었다. 번역을 통해 울분에 대한 이해와 그 치료의 대안으로서의 지혜에 대하여 배울 수 있도록 이끌어 주신 채정호 교수님께 감사드린다. 그분은 언제나 나의 최고의 스승님이시다.

이제 울분에 대한 이해와 치료를 위한 근사한 대안을 맛보시기 바란다.

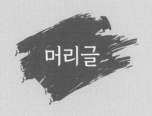

한국의 독자들에게 울분과
외상후 울분장애를 전하며

| 미하엘 린덴(Michael Linden) |

베를린 Charité 대학병원 정신의학 / 정신신체의학 및 정신치료학과 교수
정신신체의학 연구 그룹 책임자 / 베를린 행동치료 연구소 의학 책임자
베를린 Free 대학의 정신과 주임과장 역임
"Verhaltenstherapie" 연구 학술지 편집장

지난 여러 해동안 울분과 외상후 울분장애 분야의 연구는 한국의 연구자들과 그들의 연구결과에 큰 영감을 받아왔다. 린덴과 매커의 초기 저서인『울분의 사회, 심리, 임상적 관점』(빈, 스프링거, 2011)에 우리의 존경스러운 동료인 고려의대의 한창수 교수가 집필한 〈울분: 역사적 및 현대관점에서의 체면 잃기, 불평등, 소외〉라는 챕터가 있다. 그는 '한', '화병', '명예 자살' 등과 북한에서의 탈북자, 산업재해, 경제위기와 아시아 문화의 전반에 대해서 기술했다. 그 외에도 한국에는 가톨릭의대 서울성모병원의 채정호 교수나 서울대학교 보건대학원의 유명순 교수 등과 같이 훌륭한 연구자와 저자들이 있다. 그들은 세월호 참사 같은 특별한 외

상적 사건과 연관된 흥미로운 자료들 뿐만 아니라 전 세계 어디에서도 찾을 수 없는 전국 범주의 조사 결과들을 출간했다. 대륙 간, 국가 간, 문화 간 비교는 울분을 이해하는 데 매우 중요하다. 그들은 울분이 불공정과 모욕에 대한 일반적인 인간의 감정이라는 것을 확증해냈다. 양상이 다를 수도 있고 문화에 따를 수도 있으나 불공정과 모욕으로 경험된다. 그래서 한국의 연구는 이 파괴적인 감정에 대한 중요한 지식을 더해 줄 것이고 새로운 길을 열어 줄 것이다.

울분은 불안처럼 누구나 알고 있는 보편적인 감정이다. 이는 불공정, 모욕이나 신뢰의 깨짐과 같은 사회적 스트레스에 대한 반응으로 관찰된다. 이것은 정의를 회복하거나 적어도 복수를 통해서 공정하게 하고 싶은 불타는 욕망이다. 그래서 다시 불안과 비슷하게 기능적인 감정으로 이해될 수도 있다. 이런 정상적인 울분은 유발한 사건이 종결된 후에 전형적으로 해소된다. 그렇지만 불안과 유사하게 울분은 지속될 수 있고 예를 들어 이혼처럼 중요한 사건이 기억날 때마다 재현될 수 있다. 그래서 그순간 강한 정서적 폭발이 있으나 삶의 다른 영역에서는 정상적인 정서와 행동을 하는 자극 제한성 울분이 보일 수 있다. 마지막으로, 울분은 불안과 유사하게 전체 인간을 사로 잡을 수도 있다. 이것을 외상후 울분장애라고 한다. 울분, 분개, 낙담과 같은 부정적인 감정이 지속되고 신체형 증상, 사회적 만남에서 철수, 공격성 등을 유발하는 반복되는 기억 등으로 일상 생활이 심하게 손상받는다.

이런 환자들은 그들의 문제 해결이 다른 사람으로부터의 변화에 의해서 일어나거나 세상이 자신이 얼마나 고통받는지를 알아주기 원하기 때문에 치료하기가 어렵다. 기대되는 치료 접근은 정신심리치료에서 지혜심리를 연결해 주는 것이다. 지혜는 누구에게나 주어진 예를 들어 죽음, 공개적인 모욕, 신뢰의 깨짐 등과 같은 "풀리지 않고, 돌이킬 수 없는, 모호한 삶의 사건들"을 풀어가는 데 필요한, 반면에 비싼 브랜드의 오렌지 주스를 살 것인지 브랜드 이름은 없이 가장 싼 것을 살 것인지와 같은 결정에도 필요한 누구에게나 주어진 능력을 말한다.

지혜는 사실적이고 절차적인 지식, 맥락주의, 가치 상대성, 관점의 변화, 공감, 문제와 열망의 상대성, 자기 상대성, 자기 거리 유지, 감정의 지각과 수용, 정서적 평온과 유머, 불확실성의 감내, 장기적 시각 등을 포함하는 다면적 능력이다. 이런 심리적 범주는 훈련될 수 있고 이것이 부정적인 생활 사건을 극복하고 심리적 웰빙을 회복하는 것을 도울 수 있다는 증거들이 있다.

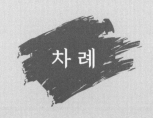

차 례

화병

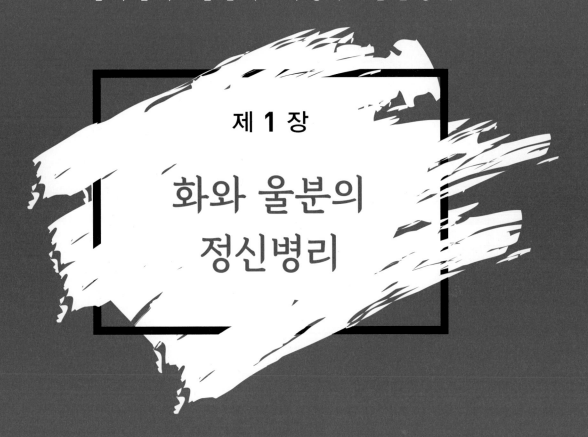

제 1 장

화와 울분의
정신병리

제 1 장

화와 울분의 정신병리

● 채정호 ●

Ⅰ   분노 감정과 분노장애

분노는 인간의 가장 기본적인 정서의 하나이다. 사람이면 누구나 화가
날 수 있다. 분노한다는 것은 전혀 이상한 것이 아니다. 그럼에도 전통적
으로 분노는 조절되어야 하는 정서로 여겨져 왔다. 가톨릭의 7대 죄악에
분노가 포함되고, 불교에서도 열반에 이르는 것을 방해하는 삼독(三毒)
인 "탐진치(貪瞋痴)"의 하나가 분노(瞋, 성냄)이며, 심성을 가리워 선법
을 낼 수 없게 하는 오개(五蓋)인 탐욕개(집착), 진애개(성냄), 수면개(마
음이 흐리고 몸이 무거움), 도회개(마음이 흔들리고 근심함), 의법(결단
하지 못하고 미룸)의 하나라고 하는 등 동서양을 가리지 않고 분노는 그
리 좋지 않은 부정적 정서로 인식되고 있다. 한자로 분노는 憤怒로 쓰기

도 하고 忿怒로 쓰기도 한다. 憤怒라고 쓸 때의 분할 분(憤)자는 어원 자체가 마음 심(心)에 클 분(賁)자를 써서 전쟁 전에 북소리를 크게 울려가며 마음이 끓어올라 점점 커지는 상태를 말한다. 忿怒라고 쓸 때의 성낼 분(忿)자는 마음이 갈갈이 나누어진(分) 상태를 의미한다. 憤怒이든 忿怒이든 간에 성낼 노(怒)자는 그야말로 노예(奴)의 마음을 말한다. 노예와 같은 마음 상태가 끓어오르고 갈갈이 나누어진 상태를 상형화하는 한자이다.

심리학에서는 분노를 '욕구 실현이 방해당하거나 어떤 것을 강요당했을 때, 이에 저항하기 위해 생기는 부정적인 정서 상태'로 정의한다. 쉽게 말하면 자신의 의지에 반한 일을 억지로 당할 때 나타나는 정서라고 할 수 있다. 즉, 분노는 위협 당하거나 상처를 받았을 때 나타나는 자연스러운 감정이다. 분노는 당연히 모든 인류가 공통적으로 가지고 있는 보편적인 정서이지만 문화에 따라 그것을 표현하는 형태는 다를 수 있다. 일부 학자들은 역사적으로 상당히 일찍 인권과 개별 인간에 대한 배려와 존중을 통하여 개인화하려는 시도가 있었던 서양에서는 본인이 원하지 않는 일을 강요당하는 일이 적어서 분노를 외부로 표현하는 일이 적었을 것이라고 주장하기도 한다. 하지만 실상 인류의 역사가 기본적으로 소수의 귀족들이 다수의 민중을 억압하여 왔다는 것을 보면 억눌렸던 사람들이 울분과 분개 등이 없었다고 보는 것은 이해하기 어려운 논지이다. 아마도 칼과 총을 비교적 자유롭게 쓰던 서양의 특성상 실제로 분노를 느끼더라도 그것을 그대로 표현했을 때 그야말로 개죽음을 당해버릴 우려가 있었기에 다른 형태로 표현하는 것이 익숙해진 것이 아닐까 하는 의견에 더 동의하고 싶다. 가까운 일본과 비교해 봐도 울분 이후의 강렬한 정서는 우리나라가 훨씬 더 많이 표현한다. 이는 사무라이 문화로 칼을 쉽게 사용해 온 일본에서 속마음, 즉 혼내를 잘 드러내지 않고, 겉으로 보이는 모습, 다떼마에로 살아오던 일본 사람들의 문화적 특성에 의한 표현의 차이이지 결코 일본인들에게는 울분이 생기지 않는다는 말은 아닐 것이다.

정신건강의학과 진료 현장에서 보면 우울 불안장애 및 기타 정신장애를 가지고 있는 환자들도 화를 많이 표현하기도 한다. 일종의 2차적 분노 증상이다. 그러나 이러한 다른 현저한 정신장애로 진단할 수 없는 상태인데도 분노를 나타내는 환자들도 상당히 많다. 늘 화가 나 있고, 외부 상황에 대하여 만성적 분노감을 느끼고 이에 대한 공격성을 다시 외부로 투사하는 양상을 보인다. 우울을 주로 나타내는 장애를 우울장애라고 하고 불안을 주로 나타내는 장애를 불안장애로 하는 방식의 분류에 따르면 '분노장애'라고 지칭할 수 있는 환자들이 분명히 존재한다. 그러나 현대 정신의학에서는 서양에서 개발된 진단 체계를 사용하는데 주로 유럽이 중심이 된 세계보건기구의 "국제질병분류(ICD)"나 미국정신의학회에서 만든 "정신장애의 진단 및 통계편람(DSM)" 등 어디에도 "분노장애"라는 독립된 범주는 없다. 그래서 이 장에서는 아직은 공식적인 진단으로는 분류되지 않았으나 분명한 증후군으로 존재하는 분노와 관련된 현상들을 우선 알아보고자 한다.

1. 화와 화병

원래 우리나라 사람들의 화는 각별히 유명하다. 영어로 Hwabyeong 혹은 Hwabyung이라는 단어로 구글 검색이 가능할 정도로 화병은 한국인의 독특한 문화증후군이다. '화끈하다', '열 받는다'는 어구에서 알 수 있듯 한국에는 전통적으로 화와 관련된 성향이 있을 수 있는 것으로 보인다. 한국인 분노 기질의 형성에는 잦은 외침과 식민지 피지배 등 역사적 외상에 의한 집단 트라우마(collective trauma)가 영향을 미쳤을 가능성이 있다. 뿐만 아니라 유교 사상에 의해 억압된 개인적 감정의 누적된 한의 정서도 고려할 수 있을 것이다. 제3장. 화병의 저자인 민성길 교수는 화병에 대한 여러 다양한 연구를 해온 분으로 그는 한의 정서가 병리화된 것을 화병으로 정의하였다. 화병은 우울과 분노의 전(前) 증상으로 일찍 치료하면 많은 병들을 예방할 수 있다고 주장한다. 실제로 화병 환자들은 입이 마르고 '가슴에 불이 탄다'고 증상을 호소하는데, 이때 피부온도사진을 찍으면 가슴 부위의 온도가 더 높아 가슴이 불을 품은 것 같은(a fire within) 양상이 된다. 또 한참 울고 나면 '시원하다'고 말하는 것이 열이 내리는 것과 무관하지 않다고 지적했다. 이렇게 화병은 서양에서는 관찰되지 않는 역기능적 분노(dysfunctional anger)라고 하여 한국에 특수한 문화권 증후군인 화병이라고 주장해왔고 화(火)와 관련된 질환의 개념이 없는 서양에서는 진단 범주를 만들기 어려우므로 우리나라의 연구자들이 중심이 되어 많은 연구를 해야 한다고 늘 주장해 왔다.

화병은 불을 말하는 화라는 한자에 병이 붙어서 만든 조어이다. 화로 인한 병이라는 말이다. 만성적인 분노가 쌓이는데 해결하지 못하고 억압하면서 신체화 증상, 즉 몸이 뜨겁고 아프고 불편한 것 등으로 나타내는 병이다. 흔하게 표현하는 부정적인 정서는 우울, 불안, 분노 등인데 우울과 불안은 모두 다 우울장애와 불안장애라는 별개의 진단 범주로 구분되어 있고 동서양에 따라 그렇게 큰 차이를 보이지 않고 있다. 그런데 외국에는 없는 화병이 한국에는 왜 그렇게 전형적으로 나타날까? 이에 대해서 그 문화심리적 배경을 2장에서 정찬승 원장이, 화병 자체에 대해서는 3장에서 민성길 교수가 자세하게 기술했다.

2. 울분과 PTED

분노와 연관된 분명한 다른 현상은 외상후 울분장애(posttraumatic embitterment disorder: PTED)라는 장애다. 외상후 스트레스장애(posttraumatic stress disorder: PTSD)는 이제는 아주 익숙해진 진단명이다. 생명과 건강을 크게 위협하는 심리적 충격, 즉 트라우마를 겪고 난 후에 그 순간을 자꾸 재경험하고 깜짝깜짝 놀라며 트라우마와 관련된 것들을 피하고, 자꾸 부정적이게 되면서 삶이 달라지는 장애이다. 각종 재난이나 폭력적 피해 사건 같은 것을 겪는 사람들에게 나타나는 것이 이제는 대중에게도 많이 알려져서 쉽게 '트라우마를 받았어, PTSD를 겪고 있어'라고 일반 사람들도 쉽게 이야기할 정도가 되었다. PTED는 이 PTSD와 유사한 작명법으로 지어진 이름이다. 분명한 트라우마가 될 만한 끔찍한 일을 경험한 것은 아닌데, 즉 살다보면 겪을 수 있을만한 일을 경험한 이후, 예를 들면 실직, 모멸감을 겪는 일, 작은 사고 등 사실, 트라우마나 생명을 위협하는 일이라고 할 수는 없지만 나름 어려운 사건을 경험한 후에 울분에서 벗어나지 못하는 상태를 말한다. PTED는 아직 WHO의 국제질병분류나 DSM과 같은 공적 진단체계에는 포함되지 못했지만 실제 임상 현장에서 보면 배우자의 외도, 자녀나 며느리, 사위들과의 갈등, 직장 동료와의 어려움, 회사 내의 문제, 교사와의 갈등 등의 일을 겪고 나서 생긴 울분이 지속되면서 삶이 망가지다시피 하는 사람들을 흔히 볼 수 있다.

독일 통독 이후에 주로 동독주민들이 바뀐 세상이 공정하지 못하고 부당하다고 생각하는 일을 겪고 나서 PTED라는 상태로 정의할 수 있는 병리가 생긴다는 것을 주창했다. 이후 지속적으로 울분 연구를 해온 독일 베를린 샤리테 대학의 미하엘 린덴 교수는 울분이 생기는 과정을 심층적으로 연구하고 있고, 한국의 학자들과도 여러 차례 교류를 하고 있다. 그가 이 책의 4장을 집필하였고 이 독일어 원전을 김종진 원장이 번역하였다. 린덴 교수는 일찍이 사회문화적 요소와 개인의 유연성 부족이 합쳐지면서 울분 상태를 일으킨다는 통찰을 하였다.

우리나라에는 울분이 생기도록 만드는 사회문화적 요건이 흘러 넘친다고 볼 수 있다. 학교나 직장에서의 부당한 대우, 소위 갑질의 피해자, 학력과 대물림에서 분루를 삼키고 기득권층의 부정직함에 거리 시위를 제외하고는 아무것도 할 수 없을 것 같은 무력감이 넘치는 사람들의 예에서 보여지듯 많은 이들이 사회의 부당함이나 불공정함을 경험하면서 울분을 겪고 있다. 울분이라는 말에는 분노, 분개, 억울, 실망, 복수심, 무기력감, 슬픔 등 한두 가지가 아닌 매우 복합적인 감정이 섞여 있다. 2019년 서초동에서 검찰 개혁을 외친 사람들이나 광화문에서 공정을 외친 사람들은 정치적으로는 완전히 반대의 입장이지만 그들이 가지고 있는 울분이라는 감정은 동일하다. 2019년 10월 서울대 사회 발전연구소·보건사회연구소·행복연구센터가 공동 주최한 국제학술세미나에서 발표된 '한국의 울분' 연구 세션에서는 우리나라 국민의 10.7%가 '심한 울분' 상태이고, '지속적 울분'을 느끼는 사람이 32.8%이니 합쳐보면 국민의 43.5%가 울분을 만성적으로 느끼고 있다는 충격적인 결과를 보여주었다. 린덴 교수가 독일에서 연구한 바에 의하면 심한 울분이 2.5%였으니 우리나라 사람들은 독일에 비하여 4배 이상 심한 울분을 겪고 있다는 셈이다. 안타까운 것은 젊을수록 울분이 높다는 사실이다. 1인 가구로 사는 사람들이 여러 사람이 모여 사는 가구 구성원들보다 울분이 높았는데 1인 가구는 66.54%가 울분을 느껴 46.8%가 울분을 느끼고 있는 4인 가구와 비교되었다. 당연한 결과일 수 있지만 비정규직은 정규직보다, 소득이 적을수록 울분이 높았다. 흔히 어려운 계층일수록 더욱 더 많은 울분을 겪고 있었다.

울분은 이렇게 많은 사람들이 경험하고 있고 특히 사회에서 어렵고 힘든 일을 겪고 있는 사람들일수록 더 많이 경험한다. 린덴 교수는 울분을 "외부로부터 공격을 받아 분노가 생기고 복수심이 들지만, 반격할 여지가 없어 무기력해지고, 뭔가 달라질 거라는 희망도 없는 상태에 굴욕감이 결합되며 생기는 감정"이라고 말한다. 분노보다 더 복합적인 감정이다. 어떤 사건을 경험하고 나서 울분이 지속되는 병인 PTED가 발병하는 데에는 소위 "불공정"하다고 인식되는 일을 경험하는 것이 매우 중요하다. "세상은 공정하다. 혹은 공정해야 한다"라는 강한 공정세계 신념을 가지고 있는 사람들이 있는데 그들이 이런 신념이 무너질만한 일을 겪으면서 울분이 발생한다고 보는 것이다. 스스로 굳게 믿고 있던 공정세계 신념이 위협받거나 무너뜨려지는 특정한 사건을 겪으면서 울분이 촉발된다는 얘기다. 이 상태가 지속되면서 기능상의 문제까지 야기하면 PTED로 진단한다.

그런데 문제는 누가보아도 객관적으로 부당한 일이라고 할 만한 사건을 겪었을 때 뿐만 아니라 자신의 주관적인 세계에서 부당하다고 여겼을 때에도 울분은 발생한다. 심리학 용어로 "무효화"라는 경험을 하면 울분이 더 강해진다. 무효화라는 것은 자신이 하고 있는 것, 자신의 경험이 별 것 아니라는 취급을 받는 것을 말한다. 울분은 한 개인이 독자적으로 만들어 내는 감정이라기 보다는 상당한 정도로 사회적 영향을 받아 발생한다는 증거가 되기도 한다. 이처럼 사회적으로 거절당했다는 경험은 울분의 주요한 요인이 된다. 주변 사람들로부터 자신이 힘들게 경험하고 있는 것이 크게 중요한 것이 아닌 것처럼 여겨지면 울분은 악화된다. 자신이 이렇게 중요하지 않았고 자신이 애쓴 것에 대해서 아무도 알아주지 않는다는 경험이 울분을 폭발하도록 한다. 정신심리치료의 방법은 정말 수백 가지가 있지만 그 중의 가장 핵심적인 요소는 아마 공감과 수용일 것이다. 자신이 온전히 공감받고 수용받을 수 있다고 느껴질 때 어린 시절부터 쌓여왔던 문제들이 해결되기 시작한다. 반면에 그렇지 못할 때, 즉 자신의 노력이나 상태가 남에게, 사회로부터 받아들여지지 않을 때 울분이 쌓이는 것은 당연한 결과라고도 할 수 있다. 다른 사람으로부터 폄훼 받고 이해받지 못한다고 느낄 때 울분은 촉발된다.

기본적으로 세상은 공정하다라는 개념을 가지고 있는데 나에게는 공정하지 않다고 믿으면 울분이 더 심해진다. 우리나라의 경우 젊은 세대들은 기성 세대에 비하여 사회는 공정해야 한다고 더 믿고 있는데, 실제 삶에서는 차별, 배제, 특혜, 비리 등의 불공정을 쉽게 경험하거나 목격하게 되면서 울분이 더 심해지는 것으로 해석할 수 있다. 그동안의 급격한 사회 성장 발달기에는 나도 노력하면 성공할 수 있다는 신념을 가질 수 있었는데 점차 신분 구조가 고착화되고 계급과 재산, 지위 등이 대물림되면서 자신이 노력해봐도 어쩔 수 없다는 것, 노력을 해도 보호는 받지 못하고, 지배를 계속 받아야 한다는 것을 알게 되고 이전 세대는 쉽게 이 모든 것을 가졌고 자신들은 가질 수 없다는 것은 불공정한 것이므로 받아들이기가 어렵고 울분이 쉽게 생긴다. 이 외에도 개인이나 기업의 지배적 지위를 이용한 갑질, 직장이나 학교 등 가까운 일상에서 벌어진 차별과 따돌림, 공권력 남용, 안전관리 부실로 인한 참사 등도 모두 울분을 야기하는 요인들이 될 수 있다. 규칙 위반과 부당한 힘의 사용이라는 우리 사회에 만연해있는 적폐가 울분을 심하게 하는 원인이 되는 것은 명확하다.

3. 간헐적 폭발장애(Intermittent explosive disorder)

　평시에는 어느 정도 큰 문제없이 지내다가 갑자기 광분에 가까운 행동을 하는 사람들이 있다.

　간헐적으로 공격 충동을 억제하지 못하여 심한 폭력 혹은 파괴적 행동을 함으로써 사회기능장애를 가져 온다. 이 상태를 미국정신의학회 진단 편람인 DSM 체계로 "간헐적 폭발장애(intermittent explosive disorder)"라고 진단하는데 잘 지내가다도 말 그대로 폭발하며 '분노 발작'을 일으킨다. 화를 일으킬 만한 상황이 아니더라도 분노나 폭력적 행동을 표출한다. 화병이 직접 화를 표현하지 못해서 생기는 것이라면 이 병은 오히려 분노를 너무 직접적으로 표현하고 외부 대상에게 심한 공격성을 행동으로 나타낸다. 생물학적인 취약성이 있고 거의 경기를 하는 것처럼 공격 충동이 조절되지 않고 급격하게 나타난다. 요즘 로드레이지(road rage)라고 해서 다른 때는 별 문제 없이 지내다가 핸들만 잡는 순간 앞에 끼어든 차를 보고 일종의 광분해서 폭발하고 추격 운전을 하거나 갑자기 앞으로 끼어들어가서 급브레이크를 잡는 사람들을 진단할 때도 쓰일 수 있다. 이들의 폭발은 거의 간질처럼 갑자기 터지는 것으로 위에서 설명한 화병이나 PTED와는 다르다. 외부 스트레스나 자극 수준과 맞지 않는 정도로 분노 폭발과 공격 행동이 이루어지고 거의 발작 형태로 일어난다. 폭발 삽화 중간에도 충동성이나 공격성의 징후가 있을 수도 있지만 평시에는 별 문제가 없는 것처럼 지낼 수도 있다. 이 진단은 화병이나 PTED와는 다르게 DSM에 다음과 같이 진단 기준이 명시되어 있다.

- 충동 조절 곤란으로 반복적인 폭발

- 적어도 3개월 이상 1주일에 2회 지속되는 재산이나 신체 파괴를 유발
  하지는 않는 언어 및 신체적 공격성

- 1년 정도 기간 내에 손상이나 파괴를 유발한 3회의 발작

- 공격적인 행동은 사회정신적 스트레스요인과 전반적으로 비례하지
  않음

- 공격적인 행동은 미리 준비되고 계획된 것이 아님

- 폭발은 고통이나 기능 손상을 가져옴

- 6세 이상

- 다른 정신장애나 의학적 장애 및 약물 남용에 의한 것이 아닐 것

4. 범분노장애

미국정신의학회에서 만드는 진단통계편람(DSM)은 1952년에 1판이 만들어진 이후 현재 2013년에 발표된 5판을 사용하고 있는데 1994년부터 2013년까지 사용된 4판과 4판 본문 수정판에 특별한 문화증후군에 화병이 포함된 적이 있을 뿐, 분노가 중심이 되는 분노장애(anger disorder)는 공식 진단 범주에 들어가 있지 않다. 이는 분노가 어떤 질환의 증상으로 나타날 수는 있더라도 병의 핵심인 경우는 많지 않다고 보고 있기 때문이다. 그나마 분노 표현의 정신병리로 진단을 하는 위의 간헐적 폭발성 장애도 DSM-5에서는 〈파열적 충동조절 및 행동장애〉 범주로 분류해서 화

가 문제라기 보다는 충동조절이 문제라는 시각으로 접근하고 있다. 서구에서 분노를 병리화시키지 않는 이유로는, 기독교적 배경의 관점에서 분노는 병적 감정이라기 보다는 '용서'를 위해 조절해야 하는 생활 형태나 습관으로 여겨온 전통에 따른 것일 수도 있다. 그러나 우리나라의 임상 현장에서는 화를 그렇게 만만하게 볼 수는 없다. 진료실에서 보면 다른 증상이 없이도 화만을 주 증상으로 호소하는 사람들이 많고 우울증의 증상으로 분노가 나타나기보다는 오히려 우선 분노를 계속 표현하다가 우울 증상이 이차적으로 나타난 사람들도 많다. 그렇다고 이들이 모두 화병은 아니다. 화병은 분노를 오래 참고 표현하지 못하면서 억압되다가 신체화와 함께 나타나는 특징이 있다. 즉 일종의 만성 분노 억압 때문에 나타난다. 그런데 최근에 진료 현장에서는 시집살이를 호되게 해온 며느리와 같은 전형적인 만성 분노 억압에 의한 화병은 오히려 이전보다 줄어들고 있는 것 같다.

그런데 이 책에서 다루고 싶은 내용은 화병, PTED나 간헐적 폭발장애도 아닌 화를 주로 나타내는 병리를 보이는 사람들을 임상 현장에서 많이 볼 수 있는데 이들을 지금까지 알려진 분류로 구분하기가 어렵기에 신종 코로나 바이러스 질환처럼 신종 분노장애라고 불러야 하는 것인지 혹은 전부터 있었지만 제대로 설명되지 않았던 분노관련장애가 있었던 것인지를 고찰해 보는 것이다.

Ⅱ 한국인과 분노장애

그러면 도대체 왜 우리나라 사람들은 더 유난히 화와 관련된 문제나 병리를 많이 나타낼까? 우리 세대에서는 대한민국 건국 이래로 신생 국가 중에서 거의 불가능하다시피 여겨진 민주화와 경제 발전의 양 날개를 모두 다를 기적같이 이루어 냈다. 그러나 대한민국 이전에 수천년 동안 이 땅에 살아왔을 때에 비하여 우리 민족이 더 건강한가?라는 질문에 쉽게 그렇다고 대답하기 어렵다. 지금 한국인들은 심하게 화가 나 있고 그 화를 잘 조절하지 못하고 있다. 배우자를 잔혹하게 살해하는 일, 부모나 자녀를 살해하는 등 인간의 범죄 중에서도 가장 끔직한 존속살인에서 분노는 원인이 되는 핵심 감정이다. 이렇게 아는 사람에게 그 동안 쌓였던 분노를 표출하기도 하지만 묻지마 살인처럼 생판 처음보는 사람에게도 분노를 퍼붓는 범죄도 흔하다. 이 정도까지 잔혹한 범죄로 나타나지는 않더라도 늘 화가 나 있고 그 화를 해결하지 못해서 터지기 일보 직전인 사람들도 많다. 어려서부터 공부 잘해라, 이렇게 저렇게 부모의 기준대로 살라고 하는 닥달에 화가 난다. 학교에 가면 자신을 인정해주지 않고 무시하고 모욕하는 선생님 혹은 다른 친구들에게 화가 난다. 사회에 들어가면 타인은 지옥이다라는 말이 왜 그런지 알게 된다. 직장에서도 존중받지 못한다. 상사, 동료, 후배들에게 화가 난다. 집에 와도 내 마음 같지 않은 가족들에게 화가 난다. 화를 받아내면서 살던 사람이 자신이 화를 주고 사는 꼴이다. 갈등을 풀기는커녕 자신들의 이익을 위해서만 엉망으로 돌아가는 것 같은 정치권에도 화가 난다. 나이가 들어가면서 푸대접 받는 것에 화가 난다. 살기가 팍팍해지면서 화가 난다. 나와 생각이 다른 타인들 때문에 화가 난다. 나라 꼴이 엉망이 되는 것 같아서 또 화가 난다. 주변의 대화를 들어보면 '화 난다'라는 사람이 정말 많다. '세상이 정말 문제다'라고 혀를 끌끌차는 사람들이 많고 정치를 통해서 화를 달래어 보려고 열심히 참여하다가 패를 가르고 싸워야 유리하다고 믿는 정치인들에게 농락당해 더 화가 난다. 돈과 권력을 가진 사람들의 패악이 너무 화가 나서 정권을 바꾸어 보면 달라질 것이라는 기대를 해봤지만 그런 기대도 무너지고 모든 정치인들은 다 같다는 무력감만 증폭시킨다. 다른 사람들을 비난하면서 올라오는 부정적인 정서는 더 화를 부른다. 사회를 이끌어가야 하는 의무를 가진 지도층들이 얼마나 겉다르고 속다른지를 들여다보며 더 화가 난다. 기득권층들이 노블리스 오블리제를 하기는커녕 끊임없이 터져 나오는 갑질들을 보면서 피해자와 동일시되면서 화가 더 난다. 먹고 살기 위해서 다녀야 한다고 믿는 직장에서 당하는 갑질은 정말 사람을 힘들게 만든다. 부당한 처사를 당하는데 그것을 바꿀 수 없다는 무력감은 심한 우울로 빠지게 하거나 극심한 분노를 일으킨다. 이렇게 해결하지 못했던 분노가 그 화를 내게 한 사람에게 터지기도 하지만 구조상 그럴 수가 없으니 가까운 사람에게 화를 내거나 꾹 참고 있다가 무엇인가 분노를 유발하게 만드는 사람, 심지어는 아무 관계없는 사람에게도 화를 표출하기도 한다. 화가 나게 한 당사자가 아님에도 불구하고 여자가 싫어서, 시끄러운 사람이 싫어서, 목소리가 싫어서, 심지어는 그냥 아무 이유도 없이 극단적인 범죄를 저지르는 '묻지마 범죄'도 일어난다. 사회 자체가 분노에 차 있다고 해도 지나친 말이 아니다. 일상 생활에서 화가 표출되는 경우가 많고 심지어 범죄나 사건화 되는 일도 흔하다. 언론을 통해서도 분노로 인한 사회 범죄를 쉽게 접할 수 있다. 층간 소음이나 주차 문제로 마찰을 겪다가 상대의 집이나 차에 불을 질러버린다든지 칼부림 등의 위해를 가하는 일이 심심치 않게 있다. 로드레이지(road rage) 정도로 난폭한 출발과 정지, 추격이나 위협을 하는 것까지 가지 않더라도 창문을 내리고 상대에게 욕설을 하거나 손으로 욕을 표현하는 것은 일상에서 늘 볼 수 있다. 쌓였던 분노를 그야말로 아무에게나 표출하여 끔직한 사건으로 연결되는 일도 적지 않다. 일면식도 없는 사람에게 수십차례의 칼부림을 하는 사건이 환청이나 망상과 같은 정신장애로 인해서 일어나기도 하지만 그런 문제 없이 그냥 화가 나서 그랬다는 사람도 있다. 칼부림 정도는 아니더라도 '말부림'을 하는 사람은 정말 많다. 콜센터나 공공기관의 민원 부서, 백화점, 식당 등 사람을 만나는 소위 접객업소에서는 이렇게 무차별적으로 극심한 분노를 표출하는 사람을 흔히 만난다. 그 말부림를 그대로 당한 사람들은 2차적인 울분장애가 생기기도 한다. 분노를 받아내다가 분노에 휩쓸린다. 그 분한 마음을 달래지 못하고 너무 억울하여 자살까지도 한다. 분노가 분노를 낳는다. 그 주변 사람, 가족까지 생각하면 2차 피해, 3차 피해까지 연결되니 그 영향은 엄청나다.

분노가 기본적으로 자신이 원하는 것을 얻는 것이 방해되거나 원하지 않는 것이 강요될 때 나타나는 정서라면 우리 사회에 이런 일이 많다고 이해할 수 있다. 열심히 노력했지만 그 성과를 얻지 못한다고 할 때, 세상이 공정하지 않아 내가 억울하게도 손해를 보고 있다고 할 때 분노가 생긴다. 노력 대비 적당한 보상이 있다면 공평할 터이나, 우리나라에서는 너무도 많은 노력을 하여야 하기 때문에 적정한 보상을 받고 있다고 생각하기 어렵다. 당연히 쉽게 분노가 생길 수 밖에 없다. 어린 시절부터 끊임없이 경쟁을 해야 하는데, 좋은 직장을 잡기는 어렵고, 남을 협력의 대상이 아니라 깔아뭉개야 내가 살 수 있는 대상으로 여기는 마음, 또 나는 흙수저로 정말 무한 고생을 하고 있는데 금수저 족속들은 너무 쉽게 잘 살고 있다는 불공정은 분노의 촉발제가 된다. 전에는 다들 어려웠고, 그러면서도 돕고 살았던 정이 있었다면 이제는 쳐지면 나만 죽을 것 같으니 기를 쓰고 살아야 하는데 그게 쉽지 않다. 지금의 50~60대 이상은 워낙 경제적으로 어려울 때 삶을 시작했다보니 뭐가 어떻게 되든 전보다는 나아진 것을 분명하게 체감하지만 그 보다 젊은 층은 태어났던 때부터 어느 정도 괜찮은 시대에 태어난 격이니 점점 나아지기는커녕 자칫 잘못하다가는 끝없는 나락으로 떨어질 것 같은 불안감에 기를 쓰고 산다. 외형은 선진국이지만 복지는 선진국을 따라가지 못하니 불안할 수밖에 없다. 어느 정도 나이가 든 사람들이 봐서는 젊은이들의 울분이 '논리가 없고 막연한 정서이고 무지와 착각이라고' 할 수도 있지만 막상 당사자 입장에서는 그 정서의 기본이 불행하고 자신의 것을 빼앗기고 있다는 울분이다. 중학생 심지어는 초등학생들도 점차 극악무도한 범죄를 저지르고 있다. 이런 패륜적인 범죄의 밑바닥에는 항상 분노가 있기 마련이다. 분노의 대상은 한없이 확장될 수 있다. 정부 정책에, 여당에, 야당에, 정치인에, 중국에, 일본에, 미국에, 다른 강대국에, 기득권 층에, 무너진 도덕에, 기성세대에, 동기에, 후속 세대에 화가 날 수 있다. 정치라는 것은 이런 모든 것을 포용하고 함께 간다는 마음을 주어야 하는데, 편을 갈라

놓고 우리 지지자들을 결집해야 표가 되고 권력을 유지할 수 있다는 정치권 때문에 나아지기는커녕 시간이 가면서 울분은 해결되지 않고 있다. 시대적 변천에 따라 쌓이고 있는 화를 완전히 억압하여 신체화로 나타내는 화병은 줄어들었지만 해결되지 못한 울분은 여러 병리의 모습으로 출현하고 있다.

화병에서는 주로 개인적으로 의미 있는 중요한 대상이나 관계에서 분노가 생기고 그것이 신체화되는 것이고, PTED는 어떤 특정한 사건을 겪고 나서 회복되지 못하고 모멸감과 불공정 인식에서 울분을 키워가는 것이고, 간혈적 폭발장애는 그야말로 욱하는 것이 터져 나오는 것이다. 그런데 그래도 비교적 알려진 이들과 다르게 평시에 만성적인 분노가 있다가 통상적 사건이나 사람에게 우발적으로 분노를 나타내는 상태가 있다. 물론 우울증이나 불안장애에서도 분노 표현이 있을 수 있지만 분노장애는 꼭 우울장애에서 보이는 우울감, 슬픔, 무기력감이 있지 않을 수도 있고, 불안장애의 특징인 과도한 불안, 걱정, 염려가 없을 수도 있다. 이런 형태를 이 책에서는 신종 분노장애라고 해서 다루어 보려고 했다. 그러나 '신종'이라는 단어는 코로나 19처럼 2019년에 생겼다고 할 수 있어야 진짜 신종이라는 말을 쓸 수 있을 것이다. 언제 새롭게 생겼는지 알기 어렵기 때문에 신종이라는 말보다는 그야말로 범사에 화가 나 있는 상태라서 범분노장애라고 지칭하면 어떨까 싶다. 이에 대해서는 5장. 범분노장애에 기술해 놓았다.

이 책을 통하여 우리나라에 만연한 분노에 대해서 심리학 및 정신의학적으로 그 현상을 알아보고 분석심리학적 뿌리를 찾아보며, 화병, PTED, 범분노장애를 구분해봄으로써 우리가 얼마나 화가 나 있는지 알고 대처할 수 있도록 해보고자 한다.

■■■ 참고문헌

• 로널드 T. 포터 에프론. 욱하는 성질 죽이기. 서울: 연출판사; 2007
• 로버트 D. 엔라이트.용서치유. 서울: 학지사; 2005
• 류창현. 최신 분노치료 워크북. 파주: 교육과학사; 2009
• 메리 하틀리. 화 다스리기. 서울: 한국능률협회; 2004
• 벤 알렉산더 본케. 화, 제대로 내고 자신있게 살아가기. 서울: 위즈덤하우스; 2005
• 신경정신의학. 대한신경정신의학회. 3판. 서울: 아이엠이즈컴퍼니; 2017
• 한국트라우마스트레스학회. 울분, 어떻게 이해하고 개입할 것인가? 한국트라우마스트 레스학회 심포지움 초록집. 서울: 한국트라우마스트레스학회; 2017
• 한국트라우마스트레스학회. 지혜치료 실기 워크샵. 한국트라우마스트레스학회 워크 샵 초록집. 서울: 한국트라우마스트레스학회; 2017
• American Psychiatric Association. Diagnostic and Statistical Manual of Mental Disorders (DSM-5). Arlington: American Psychiatric Publishing; 2013
• Sadock BJ, Sadock VA. Kaplan & Sadock's Synopsis of Psychiatry. 10th Ed. Philadelphia: Lippincott Williams & Wilkins, a Wolters Kluwer Business; 2007

제 2 장

파괴와 창조의 화

-화의 분석심리학적 이해-

파괴와 창조의 화
−화의 분석심리학적 이해−

● 정찬승 ●

Ⅰ 화와 화병

현대의 수많은 정신건강 전문가들이 화를 다스리는 법을 연구하고 가르치고 있다. 화를 참는 방법, 화를 없애는 방법, 애초에 화가 나지 않는 방법을 배워야 한다고까지 말한다. 마치 화가 아무 쓸모없는, 문제만 일으키는, 감당하기 어려운 애물단지 감정인 것처럼 취급하는 것 같다.

그러나, 화는 모든 인간이 갖고 있는 원초적인 감정이다. 동양의 고전들도 인간의 자연스러운 감정에 대해 언급하는데, 예기(禮記)는 '칠정(七情)'이라 하여 기쁨, 노여움, 슬픔, 두려움, 사랑, 미움, 욕망[희노애구애오욕, 喜怒哀懼愛惡欲]의 일곱 가지를 들고 있으며, 중용(中庸)은 기쁨, 노여움, 슬픔, 즐거움[희노애락, 喜怒哀樂]의 네 가지를 제시한다.

노여움, 즉 화는 어디에도 빠지지 않는다. 현대의 심리학자 폴 에크먼은 인간의 표정을 연구하여, 모든 인간이 놀라움, 두려움, 혐오, 화, 행복, 슬픔의 여섯 가지 감정을 보편적으로 갖고 있다고 주장한다. 로버트 플루칙은 여덟 가지의 기본 정서로 기쁨, 슬픔, 기대, 놀람, 화, 공포, 혐오, 신뢰를 꼽았다. 동양과 서양, 고대와 현대를 막론하고 화는 필수 불가결한 인간의 원초적인 감정이다.

모든 인간이 자연스럽게 가지고 있는 감정이라고 해서 아무 문제가 없는 것은 아니다. '화'라고 하면 '화병'이 떠오른다. 화병은 화가 나는 것을 잘 처리하지 못해서 오랫동안 몸이 아파 누워 있거나 기운을 쓸 수 없는 상태를 말한다. 정신의학적 용어로 바꿔 말하면, '심한 신체증상을 동반한 우울증'이라고 할 수 있다.

화병은 마음속에 울화가 엉기고 맺혀서 생기는 병이다. 엉기고 맺힌 것은 풀어내야 한다. 이때 화나게 한 사람이 아니라 엉뚱한 사람에게 함부로 풀어내면 '화풀이'가 된다. 화풀이를 당한 사람은 부당한 억울함이 쌓여서 곧장 다른 사람에게 화풀이를 하고 만다. 화풀이의 연쇄작용이 일어난다. 시어머니에게 몹시 시달린 며느리가 조그만 실수를 한 아이에게 화를 내고, 부장에게 질책당한 과장이 대리에게 짜증을 내며, 고객에게 들볶인 점원이 다른 매장에 가서 갑질을 한다.

화는 말 그대로 불의 속성을 가지고 있어서 가만히 있지를 못한다. 화는 자신을 태우던가 남을 태운다. 우리 조상들은 화의 속성을 간파하여 적극적으로 푸는 해결의 방식을 만들어냈다. 그것이 무속에서 말하는 '풀이'

같은 화와 한을 푸는 의식이다.

이렇게 화는 인간의 자연스러운 원초적인 감정이면서도 병적인 문제를 야기할 수 있다. 나는 이제부터 화에 대해서 분석심리학적 입장에서 특히 화가 가진 대극성을 중심으로 살펴보고자 한다. 또한, 화가 일어나는 셀 수 없는 원인보다도 '과연 무엇을 위해 화라는 감정이 치솟는지' 즉 화의 목적의미에 대해 알아보려고 한다.

II 화의 대극성

사람의 마음속에 중심이 되는 핵 주위를 여러 가지 심리적 내용들이 에워싸고 있는 것을 콤플렉스(complex)라고 한다. 인간의 마음속에는 하늘의 별처럼 셀 수 없이 많은 콤플렉스가 있다. 그런 콤플렉스가 자극되면 굉장한 감정반응이 일어난다. 감정에 대해서 논할 때 콤플렉스가 자극되면 유발되는 반응 정도로 이해하려는 경향이 있다. 그러나, 칼 구스타프 융이 정신의 주요 기능으로 사고, 감정, 감각, 직관의 네 가지를 제시했듯이 감정은 반응으로서만 드러나는 것이 아니라 우리의 정신의 구조를 이루는 중요한 축이라고 볼 수 있다. 마리−루이제 폰 프란츠는 '거인'의 상을 확충하며, 매우 강력한 힘을 가지며 무엇이든 과장하고 확대하는 감정의 특징을 들어 거인은 감정의 상징과 연관되어 있으며, 불과 얼음의 대극성을 갖는다고 밝혔다. 나는 이런 맥락에서 감정, 특히 화를 반응이 아닌 콤플렉스라는 측면으로 이해하려는 시도를 하고자 한다.

화에 엉키고 맺힌 것들은 무엇일까? 화라는 감정을 떠올리면 거기에는 화를 일으킨 사건과 사람, 화와 관련된 기억들, 화를 내는 온갖 공상들, 건드리기만 해도 화가 나는 약점 등 온갖 심리적 내용들이 화라는 핵을 중심으로 배열되어 있는 것을 실감하게 된다. 화는 감정 콤플렉스 중 하나라고 할 수 있다. 콤플렉스 중에서도 모든 인간이 보편적으로 갖고 있는 집단적 무의식의 심층에 있는 것들을 원형(原形, archetype)이라고 한다. 동물들이 배우지 않아도 어미의 젖을 빨고, 집을 짓는 것처럼 오랜 세월 동안 유전을 거듭하여 타고난 생물학적 행동 패턴을 본능이라 하며, 인간의 정신 체계에 태곳적부터 축적된 인류의 경험이 내재되어 전해져 내려온 것을 원형이라고 한다. 원형은 개인의 삶의 경험을 뛰어넘는 인류의 집단적 경험의 축적이기 때문에 원형이 의식으로 올라올 때는 그 개인을 압도하거나 사로잡는 상태가 되기 쉽다. 순하기만 했던 사람이 어떤 계기로 분노에 사로잡혀 복수의 화신이 된 모습을 상상해 보면 원형으로서의 화의 일면을 짐작할 수 있을 것이다.

1. 화의 방향: 폭발과 억압

모든 원형적 콤플렉스가 그러하듯이 화도 대극의 양면성을 갖고 있다.

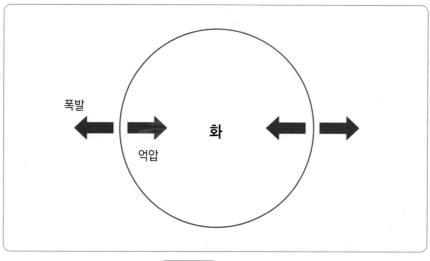

그림 2-1　화의 방향

우선 화의 방향이라는 측면에서 보면, 밖으로 폭발하는 화와 안으로 억압하는 화가 분명한 대조를 이룬다(그림 2-1).

1) 폭발하는 화

　밖으로 화가 폭발할 때 우리는 심장이 뛰고, 얼굴이 붉게 달아오르고, 팔과 다리로 뜨거운 피가 내달려 금방이라도 충동적이고 격정적인 행동을 하게 된다. '화풀이를 한다', '홧김에 서방질한다', '울화통이 터진다'는 말은 모두 화의 폭발적인 감정적 충동을 표현한다. 홧김에 폭력을 휘두르고, 홧김에 불을 지르고, 홧김에 사람을 죽이기까지 한다. 최근에 '분노 조절장애'라는 이름으로 진료실을 찾아오는 이들도 이런 문제를 갖고 있다. 겉으로 보기에는 남들과 주변을 철저히 파괴하는 것처럼 보이지만, 이 뒤에는 의식적, 무의식적 자살 기도가 숨어 있다. 홧김에 자해를 하고 자살시도를 할 뿐 아니라, 앞뒤 가리지 않고 화를 폭발시켜서 파멸의 절벽으로 추락하는 것이다.

휘몰아치는 화의 불길은 신라시대의 지귀(志鬼) 설화에 잘 표현되어 있다.

신라에 지귀라는 사람이 살고 있었다. 그는 선덕여왕의 아름다움을 사모하여 너무나 고민한 나머지 점점 여위어 갔다. 어느 날 여왕이 절에 불공을 드리러 갔다가 지귀의 애타는 사모의 마음을 전해 듣고 그를 부르라 했다. 여왕이 절에서 기도를 올리고 있는 동안 지귀는 탑 아래에서 기다리다 지쳐 잠이 들었다. 기도를 마치고 나온 여왕은 지귀의 잠자는 모습을 보고 금팔찌를 뽑아 지귀의 가슴에 놓고 갔다. 잠에서 깬 지귀는 여왕의 금팔찌를 보고 더욱더 사모의 정이 불타올라 화귀(火鬼, 불귀신)로 변하였다. 지귀가 화귀가 되어 온 세상을 떠돌아다니자 사람들은 두려움에 벌벌 떨었다. 이에 여왕이 백성들에게 주문을 지어 주어 집집마다 대문에 붙이게 하니, 그 후로 백성들은 화재를 당하지 않게 되었다. 이때 여왕이 지어준 주문의 내용은 이러하다. '지귀가 마음에 불이 나 몸을 태워 화귀가 되었네. 마땅히 창해(滄海) 밖에 내쫓아 다시는 돌보지 않겠노라.'

지귀의 화는 원한과 연결된다. 원한은 원망과 한이다. 원망의 뒤, 깊숙한 곳에는 뿌리 깊은 의존심이 들어있다. 남의 마음이 내 마음과 같기를 기대하거나 남이 내 마음을 알아주기를 기대하는 마음, 이것이 좌절되었을 때 원망이 생긴다. 지귀가 온 세상을 불바다로 만들려고 한 이유는 선덕여왕이 자신의 연정을 저버린 데 대한 원망이다.

한을 '풀리지 않은 채 맺혀 있는 잔여감정'이라고 정의하기도 한다. 한은 좌절된 감정적 욕구가 강력한 콤플렉스로 화하여 의식화되지 않은 채 무의식 상태에서 자율적으로 움직이는 것이다. 지귀의 한은 풀리지 않은 애정 욕구일 것이다. 생전에 해소하지 못한 애정 욕구가 좌절되어 지귀를 사로잡은 것이다.

이런 안타까운 사연을 듣고도 불귀신이 된 지귀를 먼바다 밖으로 내쫓다니! 선덕여왕이 지어준 주문은 언뜻 보기에는 너무나 매정한 듯하나 실은 지혜로운 태도다. 의식을 압도하는 거대한 위력을 가진 원형은 직면하거나 호기롭게 다룰만한 상대가 아니다. 오히려 주의 깊은 태도로 분별하여 가능한 한 멀리하는 것이 낫다. 화재나 전염병 같은 재난이 닥쳤을 때 이를 원한을 가진 귀신의 소행이라 여겨서 각종 위령제, 사령제, 여제, 수륙재를 지내 이승에 맺힌 귀신의 원한을 풀어주고 먼 저승으로 보내려고 한 것도 이런 까닭이다. 우리는 과학적으로 귀신의 존재 진위를 따질 수 없다. 심리학적으로 볼 때 죽은 자의 원한, 원령이라는 것은 산 자의 원한의 투사다. 죽은 자의 원한을 푸는 것은 바로 산 자의 원한을 푸는 것이다.

2) 억압하는 화

폭발하는 화의 대극에는 억압하는 화가 있다. 안으로 억눌린 화는 차가운 정서적 고립 상태에 우리를 가두고 심장을 얼어붙게 만든다. 분명히 화가 났음에도 불구하고 싸늘한 표정에 서릿발 같은 냉기가 흐른다. 마음속에 쌓인 화가 화병이 되어 몸과 마음을 만신창이로 만든다. 억눌린 화에 사로잡힌 사람은 복수의 공상에 몰두하고 수동적 공격성에 자신을 가두고 만다. 밤이 되어 잠자리에 누우면 복수의 상상을 하느라 밤을 지새운다. 감정 기능을 심하게 억압하는 사람이 정신병적 상태에 처하게 되면 흔히 피해망상, 질투망상을 일으킨다. 없는 이유를 만들어내어 남들이 자신을 배척하고 괴롭힌다고 호소하고, 배우자의 외도를 의심한다. 생물학적인 원인도 있겠지만, 심리적으로는 자신의 내면의 감정들, 공격성, 화, 애정 욕구 등을 적절하게 해소하지 못한 탓이기도 하다. 젊은 시절부터 수십 차례 외도를 한 남편 때문에 평생을 괴로워하던 아내가 이제는 늙고 기운이 빠져 허리도 펴지 못하는 남편이 이웃집 젊은 아가씨와 눈이 맞았다며 분을 삭이지 못하고 난리를 피우는 것은 그녀 안에 쌓여있는 애정 욕구가 풀리지 않았기 때문이다.

경직된 표정의 중년 여성이 가슴이 터질 것처럼 답답하고 묵직한 덩어리가 치밀어 오른다면서 진료를 받으러 왔다. 몸의 불편함을 호소했지만, 그녀의 눈에는 슬픔과 설움이 가득했다. 전형적인 신체증상을 동반한 우울증 또는 화병의 증상이었다. 남편과 사별한 그녀는 이미 성인이 된 자녀들이 독립하자 홀로 외로이 지내다가 우연히 한참 젊은 남성을 만나서 재혼을 했다. 이혼한 그 남성에게는 중학교 2학년이 된 딸이 있었다. 가까운 곳에 사는 시어머니는 낯선 살림에 적응하는 그녀를 물심양면 도와주었다. 피상적인 상황만 말하던 그녀는 최근에 반복해서 꾸는 꿈을 들려주었다.

꿈속에서 나는 남편과 침대에 누웠어요. 그런데, 어느새 남편의 전처도 함께 누워있다는 걸 알았죠. 나는 소스라치게 놀라서 깨어났어요.

그녀는 그제야 마음을 열고 쌓여 있는 울분을 토했다. 집안에 전처의 흔적이 너무 많이 남아있었던 것이다. 남편이 전처와 함께 쓰던 침대도 그대로일 뿐 아니라, 중학생 딸은 늘 친엄마와 새엄마를 비교하며 새엄마를 밀어냈다. 어쩌다 딸이 친구들을 집에 데려오기라도 하면 그녀는 방 안에 숨죽인 채 숨어있어야 했다. 시어머니의 세심한 도움의 뒤편에는 새 며느리에 대한 불신이 깔려 있었다.

그녀는 일본인이었다. 일본에 출장 온 한국인 남자를 만나 사랑에 빠져 결혼을 결심하고 바다를 건너 타국에 왔으나 그녀의 자리를 찾기에는 힘에 부쳤다. 한국의 유별난 시어머니도, 예민하기 그지없는 딸도 모두 그녀를 힘들게 했다. 나는 그녀에게 당장 침대부터 바꾸도록 했다. 그리고, 조심스럽게 '이제 이 집안의 사람으로 자리를 잡으라'고 조언했다. 그녀는 일 년이 넘도록 한국어를 한마디도 배우지 않고 지내왔다. 짓눌린 분노의 수동적 표현이었던 셈이다. 현실적으로 그 침대 위의 전처는 내쫓아야 할 적이지만, 무의식의 의도를 깊이 이해하자면 결국 그녀와 합해져야 할, 그녀가 애써 외면해 오던 한국의 여성상이다.

그녀는 다문화센터에 다니며 한국말을 배우고 일본인 친구도 사귀어 외로움을 달랠 수 있게 됐다. 용기를 낸 그녀는 대화를 회피하고 새엄마를 무시하던 딸을 앉혀두고 솔직한 심정을 얘기하고, 딸도 자신의 불만을 터뜨렸다. 시어머니의 불편한 도움도 정리했다. 처음에는 소란스러운 충돌이 있었지만, 곧 제자리를 찾아갔다. 그녀는 속마음을 드러냄으로써 울분을 해소하고 새로운 가정을 더욱 단단히 할 수 있게 됐다.

문화에 따라 다양한 표현이 있다. 그러나, 그 중심의 심성은 인류 공통의 것이다. 화가 보편적인 감정인만큼 화병이라는 것도 한국인만의 것이라고 보기는 어렵다. 인종과 국가를 막론하고 부당하게 억압된 화는 마음의 병을 만든다.

2. 화의 의식성: 사로잡힘과 성찰

두 번째로 화를 구분하는 것은 의식성의 측면이다. 화를 얼마나 의식적으로 성찰했는지에 따라 구분할 수 있다. 치밀어 오르는 화에 무의식적으로 사로잡히거나 동일시하는지, 아니면 성숙한 태도로 화를 성찰하여 의식화하는지에 따라 양극단으로 나뉘는 것이다(그림 2-2).

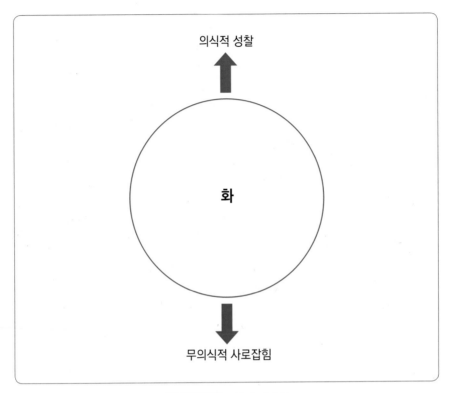

그림 2-2　화의 의식성

1) 무의식적 사로잡힘

원형적 콤플렉스는 자아를 압도하고 사로잡는 마력(魔力)을 갖고 있다. 분노에 휩싸이면 앞뒤를 분간하지 못한다. 무의식적인 화는 외부의 위협이나 좌절에 대해 본능적인 수준에서 나타나는 무의식적이고 자동적인 반응이다. 앞에서 든 설화와 사례는 모두 이 수준에 해당할 것이다.

1923년 일본에서 관동대지진이 발생하자 화재와 붕괴로 40만여 명이 목숨을 잃거나 실종됐다. 당시 일본인들은 공황상태에 빠져 이성을 잃었다. 그때 '조선인들이 폭동을 일으켰다', '조선인들이 우물에 독을 탔다'는 유언비어가 돌았고, 성난 일본인들에 의해 6천여 명의 조선인이 학살당했다. 이것은 재난으로 인한 사회적 혼란의 시기에 저항할 힘이 없는 소수자를 희생양으로 삼아 광적인 분노를 터뜨리는 전형적인 악행이다.

르네 지라르는 집단에 큰 변고가 있을 때 희생양에게 모든 죄를 덮어씌워 죽임으로써 해결하려고 하는 희생제의의 기능이 집단 내의 폭력성을 진정시키고 갈등이 분출되는 것을 방지하기 위한 것이며, 희생양이 되는 사람들이 주로 전쟁포로, 노예, 아동, 성인식을 치르지 않은 청소년 등임을 밝히며, 그들이 사회의 이방인이거나 주변인이기 때문에 희생되더라도 살인으로 여겨지지 않아서 보복행위가 뒤따르지 않을 가능성이 높은 자들이라고 분석했다.

큰 변고가 발생하면 집단 구성원들의 무의식에서 부정적인 콤플렉스인 그림자가 배열되고 이것이 의식으로 올라온다. 그림자란 인간의 무의식에 있는 열등한 인격이다. 의식의 자아는 사회가 원하는 그럴싸한 모습을 가지며 자신은 꽤 괜찮은 사람이라고 생각하는 경향이 있다. 그러나, 우리의 무의식에는 의식의 자아와는 상반된 탐욕스럽고 비열한, 어두운 인격이 억압되어 있다. 그림자 상(像)은 외부 대상에게 투사되어 극심한 부정적인 감정을 불러일으키고, 분노와 원망, 폭력으로 이어진다. 정신적, 신체적, 사회적으로 열악한 처지에 놓인 사람도 그림자의 투사를 받아 비난과 폭력을 당하지만, 현대 사회에서는 정치지도자나 그의 하수인들도 그림자 투사의 대상이 되어 온갖 비난과 조롱을 받기도 한다. 의례화된 희생제의는 의식으로 올라오는 부정적인 콤플렉스인 그림자를 외적 대상에게 투사하여 제거하려는 시도라고 볼 수 있다. 의식적으로 치러진 희생제의는 적어도 그 죄와 의미를 생각하게 하지만, 무의식적인 충동으로 개인이나 집단을 희생양으로 삼아 쏟아내는 광기 어린 분노와 폭력은 피해자뿐만 아니라 가해자의 정신에도 심각한 해를 끼친다.

2) 의식적 성찰

사로잡힘과 대조적으로 화가 올라올 때 판단과 분별을 갖고 의식적으로 성찰하는 태도가 있다. 이것은 무조건적인 감정의 억압과는 다르다. 치솟는 화를 애써 억누르거나 외면하여 부정하는 것이 아니라, 마음속의 화로 인해 괴로워하되 그것을 진지하게 성찰하여 우리의 의식으로 받아들이고자 노력하는 자세다. 의식화된 화는 우리를 자기 성찰로 인도하며, 자신의 마음을 돌아보게 하여 인격 성숙의 계기를 마련해준다.

최근에 심각한 사회 문제가 되고 있는 것 중 하나가 '갑질'이다. 갑질은 힘을 부당하게 사용하는 것을 비하하는 유행어다. 주로 힘을 가진 자가 힘이 없는 자에게 독재자나 폭군과 같이 자신의 권력을 마구 휘두르는 것을 가리킨다. 갑질은 우리 사회의 평등의식의 결여, 계급주의적 문화, 개인의 존엄성 상실 등을 원인으로 생각해 볼 만하다. 손님이 점원에게, 원청 업체가 하청 업체에게, 상사가 부하직원에게, 교수가 제자에게, 시어머니가 며느리에게 갑질을 한다. 이 밖에도 권력의 우열이 존재하는 곳에 수많은 사례가 있다. 갑질의 가해자는 화를 내며 길길이 뛰며, 피해자는 죄인인 양 고개를 숙이고 저항하지 못한다. 폭언을 하고 마구 화를 내며 폭력을 행사하기까지 한다. 화를 낸 성마른 갑도 제가 낸 화에 지쳐 소진되지만, 더욱 큰 화가 을의 마음에 쌓인다. 억울하게 당한 폭력에 울분이 치밀지만, 을의 처지에 저항도 못 하고 당하기만 해야 한다. 갑질을 당한 후에 부들부들 분노에 떨면서도 적절한 대응을 못 했다는 절망과 후회, 극심한 무력감에 빠져서 의욕을 잃어버린다.

어느 날 진료실에 파리한 얼굴을 한 여성이 돌처럼 굳은 표정으로 나타났다. 생기라고는 찾아볼 수 없는 그녀의 얼굴은 피로와 무기력에 찌들어 있었다. 그녀는 30대에 이미 전문적 영역에서 확실한 경력을 갖추고 헌신적으로 회사를 위해 일해왔다. 그 영역에서는 최고라는 찬사를 받으며 사생활도 없이 24시간을 회사와 상사를 위해 바쳤다. 그런데, 새로 부임한 대표 이사는 말도 안 되는 독설에 욕설까지 퍼붓는 지독한 여자였다. 자신의 힘을 과시하려고 기존의 사원들을 몰아세웠고, 그녀도 예외는 아니었다. 오히려 더 호된 질책을 퍼부어 기를 꺾어놓았다. 대표적인 회사 내 갑질의 사례였다.

온갖 인격적인 모독과 성적인 모욕까지 받고 난 후 그녀는 정신적, 육체적으로 소진되어 나를 찾아왔다. 반복되는 공황발작에 그녀는 더 이상 견딜 수 없다며 사표를 냈고, 마음의 회복을 위해 분석을 받기로 했다. 몇 개월에 걸친 무의식의 분석은 그녀에게 자신을 새롭게 발견하는 기회를 가져다주었다. 업무와 동일시한 삶을 살아오다가 잃어버린 감성을 되찾을 수 있었고 자신의 상황을 객관적으로 볼 수 있게 됐다. 그러나, 대표에게 당한 울분은 쉽사리 해결되지 않았다.

그러던 중에 그녀는 신기한 체험을 했다. 꿈에서 자꾸 대표를 만나는 것이었다. 현실에서는 위협적이고 위선적이기만 하던 대표가 꿈속에서는 온화한 미소를 띠고 그녀에게 악수를 청하며 '함께 일하자'고 청하곤 했다. 나는 그녀에게 꿈속의 대표는 그녀 안에 있는 무의식의 권력 콤플렉스임을 알려줬다.

매우 유능한 그녀는 자신의 능력을 회사와 상사를 위해서만 발휘했을 뿐 자신의 영광을 위해 사용해본 적이 없었다. 그 꿈은 그녀로 하여금 자신 안의 권력 콤플렉스를 받아들이고, 이제 자신을 위한 주체적인 삶을 살아보라는 무의식의 초대였다. 일 년 남짓 무직 상태로 지내던 그녀에게 때마침 전보다 훨씬 좋은 지위의 제안이 들어왔고 그녀는 자신이 결정권자가 되는 그 제안을 기꺼이 수락했다. 그녀는 공황과 우울을 가져왔던 울분에 사로잡히지도, 또 그 울분을 철저히 외면하고 아무렇지도 않은 척하지도 않은 채 온전히 그 울분을 겪어내며 자신의 무의식을 성찰하여 새로운 인격으로 태어날 수 있게 된 것이다.

폰 프란츠는 무의식적 감정의 충격으로 굳어버리는 긴장증(catatonia)을 설명하며, 분노의 화신인 메두사의 얼굴을 직접 보는 자는 누구나 돌로 변해버렸지만, 페르세우스는 무의식적 감정과 맞닥뜨려 발생하는 감정적 충격과 자신 사이에 객관적 성찰의 도구인 거울을 두었기 때문에 이를 극복하고 영웅의 과업을 완수할 수 있었다고 해석했다. 견디기 힘든 외부의 사건에 대해 무의식이 엄청난 반응을 할 때 무의식에서 보내는 꿈을 주의 깊은 성찰의 태도로 분석하는 것은 의식의 자아로 하여금 외적 시련에도, 내적 고통에도 마비되지 않고 그 의미를 발견할 수 있게 해준다.

먼 옛날부터 전해 내려오는 이야기 중에는 화에 사로잡히거나 화를 부인하지 않고 오히려 새로운 차원으로 화를 승화시킨 주인공들이 있다. 그 중 대표적인 예가 처용(處容)이다.

신라시대 동해 용왕의 아들인 처용이 신라의 헌강대왕을 따라 서울로 들어와 왕의 정사를 보필했다. 왕은 미녀를 주어 아내로 삼아 그의 마음을 잡아 머물도록 하면서 급간이라는 직책을 주었다. 그의 아내가 매우 아름다웠으므로 역신(疫神, 천연두를 옮기는 귀신)이 흠모하여 밤이 되면 사람으로 화해서 그 집에 와 몰래 자곤 했다. 처용이 밖에서 집에 돌아와 두 사람이 자고 있는 것을 보고는 노래를 지어 부르고 춤을 추다가 물러났는데, 그 노래는 아래와 같다.

> 동경 밝은 달에 밤들어 노니다가,
> 집에 들어와 자리를 보니 다리가 넷이러라.
> 둘은 내 것이고 둘은 뉘 것인고.
> 본디는 내 것이다 마는 앗은 것을 어찌할꼬.

이때 역신이 정체를 드러내 처용 앞에 꿇어앉아 말했다. "제가 공의 처를 탐내어 범했는데도 공이 노여워하지 않으니 감탄스럽고 아름답게 생각됩니다. 맹세코 오늘 이후로는 공의 형상을 그린 그림만 보아도 그 문에는 절대로 들어가지 않겠습니다." 이때부터 궁중에서는 섣달 그믐날 악귀를 쫓는 나례(儺禮)에서 처용무(處容舞)를 추었고, 민간에서는 처용의 얼굴을 대문에 새기거나 그림으로 붙여 두어 역신을 물리쳤다.

이부영은 자칫 소극적인 태도라는 오해를 사기 쉬운 처용가의 마지막 구절이 세속적 삶에 대한 의존으로부터 자신을 해방시키는 위대한 포기의 태도인 '체념'을 의미한다고 보고, 서양인들의 결투를 하는 등의 갈등의 급격한 억압과 비교되는 한국인의 부드럽고 창조적인 '포기'의 표현을 통해서 문제를 해결한 비범한 대응으로 해석했다.

김열규는 한국인이 화에 대처하는 정신자세에 관해 설명하며 사사로운 감정, 개인적인 이해관계, 편견, 선입견 등을 초월하여 있는 그대로의 핵심을 살펴서 밝히는 체관(諦觀)과 달관(達觀), 그리고 자기의 처지가 궁색하고 허망해도 너그러이 받아들이고 용납하는 자관(自寬)의 경지를 높이 평가했고, 가난, 고독, 소외, 고난 등 부정적인 것을 도리어 적극적으로 긍정하고 수용하면 화가 발붙일 데가 없다고 해석했다.

Ⅲ 화의 목적의미

지금까지 화의 대극적인 측면들에 대해서 살펴보았다. 화를 폭발시킬 수도, 억압할 수도 있다. 무의식적으로 화에 사로잡힐 수도 있고, 화를 의식적으로 성찰할 수도 있다. 여기에서 강조하고자 하는 것은 폭발시켜서도 안 되고, 억압해서도 안 되고, 사로잡혀서도 안 되고, 오직 성찰해야만 한다는 식의 현실과 동떨어진 이상주의적인 주장이 아니다.

본능적인 충동이 제거된 채 현학적이고 지적인 태도로만 감정을 처리하려고 하면 겉으로는 화가 해소된 것처럼 보이지만 이내 더 큰 본능의 문제가 발생한다. 인간은 화를 마음대로 조종하거나 조작할 수 없다. 무조건 화를 참아야 한다거나 이성적으로 생각해보라거나 하는 말로 다스릴 수가 없다. 활활 타오르는 불길을 억지로 꺼트릴 수도 없고, 속으로 타들어 가는 분노를 뒤집을 수도 없다. 때로는 분노에 사로잡혀 이성을 잃고 온몸을 떨 수도 있다. 오히려 이 과정을 겪어내고 통과해내어야만 그 화를 제대로 보고 의식적으로 성찰해낼 수 있게 된다. 밖으로 향하는 화, 안으로 향하는 화, 무의식적으로 우리를 사로잡는 화, 의식적으로 성찰한 화, 모두 그 나름의 가치와 의미가 있다. 화는 어느 한 부분이 아닌 전체로서 의미가 있는 것이다(그림 2-3).

내가 분석 클리닉을 본격적으로 시작한 지 얼마 되지 않았을 때, 20대 후반의 여성이 찾아왔다. 미술대학을 졸업한 그녀는 중증의 우울증과 공황장애를 앓고 있었고, 자살시도와 자해를 반복했으며, 술에 찌든 방탕

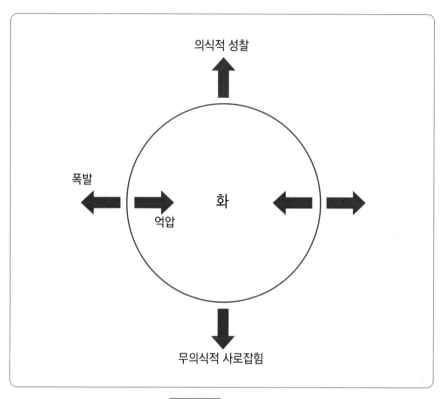

그림 2-3 화의 조망

한 생활에 젖어 있었다. 아무렇지도 않은 듯 희미하게 지은 미소 위로는 허무한 눈동자가 초점을 잃고 있었다. 분석을 시작하고 나서 그녀는 첫 번째 꿈을 꾸었다.

아주 오래된 옛날 시대였어요. 낡은 창고에 어린이들이 갇혀 있었고, 그중에 여자애 한 명이 창고 밖으로 뛰쳐나가려고 했어요. 바로 그때 문 옆에서 숨어서 지키고 있던 남자 어른들이 그 여자아이의 사지를 잡아 찢어버렸어요. 그 아이의 머리통만 창고 문 앞으로 굴러 들어왔어요.

　그녀의 순수하고 여린 영혼은 잔혹한 남성들의 폭력에 의해 갈기갈기 찢긴 것이었다. 그녀의 감정은 출구를 통과할 수 없었고, 감정을 잃어버린 그녀의 자아는 점점 메말라가고 있었다. 그녀는 성장 과정에서 여러 차례 겪은 차마 누구에게도 말 못 한 트라우마들을 털어놓았다. 그녀의 마음속에는 어마어마한 분노와 원망이 억압과 폭발을 반복하고 있었다. 그녀는 고통스러운 기억을 회피하기 위해 술과 무절제한 생활에 빠져들었다. 잠시라도 혼자가 되는 시간에는 파괴적인 충동이 끓어올라 견딜 수가 없었다. 그녀는 치명적인 심리적 외상의 피해자였다.

　분석이 진행되자 그녀는 극단적인 충동과 어린아이 같은 퇴행 사이를 오갔다. 위험한 순간들이 이어졌다. 지적인 태도가 강한 나는 감정에 휩싸여 충동적인 일들을 저지르는 그녀를 대하는 것이 무척 힘들었다. 그때 나는 중요한 꿈을 꾸었다.

　내 동료 정신건강의학과 의사가 '정 선생, 저쪽에서 큰 공사를 해서 구조물이 필요하다는데, 그걸 맡아줄 사람을 소개해 줄 수 있나?'고 내게 물었다. 내 병원에 근무하는 남자 직원이 생각났다. 나는 저녁 퇴근 시간에 그 남자 직원과 함께 병원을 나섰고 차를 몰고 현장으로 갔다. 그 직원은 대장장이였으며, 우락부락하고 땅딸한 체격이었다. 언덕으로 올라가니 공사가 한창이었다. 사다리를 만들어야 하는 곳으로 갔다. 그곳은 지하에서 올라오는 화염이 가득한 거대한 토목 공사 현장이었다. 나는 듬직한 대장장이 직원이 잘 해낼 거라는 믿음이 있었다.

물론 현실의 내 병원에 그런 직원은 없다. 꿈속에서 당연히 있었다는 듯이 등장한 대장장이 직원은 바로 합리적이고 이성적인 의사인 나의 무의식의 파트너, 나의 그림자인 대장장이다. 그림자는 돈키호테의 시종 산초 판자, 파우스트의 조수 바그너처럼 한쪽으로 치우친 자아의 태도를 보상하여 새로운 측면을 일깨운다.

그리스 신화에 등장하는 대장장이 신 헤파이스토스(Hephaestus)는 그 수태 자체부터 분노에 기인한다. 제우스가 혼자서 아테네를 낳은 것을 알게 된 헤라가 홧김에 자신도 혼자 아이를 낳겠다며 임신하고 출산한 것이 바로 헤파이스토스다. 그는 출생의 순간부터 트라우마를 받았다. 헤파이스토스의 못생긴 외모에 화가 난 헤라가 그의 발목을 잡아들고 올림포스 산 아래로 던져버린 것이다. 하루 종일 올림포스 산 아래로 굴러 내려간 헤파이스토스는 바다에 떨어졌고, 이 일로 절름발이가 되었다. 헤파이스토스는 섬에 사는 사람들에게 구조되어 목숨을 건졌고, 이후로 불을 이용하여 금속을 다루는 대장장이가 되어 신들의 갑옷과 무기를 만들어 그 능력을 인정받아 올림포스의 신들의 반열에 올라섰다. 대장장이 신 헤파이스토스는 화를 승화하여 불로써 창조적인 작업을 해내는 불굴의 의지를 가진 신이다.

나는 이 꿈을 꾸고 내 역전이와 그 해결책을 깨달았다. 그녀의 무의식에서 솟아오르는 화염에 과감하게 내려가는 사다리를 만드는 씩씩한 대장장이 같은 치료자가 되어 그녀의 불길이 창조의 원동력이 되도록 도와

주기로 마음먹었다.

　그녀와 나는 무의식의 심층으로 들어갔고 그녀는 차츰 마음의 중심을 찾기 시작했다. 그리고, 놀라운 꿈을 꾸었다.

　미술대학 교수님의 지시로 스케치북에 그림을 그려야 했어요. '정육면체가 펼쳐진 구조를 그리라'는 주제였죠. 그런데, 내가 있는 그대로 그리니 교수님이 뭐라고 나무라시는 거예요. 말이 안 되는 상황이죠. 정육면체를 그리는데 상상력을 발휘하라니! 갑자기 나는 내 마음대로 아무런 관련 없는 나무 그림을 그렸어요. 엄청 커다란 나무에 가지가 많았죠. 가지 중 오른쪽 위로 뻗은 가지에 원형 거울이 있었어요. 외곽은 초록색 나뭇잎으로 둘러싸여 있었고, 원형 안쪽에는 색색의 그라데이션이 물결쳤어요. 교수님이 무한히 칭찬해주셨어요.

　드디어 그녀는 자신의 내면의 창조성과 치유의 힘을 발견했다. 꿈의 의미를 깨달은 그녀는 포기했던 미술 작업을 다시 시작했다. 몇 주 후 그녀는 자신이 가야 할 길을 가겠다며 홀연히 떠났다. 그리고, 일 년 후 그녀의 개인전 초대장이 내게 도착했다. 몇 년이 지난 지금 그녀는 세계적인 화가로 성장하고 있다. 나는 그녀의 예술적 성장에 감탄을 거듭한다. 그녀의 그림은 무의식의 심층, 집단적 무의식의 원형을 표현하고, 대극의 긴장과 창조의 순간을 환상적인 추상작품으로 표현해내고 있다. 창조적인 작업에는 뼈를 깎는 고통이 따른다. 그녀는 자신을 파괴하던 불을 창조적인 작업을 위해 사용하고 있다.

화의 대극성은 화의 결과에서 더욱 명확히 드러난다. 불과 같이, 화는 모든 것을 파괴하는 힘을 갖고 있으며, 또한 놀라운 창조의 힘을 갖고 있다. 모든 고통에는 그것을 낳은 원인이 있지만, 그 고통이 추구하는 목적 또한 있다. 우리가 찾는 화의 목적은 바로 낡은 옛 인격을 파괴하고 새로운 인격을 창조하는 것이다. 치료자가 할 일은 그 사람이 불의 숲에서 길을 잃지 않도록 차분하고 듬직하게 동행해 주는 것이다.

━━ 참고문헌

- 권문해. 대동운부군옥(大東韻府群玉).
- 김열규. 한국인의 화. 서울: 휴머니스트; 2004
- 삼국유사(三國遺事).
- 예기(禮記).
- 이부영, 이도희, 박상학. 한국 전통 상·장의례의 상징성. 서울: 학지사; 2016
- 이부영. 잃어버린 그림자. 서울: 정우사; 1983
- 이부영. 한국민담의 심층분석. 서울: 집문당; 2011
- 정찬승. "우리 안의 갑과 을, 갑질의 심층심리학적 이해". 2016년 제4회 정신건강정책포 럼 자료 집 〈갑을관계 - 일상에서의 상처와 트라우마〉. 서울: 중앙정신보건사업지원단; 2016
- 중용(中庸).
- Ekman, P. & Friesen, W. V. Unmasking the face: A guide to recognizing emotions from facial clues. Los Altos: ISHK/Malor Books; 2003
- Girard, R. Violence and the Sacred. tr. Patrick Gregory. Baltimore: Johns Hopkins University Press; 1977
- Jung, C. G. H. G. Baynes. Psychological Types. tr. Princeton: Princeton University Press; 1921
- Martin, S. Anger as inner transformation. Quadrant, 19. 1986.
- Plutchik, R. Emotions and life: Perspectives from psychology, biology and evolution. American Psychological Association. 2003
- Von Franz, M.-L. Shadow and Evil in Fairy Tales. Shambhala: Shambhala Publications; 1995

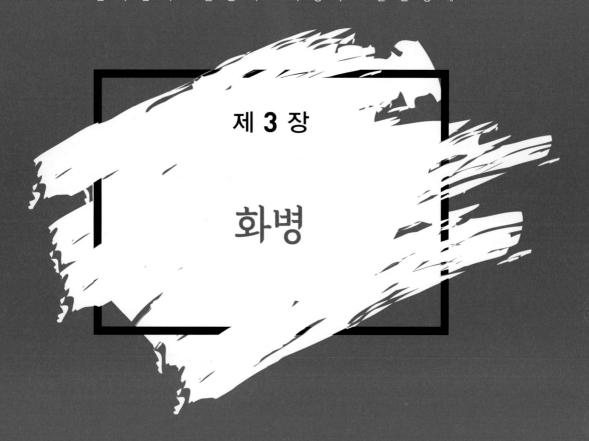

제 3 장

화병

제 3 장

화병

● 민성길 ●

    화병은 심인성 내지 반응성인 만성적 분노장애이며 장기간 동안 사회적으로 원만한 인간관계를 유지하기 위해 계속해서 자신의 분노를 참아야 하는 과정에서 "화가 쌓여" 발생한다. 화병의 유병률은 일반 인구집단의 3~5%에 달하며 외래를 방문하는 신경증 환자들의 20~30%가 화병에 해당된다. 주로 중년 이후의 여성에서 흔하며 사회경제적 수준이 낮은 경우에 많다. 유발인자로는 흔히 남편과 시부모 관계에서 받는 폭력적인 억압, 가난, 고생, 사회적 좌절 등 외상(trauma)을 받게 되는 사건이 흔히 관계된다. 화병의 증상은 분노복합(anger complex)과 화복합(hwa complex)으로 구성되는 바, 분노복합에는 주관적 분노, 억울하고 분함, 분노의 표출, 증오심, 한 등이 포함되고 화복합에는 열감, 입마름, 치밈, 심계항진, 답답함, 목가슴의 덩어리 뭉침 등 신체적 증상들이 포함된다. 화병의 증상들은, 분노와 불의 타오름이나 억제라는 역동적 상태를 상징적으로 나타내는 것으로 보인다. 화병을 DSM-IV로 진단하면 우울증이 가장 많고, 다음으로는 범불안장애와 신체형장애가 많으며 이들 진단은 병존장애로 존재하기도 한다. 그러나 화병 연구진단 기준으로 진단해보면, 다른 DSM-IV 진단이 동반되지 않은 화병만 단독으로 있는 환자가 상당수 발견되고 있다. 화병의 치료로는 정신치료, 가족치료, 인지행동치료 등이 추천되고 있으며 일부 약물치료 연구가 보고되었다. 이 모든 연구 자료들을 고려할 때, 화병을 ICD-11에 따라 새로 개정될 『한국 표준 질병 사인 분류』에 "스트레스와 특정적으로 관련된 장애들(disorders specifically associated with stress)" 범주 안에 "6B46 화병(Hwa-byung)"으로 포함시킬 것을 제안한다. 앞으로 화병에 대한 조작적 진단 기준(operational diagnostic criteria)의 개선, 문화 관련성, 급성 화병에 대한 연구, 화병 및 분노의 생물학적 기전, 화병의 정신사회적 및 생물학적 치료 등 다양한 측면에 대한 많은 연구들이 필요하다.

I 서론

화병은 우리나라 민간에서 사용되는 한 병명이며, 특정한 신체증상과 고통스러운 "화"의 감정을 특징으로 한다. 화병(火病)은 문자적으로는 "불의 질환(fire disease)"을 의미하기도 하고 "분노장애(anger disorder)"를 의미하기도 하는데, 그 이유는 한국에서는 분노를 "화"로 표현하기 때문이다. 사전에 의하면 화병은 울화병(鬱火病)[1]의 준말이다.

여러 연구결과를 종합해 보면, 화병은 분노 또는 분노복합(화, 억울함, 분함, 한, 공격성, 미움 등)의 부정적 감정에 대한 심인성(psychogenic), 반응성(reactive) 또는 "신경증적(neurotic)"인 만성적 분노장애로 판단된다. 화병의 정신증상, 신체증상 및 행동증상들은, 분노와 불의 타오름이나 억제라는 역동적 상태를 상징적으로 나타내는 것으로 보인다.

분노의 병이라는 의미의 병은 서구의학에는 없는 개념이며, 당연히 국제질병분류에도 없다. 미국에서는 분노(anger)는 정신장애의 원인이나 증상(병)으로 생각하지 않는 것 같아 우리나라와 대조적이다. 화병이라는 용어는 중국이나 일본 등 같은 한자권 문화에서 발견되지 않는다. 한국의 한의학의 고전 문헌에도 발견되지 않으나, 이조실록에서는 자주 발견된다. 한편 현대 한국의 한의학에서의 화는 분노라기보다도, 인체, 특히 간에 관련된 음양오행설(陰陽五行說)에서의 화 내지 화기(火氣)로 설명한다.

화병이 한국의 문화관련 증후군(culture-bound syndrome)이라는 견해가 있다. 당연히 화병을 영어로 번역하기 어려워 "hwa-byung"으로 기술되고 있다. 화병은 Lin의 사례보고에 의해 서양의 의학문헌에 최초로 소개되었으며, 1994년 DSM-IV에 문화관련 증후군의 glossary에 포함되었다. 화병

---

1) 울화병의 울(鬱)은 밀도가 높은 밀집된(dense)의 의미를 갖고 있다. 울화는 불(화기)이 눌려서 밀집된 덩어리 상태를 의미한다.

이 한국의 문화관련 증후군으로 볼 수 있는가에 대해서는 두 가지 견해가 있다. 우선 화병은 우리나라 고유의 사회문화적 배경에서 나타나는 몇 가지 특징적 증상을 가진 증후군으로서 하나의 독립적인 병명 또는 문화 관련 증후군이 될 수 있다는 견해이다. [2] 저자는 화병의 용어, 개념, "억울하고 분함"에 관련된 감정적 원인과 발생과정에 대한 설명, 증상 표현, 기저의 정서인 한국 전통적인 고유 정서표현으로 알려진 한(恨)과의 관련성 등 특이한 부분이 있어, 한국의 독특한 문화관련 증후군(culture-related syndrome)으로 본다. 또 다른 견해로는 화병이란 심인성 장애에 대한 한국인들의 개념을 나타내는 용어로서, 하나의 증후군으로서는 가능하지만

---

2) 화병은 Hughes 등이 제시한 다음과 같은 문화증후군의 진단 기준에 대체로 맞는다:

① 진단과정의 특이함(the diagnostic process's peculiarities): 화병은 한국인들이 역사 속에서 만들어 낸 병명이다.

② 장애 원인의 특이함(the deviant aspects of such disorders' etiology): 한국 전통문화와 관련하여 만성적인 분노, 증오, 억울함, 한이 가슴 속에 "쌓이고 쌓인 것"이 원인이다. 그런 점에서는 한국의 전통문화 내지 전통적 정서로 알려진 한과 그 근원이나 증후가 공통적인 면이 많다. 한은 긍정적일 수도 있는 정서이지만, 화병은 한이 원인이 된 병적인 상태로 생각된다.

③ 문화라는 용어와 사용될 때의 그 용어의 특수한 의미(the term's unique meanings when utilized with the term "culture" (i.e., "culture—bound"): 환자들은 화병이 불과 같은 분노를, 대가족적이고 유교문화적 관습에서, 대인관계의 조화를 위험에 빠트리지 않기 위해 참아야 함에 따라, "억울하고 분하고, 한 많은 것"이 켜켜히 "쌓인"(accumulated and layered) 결과로 생긴 병이라고 설명함으로, 자신의 감정적 처지를 의사소통한다는 점에서 한국 문화적이다.

④ 나타나는 증상의 특이함(the special characteristics of the symptoms displayed): 화병증상이 억제된 분노, 미움, 한 등이 억제된 불(火)의 역동성으로 신체증상 내지 행동증상으로 나타난다는 점이 특이하다. 즉 몸이 뜨겁고, 위로 치밀고, 입이 타고, 가슴이 두근대고, 불이 "쌓인 것"이 뭉친 덩어리로 인해 또는 불의 연기로 인해 가슴을 막아 답답하고, 한숨이 나고, 밖으로(시원한 곳으로) 뛰쳐나가려는 충동이 있다는 등 증상형태가 특이하다.

하나의 진단명이 될 수 없으며, 다른 문화권에서도 유사한 증후군이 있을 수 있다는 견해이다. 어쨌든 화병은 질병의 원인과 치료에 대한 우리나라 전통 민간개념[3]을 이해하는 데 핵심적 증후군이다.

화병에 대한 연구는 국내 정신의학회에서는 많지 않지만, 한방정신의학에서 비교적 활발하고, 한동안 심리학, 사회복지학, 상담학 등에서 활발하였다. 미국에서는 재미 동포 특히 여성의 정신건강 문제로서 재미학자들이 연구하고 있었다.

---

3) 이부영(1970)에 의하면 우리나라 민간의 질병관 및 정신병관과 그 민간요법에는 도교(道敎)적인 요소, 샤마니즘적인 요소, 불교적인 요소, 한방의학에서 도입된 이론, 기타 원시민족에서 볼 수 있는 마술적 요소들이 포함되어, 잡다한 양상을 띠곤 하였다. 한국 전통문화의 한 근원인 샤마니즘의 본질이 궁극적으로 무엇인가를 논하기는 어렵다. 그러나 화병과 관련하여 생각할 때, 크게는 자연과의 합일을 추구하지만, 구체적으로는 원령이나 원귀에 대한 두려움과 숭배가 주 내용으로 되어 있다고 생각된다. 실제로 화병이 걸린 사람은 병을 고치기 귀해 굿을 하기도 하는데, 무당은 대개 화병도 죽은 원령(怨靈)의 원한(怨恨) 탓이라고 말한다고 한다. 원령이란 대개 억울하게 죽은, 분노에 가득한 귀신이다. 이부영(1980)은 원령과 원령의 한(恨)에 대해 정신분석적 연구를 발표한 바 있다.

김광일 및 원호택(1972)은 우리나라 민간의 정신질환 개념에 대한 연구를 통해, 정신질환은 혼이 나감(Soul-loss), 타부를 깨뜨림(break of taboo), 주술적 저주(disease sorcery), 조상이나 잡신들의 빙의(憑依) 개념(spirit intrusion, object intrusion), 그리고 전근대적 한방개념 등에 의해 생긴 것으로 본다는 것과 결국 자신의 문제를 초자연과 신체 기관에 투사한 결과로 나타난다고 추정하였다. 이러한 문화에 따른 질병 개념을 화병과 관련하여 연구할 필요가 있다.

II 화병의 역학

대부분의 연구자들이 결혼한 중년 이후의 여성, 낮은 교육수준의 사람들에서 화병을 가지고 있는 경우가 많다는 데에 의견을 같이 하고 있다. 강화도에 거주하는 1,450명(18~64세)을 대상으로 한 연구에 의하면, 4.2%의 사람들이 스스로를 화병이라고 답하였으며, 화병이 없다고 답한 사람들에 비해 연령이 높은 반면, 교육수준은 낮았다. 민성길과 김경희의 연구에서도 일반인의 4.35%에서, 신경증 환자군의 26.8%에서 화병이 발견되었으며, 기혼자, 경제 수준이 낮은 군, 종교를 가진 사람들에서 더욱 흔하게 관찰되었다. 다른 임상적 연구들에서도 화병은 일반인들에서 약 4~5%, 외래 환자군에서는 20~30% 보고되고 있다.

III 화병의 원인

1. 소인

성별과 나이: 화병은 여성에 많으며 특히 중년기 이후에 많다.

유전적 연구: 화병에 대한 유전적 연구는 없으나, 한 역학연구에 의하면 화병 환자의 가족들 중에 우울증, 불안장애, 신체화장애 등 신경증적

장애의 빈도가 높고, 불면증, 성격 문제, 폭력, 자살 등의 문제들이 있는 경우가 많았는데 이러한 가족력은 화병의 발생에 있어 유전적 요인이 관여할 가능성을 시사하는 것이다.

분노, 화병 그리고 세로토닌: 분노가 뇌의 세로토닌과 관련된다고 하는데, 화병 증상들이 SSRI에 호전된다는 것은 화병 역시 분노와 관련됨을 시사한다. 이와 더불어 Fava 등, Choi-Kwon 등의 분노와 화병에 대한 SSRI들의 효과, 그리고 공격성과 세로토닌 간의 관련성, 증오와 억울함(unfairness)과 세로토닌 간의 관련성 등을 고려할 때, 뇌의 세로토닌 장애와 화병간의 관계가 시사된다.

뇌 연구: 화병에 대한 생물학적 연구는 드물다. 뇌영상 연구로 Lee 등은 화병 환자들에서 특정 얼굴자극에 대한 반응으로써 lingual gyri, inferior occipital cortex, fusiform gyri의 과활동성과 anterior cingulate cortex의 기능이상이 발견된다고 하였다. 이에 대한 설명으로 감정의 억제가 visual primary cortex로부터 thalamus로의 feedback system에 dysregulation을 가져와서 visual pathway와 관련된 여러 부위의 이상을 초래하게 되며 그에 따른 anterior cinculate cortex의 기능장애가 나타나는 바, 이것이 화병의 병태생리에 관여한다고 하였다.

어린 시절 폭력 경험: 화병 환자 중에 과거력상 어린 시절 폭력에 대한 피해경험을 가지고 있는 경우도 많았는데, 이런 경험들이 예민성을 높여

사소한 자극에도 분노가 잘 유발되도록 만들고, 성인이 된 후에도 상처받기 쉬움, 분노와 억울함을 잘 느끼는 특성(trait)이 형성되었을 것으로 추정된다.

병전 성격: 자신의 성격이 어떤가를 질문하였을 때, 화병 환자들은 "급하다, 불같다, 지랄같다, 소심하다, 완벽주의적이다, 예민하다, 내성적이다" 등으로 답하였다. 이를 통해 화병을 가지게 되는 사람들은 대체로 사회성 기술이 낮고, 손상된 낮은 자존감을 보이고 있다고 판단된다.

Robert 등은 MMPI-2를 사용한 연구에서, 화병을 가진 한국인들의 성격 특징이 Hy-O (hysteria-obvious, 스트레스에 대응하여 신체증상을 발달시킴), Hs(신체증상 호소), 및 HEA(건강염려) 등이라 하였다. 그리고 component analysis 결과 추출된 요소는 일반적 건강(general health), 소화기계 증상(gastrointestinal symptoms), 희망 없음(hopelessness) 그리고 분노(anger)라고 하였다.

기독교적 관점에서, 화병은 자기애와 피학적 성격(narcissistic/masochistic personality)과 관련된다고 한다.

이윤희의 연구에 의하면 기질 특성(trait anger)으로서의 분노보다는 상태 특성으로서의 분노(state anger)가 높을수록 화병 정도가 높았다. 5대 성격특성(big five personality traits)과 화병과의 관계를 살펴보면 신경증성(neuroticism), 낮은 외향성(extraversion), 경험개방성(openness to experience)이 생활 스트레스와 상관성이 있음과 동시에 화병과도 관련이 있었다. 즉, 신경증성, 호의성(agreeableness), 경험개방성이 높을수록 화병 정도가 심하였으며, 외향성이 심할수록 화병 정도는 낮았다.

Lee 등은 55명의 화병 환자와 41명의 주요우울증 환자를 대상으로 화병 척도와 Cloninger의 기질성격척도(temperamant and character inventory-revised short, TCI-RS)로 평가하였다. 그 결과, 주요우울증만 가지고 있는 집단에 비해 화병 집단에서 충동성(impulsiveness), 위험회피(harm avoidance / 예기불안, 미래불확실성에 대한 두려움, 의존성), 감상주의(sentimentality), 완벽주의, 자기초월성(self-transcendence / self-forgetfulness, transpersonal identification, spiritual acceptance) 등에서 점수가 높았고, 반면에 자기주도성(self-directedness / 책임감, 목적성, 자기 수용성), 그리고 수용성(acceptance)에서 점수가 낮았다. 그리고 화병증상이 심할 수록 자기초월성과 그 하위요소인 자기 망각(self-forgetfulness), 및 예기불안 등과 정적 상관관계가 있었고, 애착(attachment) 및 온정심(compassion)과는 부적 상관관계가 있었다.

종합하면 화병은 예민성, 충동성, 낮은 자존감(더불어 반동성 자기애), 회피, 신체화 같은 신경증적 특성에 초월성(유사애타주의, 자기희생, 웃어넘김 등)의 특성이 원인적 요소이면서 증상으로도 표현되는 매우 특이한 미분화된 증후군으로 보인다. 또한 초월성은 유사애타주의, 유머 등과 더불어 한의 역동적 배경을 나타낸다고 생각된다.

2. 화병의 유발요인

화병 환자들이 자신의 화병의 원인으로 다양한 경험들을 제시하고 있는데, 그런 경험들은 원인이라기보다 유발인자로 생각된다. 그것들은 환자에게 외상(trauma)을 주고 분노 반응를 야기하는 사건들이다. 대부분의 환자들은 화병의 원인에 대해 단일한 원인이 아니라, 일인당 평균 4.3개의 원인을 말하고 있었다. 또한 이러한 여러 가지의 원인적 사건들을 장기간에 걸쳐 복합적으로 경험하였다고 말한다. 화병의 유발요인 중 가장 많은 부분을 차지하고 있는 것은 "부당한(unfair)" 가정적인 사건들이다. 특히 결혼으로 새롭게 맺게 된 가족관계에서 생기는 갈등, 즉 가정주부들이 시댁과 남편과의 관계에서 반복적으로 겪어 온 "부당한(억울한)" 사건들이다(소아기 성장기 동안의 경험들은 화병의 원인이라기보다 소인이라 생각된다). 진술된 전체 233개 원인사건들을 분류해 보면, ① 배우자(주로 남편)와의 갈등(남편의 외도와 학대, 음주문제, 도박, 부부싸움, 무관심 등), ② 시댁식구들과의 갈등 등(일방적 억압, 요구, 폭력 등)이 가장 많았다. 다음 사회적 사건들로 ③ 사업실패나 돈을 떼이는 것 등, 재산상의 손실, ④ 가난과 고생 등 경제적 요인, ⑤ 자녀들의 속 썩임, ⑥ 억울하고 부당한 재판, 거짓 비난 등이었다. 기타 개인적인 문제로는 자신의 오랜 지병, 마음에 들지 않는 자신의 성격, 수치스러운 과거기억, 그리고 사랑하는 사람들과의 사별 등이 유발요인들이다.

이윤희의 연구에 의하면 화병 집단은 남편의 외도 및 학대, 경제적인 궁핍으로 인해 비교 집단보다 높은 스트레스를 경험하고 있었다. 또한 남

편의 외도 및 학대, 시댁문제, 본인 및 가족의 질병, 자녀문제가 화병에
유의하게 영향을 주었다.

3. 정신적 원인

화병의 원인되는 감정은 분노(anger)이다. 화병 환자들이 진술하는 분
노감정은 화나고 "억울하고(feeling unfair), 분하다"는 것이다. 한도 분노
만큼 중요한 화병의 원인감정이 된다. 이런 용어들은 한국 "문화적"인 표
현이다. 기타 화병과 관련된 원인 감정으로, 미움(hatred, 증오), 속상
함, 스트레스, 무원감(helplessness) 등이 있다. 이들 감정들은 서로 관련
을 맺어 하나의 분노복합(anger complex)으로 원인이면서 증상을 이루고
있다.

4. 사회적 원인

화병의 정신사회적 원인은 주로 외부 환경(가정, 사회)의 부당한 일방
적 폭력이나 억압적 사건이다. 전형적인 화병의 경우, 그 원인되는 문화
는 유교, 가부장, 가족적 집단주의, 남녀차별, 그리고 사회 계급 문화 등
한국의 전통적인 권위적이고 억제적인 문화이다. 그 사회적 억압적 상
황은 대개 폭력, 부당함, 가난, 차별 등으로 나타난다. 현대에 이르러서

도 화병은 여전한 억압, 남녀차별, 빈부격차, 경쟁에서의 좌절과 열등감, 그리고 기타 부당하고 억울하고 화가 나는 경험 등 사회적 현상과 관련하여 발생한다. 즉 가족적 내지 사회적 대인관계 또는 특정 문화권 내에서 부당한 또는 정의롭지 못한 처사에 대한 반응으로서의 분노(reactive anger) 상태가 화병이다. 환자는 사회적으로 약자이어서 또는 평화로운 대인관계를 위험에 빠트리는 것을 피하기 위해 분노 표현을 억제하는데, 이 억제가 또한 화병의 원인이기도 하다.

이러한 사회적 원인을 고려하면, 화병은 민족 고유의 정서라고 하는 한과 관련됨을 추정할 수 있다.

이전에는 한을 눈물과 탄식의 현상으로 보는 수가 많았으나, 이제는 한과 한풀이의 역동성은 그에 의해 창조된 예술이나 사회 발전과 개혁을 이루는 잠재력으로서 높이 평가되기도 한다. 이때 한에 관련된 억울함과 분노는 긍정적이고 적극적인 정서로서 그 힘은 생산적, 창조적으로 사용된다. 따라서 화(분노), 화병, 한 이 세 가지는 불이라는 정신역동적 요인들을 공유한다고 생각된다.

이는 화산(火山)에 비유될 수 있다. 화(화풀이)는 당장 폭발하는 활화산으로 비유되며, 화병은 연기나 용암이 조금씩 흘러나오는 상태의 활화산으로 비유되고, 한은 오래된 휴화산으로 부정적으로는 황폐한 광경을 보일 수도 있지만(우울증처럼), 긍정적으로 호수가 생기고 주변에 식물이 자라는 아름다운 경치를 가진 화산(승화된 한, 창조적 내지 생산적 한)으로 비유될 수 있다. 그리고 화산은 언제든 다시 폭발할 수 있다.

5. 발생과정

▶ 참기(suppression)와 쌓임(누적)

환자들의 설명을 종합하면, 화병은 분노(화) 또는 분노와 관련된 감정 복합, 즉 억울하고 분함, 공격성, 증오, "한" 등의 감정을, 사회적으로 원만한 인간관계를 위험에 빠트리지 않게 하기 위해, 장기간 참아야 되는 과정에서 발생한다. 즉 반복되는 불공평한 사회적 처사 때문에 화가 나는 것, 억울하고 분한 것, 한스러운 것, 속상한 것, 스트레스, 상처받음 등으로 고통을 받지만, 사회적 상황, 즉 조화로운 사회적 관계를 위험에 빠트리지 않기 위해, 또는 자신의 역부족으로, 화를 내지 못하고, 또는 반격하지 못하고, 참아야 했는데 그런 일이 반복되면서 오랜 시간동안 화가 "쌓이고 쌓여서" 울(鬱)해지면서 드디어 (울)화병이 생긴다는 것이다.

예를 들어 주부는 시어머니와 남편과의 갈등을 가정의 평화를 위해, 자식을 위해 참는다고 말한다. 그러나 시간이 지나면서 화나는 일이 반복되고 억눌린 분노는 더욱 강하고 단단하게 쌓이고 결국 화병을 유발하게 된다.

이시형은 "화병이란 우울증 또는 정신신체장애 등이 복합된 양상을 띠고 있으며, 주로 가정적인 문제로 화가 날 충격적인 일을 겪고 갈등과 체념의 기간(한이 나타나는 시기)을 거치면서 화를 억제하고 신체증상으로 투사한 결과"라고 주장하였다.

민성길은 화병의 증상이 충격기-갈등기-체념기-증상기로 단계적으로 나타나기보다는 주관적 분노, 분노의 표현, 억울함, 미움, 이자극성, 체념, 한 등의 감정이 혼합되어 한 환자에서 동시에 나타나는 것으로 생각하였다.

최상진과 이요행은 화병이란 한국의 독특한 문화심리적 감정 체계와 관련되어 있으며 과중한 심적 고통, 억울함과 분함으로 인한 격앙된 감정, 극단적 흥분과 쇠진의 순환을 특징적으로 하면 이에 따른 신체적, 생리적 증상을 동반한다고 하였다. 나아가 가족관계에서 생기는 갈등이 커다란 유발요인이 되지만, 한 가지 요인에 의한다기보다는 다양한 요인들에 의해 장기간에 걸쳐 복합적으로 발생하며 오랜 시간에 걸쳐 분노감정의 흥분과 쇠진이 반복적으로 일어나면서 만성화된다고 주장하였다.

≫ 분노와 한(恨) 그리고 화병

흔히 환자들은 화(분노)가 쌓여 또는 한이 많아 화병이 되었다고 말한다. 한 역시 억울함과 분한 것이 쌓인 것이다. 그러나 한은 보다 정상적인 정서이고 화병은 병적 현상이지만, 화병과 한은 공통적으로 분노와 관련되기 때문에, 한이 쌓이면 화병으로 나타날 수 있고, 화병이 오래되면서 한으로도 표현될 수 있다고 생각된다. 그런 점에서 한의 정서가 화병의 원인, 증상표현, 발병 과정, 도움요청행동, 환자 역할(sick role), 치료방법 등에 관련된다고 본다. 방어기제가 화병과 한 간에 상당히 공통적이기는 하지만 화병의 정신기제가 더 신경증적이다.

❱ 방어기제와 대응전략

사람은 스트레스 또는 상처에 대해 자아를 보호하기 위해 대응전략과 방어기제를 구사한다.[4] Bond의 방어양식(defense style) 척도를 이용한 연구를 통해 화병 환자가 주로 사용하는 방어스타일은 다음과 같다: 억제, 위축−참기(withdrawal-inhibition), 순응, 자기연민, 구강적 섭취(oral consumption), 수동적 과제집중(passive task concentration), 사회적 퇴행, 유사애타주의(pseudoaltruism), 대상의 분리(isolation), 공상, 유머, 회피, 신체화, 외부화, 도움추구불평(help-seeking complaining) 등 비교적 건강한 방어기제와 신경증적 방어기제를 다 같이 사용한다고 생각된다.

한편 대응전략에 있어, 화병과 정적 상관관계가 있는 대응전략은, 자극 회피(자극 감소, 공상, 걱정반복, 긴장감소) 및 충동성 행동화(무모한 쇼핑, 물건파손, 투사, 분노 표현)이며, 반대로 부적 상관관계가 있는 대응 전략들은 건강한 요인들(직면, 재정의, 과거경험이용, 합리적 지적 접근, 분리)이었다.

❱ 종합적 발병 과정

화병 환자들의 설명을 화병의 발생과정(pathogenesis)으로 이론화 해 본다면, 만성적인 분노에 대한 만성적인 "억제" 때문에 또는 기타 관련된

---

4) 분노 반응에 대해 건강한 대응전략이나 방어기제를 사용하면 균형을 유지할 수도 있지만, 분노경험이 반복되면서 누적되고 커지면 그에 대한 대응이나 방어가 실패하여 급성 분노 폭발이 나타날 수 있다. 또는 신경증적 방어기제를 동원할 경우 화병이 생길 수도 있다. 만일 다른 방어기제가 선택된다면 우울장애, 불안장애, 신체화장애, 해리장애, 심지어 피해의식 같은 정신병적 장애까지 나타날 수 있으며, 심한 경우 폭력과 죽음에 이를 수도 있다.

방어기제에 의해 화병이 생긴다는 것이다.

환자들의 설명과 위에서 설명한 여러 원인적 연구들을 종합하면 화병의 발병 과정을 다음과 같이 공식화(dynamic formulation)할 수 있다. 즉 화병 환자는 평소 자신을 억제하면서 주어진 환경에 순응하며 위축되어 지낸다. 누적되는 사회적-가족적-대인관계적 억압에 분노와 억울함을 느끼지만, 문제에 직면하기보다 분리, 퇴행(고립)하고, 회피함으로 대응하고 지낸다. 결과적으로 체념과 자기연민과 공상에 빠지고, 수동적으로 맡은 일에 몰두하고, 어쩔 수 없어 희생하면서도 환경탓 남탓하며, 불평하게 되고, 웃어넘기려고 하고, 먹는 것에서 위로를 받게 된다.

그러나 트라우마(스트레스)가 반복됨으로 인해 억울하고 분함이 쌓이게 되면 화병이 발생하게 된다. 즉 "쌓임(accumulation, 누적)"의 과정이 화병 발생의 특징이다. 누적의 개념은 서구 정신역동 이론에서는 보기 어려운 개념이다. 이 역시 한국문화적 특징에 해당된다.

그러나 누적됨으로 인해 억제가 한계에 달하면 부분적으로 분노감정을 표현(release)하기 시작한다. 이때 간헐적으로 화를 내거나 짜증을 부리거나 욕설을 내뱉거나 증오를 표현하거나 폭력적이 되기도 한다.

한편 지속되는 분노의 억제는 우울증과 불안상태를 야기한다. 이는 화병의 동반장애(co-morbidity)를 설명한다.

또한 분노는 신체화를 통해 표현되는데, 이는 화병의 여러 신체증상을 설명한다. 예를 들면 가슴속 응어리, 불덩어리, 치밀어 오른다, 답답하다 등등은 화기의 억제(울화)와 막힘을 상징한다. "억울함"은 "속을 상(傷)하게"하는데, 마음도 고통스럽게 하지만 내장이나 기타 자율신경계에

장애도 야기한다(이는 화병의 동반장애로서 신체화장애를 설명한다).

한편 이런 화냄과 증오 같은 폭력적 감정에 대한 죄의식이 생겨나 이를 완벽성, 이타주의, 자기희생(자기초월성), 자기애, 웃어넘김(유머) 등으로 방어하려 한다. 화병 환자들이 흔히 보이는 종교성, 우울증 그리고 신체적 고통은 죄의식 때문일 수 있다.

이러한 방어기제와 대응전략은 앞서 말한 화병 환자의 기질(충동성, 자기주도성과 자기 수용성의 결핍, 위험회피, 감상주의, 완벽주의, 자기초월 등)에 대한 연구결과와 대체로 일치한다.

이상과 같은 정신기제와 증상, 병식, 사회 활동 수준 등을 종합할 때, 화병 환자의 인격발달상 잠재기와 사춘기 사이 정도로 생각되며, 자아기능이 정상 성인보다는 미숙하지만 정신병적 상태나 "노이로제" 환자보다는 성숙하다고 생각된다.

Ⅳ 화병의 증상

화병은 분노가 그대로 느껴지고 있는 상태(환자들의 표현대로라면 화가 난 상태)에서 부분적으로는 억제되고, 부분적으로 그대로 표현되거나 신체화 증상이나 행동으로 표현되고 있는 상태이다. 화병은 분노로 인해 완전히 우울증이나 불안장애 또는 정신병적 장애로 분화(differentiate), 발달(develop)되지 않은 미분화 상태인 것으로 판단된다. 화병의 증상들은

① "분노복합(anger complex)"의 증상들과 ② "화복합(火複合, hwa com-plex)"의 증상들로 구분된다.

분노복합: 여기에 속한 증상은 주관적 분노, 억울하고 분함, 분노표출(충동성), 증오심, 한 등 정신증상들이다. 분노표출은 폭력으로 나타날 수도 있으나, 대개 부분적으로 억제되어 짜증, 이자극성(irritability), 안절부절함(restlessness), 격정(agitation), 증오표시, 욕설, 비판/흉보기, 소극적인 저주의 말 등으로 나타날 수도 있다. 분노를 억제한 결과 나타나는 우울증, 불안상태(동반장애로)가 동반되는 수가 많다. 화병 환자의 우울증의 특징은 한스러움, 허무감, 비관, 잡념, 죄의식 등이다. 불안상태는 흔히 '잘 놀랜다'라는 증상으로 표현된다. 이 때문에 화병, 특히 화병은 흔히 공황장애로 진단된다. "정신이 하나 없다"는 표현은 해리현상같아 보인다. 분노와는 모순되어 보이는 웃어넘김(유머)은 한에 대한 하나의 회피적 방어기제 때문으로 보인다.

화복합: 이는 화병 증상들 중 "열과 불"의 신체–물리적 속성의 표현과 그 억제를 상징적으로 나타내는 것들이다(장작불을 가마니로 덮은 상황으로 비유된다). 이 증상군에는 열감, 얼굴이나 상체가 벌개짐, 입마름, 치밀어 오름, 심계항진, 땀흘림, 어지러움 등 신체증상 내지 자율신경계 증상들이 있다. 또한 분노를 억제한 상태를 상징적으로 나타내는 신체화 증상들로는 가슴 답답함, 목 가슴의 덩어리 뭉침, 머리가 터질 것 같은 느낌 등이다.

행동증상으로 짜증, 욕설, 집어던지기, 때리기 같은 폭력적 언동은 화의 직접적 행동표현이다. 또한 억제상태를 해소하려는 마음을 상징하는 행동으로 한숨, 하소연, 또는 답답함을 해소하려고 창문을 열어 놓음, 억제 상태에서 탈출하려는 뛰쳐나가고 싶음 등이 있다.

≫ 화병 증상들의 상징성

화병의 증상 표현도 한국 문화와 관련 있어 보인다. 즉 화병 증상은 환자들이 물리적 현상인 불을 분노와 동일시(identification)한 결과 나타나는 것으로 보인다. 분노를 불과 동일시 한 것은 비단 한국만이 아닐 것이다. 그러나 한국에서만큼 넓고 다양하게 이와 관련된 말들이 만들어져 사용되고 있는 곳이 없지 않나 생각된다. 예를 들어 분노와 관련된 말 중에 특히 화가 난다, 열난다, 열불난다, 등등 "난다"라고 표현하는 것이 흥미 있다. 그리고 속 끓는다, 속 탄다, 라는 말을 사용한다(굽는다, 찐다, 익힌다 라는 말은 사용하지 않는다). 또한 부사로서도 불과 같은, 화끈하게, 버럭 등등 대단히 많다. 그리고 화를 참는다는 의미에서 꾹 "누른다" 는 표현을 쓰며, 화나 열불이 "쌓이고 쌓여", "불덩어리"가 된다고 한다(한은 쌓이고 쌓여 응어리가 된다고 한다). 이 열불의 덩어리는 열과 불의 속성상 속에서 위로 치민다. 그 결과 얼굴과 윗가슴이 벌겋게 달아오르고 머리 끝까지 뻗친다. 그 열기를 누르니 즉, 화를 참으면 답답해지고, 꽉 막힌 것 같고, 그래서 그 압력을 줄이기 위해 크게 숨을 내쉬니까 한숨이 되어 나오게 된다. 그리고 이 열불이 속(內臟, 심장, 위장, 간장 등)을 상(傷, damage)하게 한다.

왜 한국인에게는 불에 대한 용어가 이렇게 다양하게 발달해 있으며, 분노를 불에 비유하여 말하고 있을까? 분노의 억제(suppression)와 표현 (release)을 병듦(病, illness)까지 설명하고 있다. 이 모두 문화적인 것이 다. 한국인들은 억울하고 한스럽고 분한 불 같은 감정에 사로잡혀 살아왔 다. 김열규는 "한국인은 '불덩어리'"라 하였다. 열과 불, 그리고 화(분노) 가 문화적으로 연결되어 병듦의 설명까지 이어지는 것이 한국 문화적이 라면, 그 이외의 분야에서도 그런 경향성이 발견되어야 할 것이다. 그래 서 저자는 한국인들이 붉은 색을 선호한다든가, 붉고 뜨겁고 매운 음식을 좋아한다든가, "붉은 악마"라는 구호를 만들어 내는 것은 그런 문화적 특 징과 관련된다고 본다.

≫ 동반장애

화병에는 화병 특유증상(hwa-byung specific symptom) 이외에 일반적인 신경증적인 장애들도 흔히 동반된다. Min 등은 화병의 동반장애로 주요 우울장애, 범불안장애, 그리고 신체화장애가 가장 많았다고 하였다. 우 울증은 분노를 자신에게로 돌린 결과 또는 분노에 대한 죄의식 때문으로 보인다. 화병 환자들이 흔히 울음을 보이지만, 이는 "폭발적인" 하소연 과 더불어 우는 수가 많으며, 우울증 때문이라기보다 분노와 억울함 때문 임을 짐작할 수 있다. 불안장애는 분노의 참음을 유지하는 데 따르는 긴 장감(잘 놀란다)과 관련된다고 생각된다. 잡념, 생각이 많음(rumination), 내지 강박적 성향도 분노 표현을 방어하고자 한 결과로 보인다. 신체화 증상은 분노와 그 억제를 신체화한 결과이다. 해리현상(멍함, "정신이 나간 것 같다"는 호소 등)은 분노를 의식하지 않기 위한 방어 현상으로 보인다. 또한 억제된 분노의 외부화-투사 기전이 강하게 작동하면 피해의식이 나타날 수 있다. 가정주부의 화병이 악화하면 남편에 대한 의심증으로 이어질 수 있다.

화병은 시간의 경과에 따라 어떤 방어기제를 선택하는가에 따라 우울증이나 공황장애 또는 정신병적 장애(의심증)로 분화, 발달할 수 있다. 피해의식이 피해망상으로 발달할 수 있는 것이다. 또는 환경이 개선됨에 따라 화병이 악화되지 않고 서서히 완화되거나. 회복하거나, 가벼운 한으로 바뀔 수 있다. 거꾸로 우울증이나 공황장애 또는 신체화장애로 시작하였다가 시간 경과에 따라 화병이나 한으로 분화할 수도 있다.

실제 환자들은 증상의 표현에 있어서는 대개 신체증상을 주로 호소한다. 이 역시 한국인의 신체화 경향성을 보여주고 있다. 불안, 우울 등 정신증상을 잘 인식하지 못하고 있어 질문하여야만 비로소 이런 감정을 알아채고 진술한다. 이들 신경증적 증상이 뚜렷하면 화병과 감별하거나 공존장애로 보아야 한다.

≫ 이차적 이득

화병은 다른 모든 병에서도 그러하듯이 환자 자신의 분노와 억울함과 고통을 주위에 알리는 환자 역할 내지 이차적 이득현상도 나타내 보이고 있다. 화병에 걸렸다고 알려지면, 각각 가족이나 주변 사람들, 특히 남편과 시댁 식구들은 자신들과 환자와의 관계에서 무엇이 문제인지 눈치채게 된다. 그리하여 주변 사람들은 환자를 돕고자 한다. 즉 화병을 앓는다고 알려지면 환자가 얻게 되는 이득도 있다. 이는 병의 회복을 지연시킬 수도 있다. 이 또한 화병과 관련된 한국문화적인 것이다.

▶ 급성 화병

화병은 대개 만성적인 장애이다. 그러나 최근 "급성 화병"이라고 생각되는 환자도 발견된다. 오래 참다가 쌓여 병이 된 것이 아니라, 당장 너무 화가 나서 못 참겠다는 것이다. 이들은 나이가 젊고, 남녀 간 빈도차이도 없어 보인다. 증상면에서도 한과 열감 같은 문화관련 신체증상이 적고, 반면 분노를 억제하기보다, 분노/공격성과 폭력과 증오의 표현이 보다 강하고 즉각적이다. 이 역시 현대 한국사회의 문화를 반영하는 것 같다. 그들은 흔히 홧김에 술 마시고(홧술), 홧김에 폭력을 휘두르고, 홧김에 불 지르고, 홧김에 이혼하고, 홧김에 자살하기도 한다. 급성 화병의 고비를 넘기고도 분노의 원인이 해소되지 않으면 점차 만성 화병으로 이어질 가능성이 있다(이런 급성 분노상태는 서구에서는 "분노장애"라고 부르기도 하지만, 이는 정식 정신장애 명칭이 아니다. 그들은 그런 증상들 중 분노보다, 폭력적 행동증상 부분만을 부각시켜 간헐적 폭발장애(intermittent explosive disorder)라 부른다).

Ⅴ 진단

화병연구의 문제점 중 하나는 진단적인 측면이다. 화병에서만 볼 수 있는 독특한 증상들이 있는가? 아니면 분노의 억제 또는 억압에 의한 결과로 나타나는 모든 정신적 또는 신체적 증상들을 하나의 증후군(syndrome)으로 화병이라고 불러야 할 것인가?

이에 관련된 논의는 대체로 다음과 같다. 첫째, 화병은 우리나라 고유의 사회 문화적 특징을 반영하는 하나의 문화관련 증후군인가? 둘째, 화병은 기존의 진단체계 내에 있는 어떤 정신장애의 한국적 표현 양식인가? 셋째, 심인성 장애에 대한 한국인의 일반적인 질병 개념을 나타내는 용어인가? 넷째, 화병은 하나의 독립된 질병이 될 수 있는 것인가?

현재까지 보고된 몇몇의 연구들은 대부분 환자 스스로 화병이라 명명한 환자들을 대상으로 하였다. 따라서 연구마다 다양한 결과를 보일 수 있다. 즉 화병을 가졌다고 말하는 환자들은 DSM-Ⅲ 및 DSM-Ⅲ-R 체계에서 우울증, 불안장애, 신체화장애, 또는 이들의 병존장애 등으로 진단되었다.

≫ 화병 자체의 진단 기준

화병이 그 자체로 하나의 병명이 될 수 있는가에 대해서는 여러 논의가 있어왔다. 체계적인 논의 및 연구를 하기 위해서는 우선 화병에 대한 개념을 보다 명확하게 조작적으로 정의하고 특징적인 증상을 확인하여 진단 기준과 증상척도를 만들 필요가 있다.

지금까지 진단과 진단 기준에 대한 연구로서 권정혜 등이 먼저 화병 진단 기준을 만들고 그에 따라 진단을 위한 척도를 만들었다.

민성길 등은 여러 증상척도들을 사용하여 다른 신경증적 장애들과 다른 화병 고유의 증상들을 구분해 내어 진단 기준과 진단 척도를 만들었다. 이 화병 진단 기준은 권정혜 등의 기준과 거의 같으나, 권정혜 등의 기준과 달리 "증오"와 화병 특유의 "행동증상들"을 포함하고 있다.

민성길 등은 신경증적 장애, 화병 및 분노와 관련을 보이는 증상들의 목록을 만들고 이들과 SCID-I을 사용하여 화병을 자가 진단한 환자들과 주요우울증 환자들 사이의 증상의 공통점과 차이점을 조사하여, 화병의 진단 기준과 진단척도를 만들었다. 그 결과 화병증상 중 답답함, 한, 증오심 등은 우울증상과도 상관성을 보인 반면, 밖으로 나감, 목과 가슴의 덩어리, 가슴두근댐, 두통 및 통증, 잘 놀람, 잡념, 하소연 등의 증상은 우울증상 또는 STAXI로 측정한 상태분노 모두와 상관성을 보이지 않아 화병에 고유한 문화관련 증상으로 판단되었다. 그 결과 DSM-IV 진단체계에 맞추어 다음과 같은 화병 특유 증상군과 화병관련 증상군으로 구성된 연구용 화병 진단 기준(research criteria of hwabyung)과 화병 척도(부록)를 제안하였다.

연구진단 기준 **화병**

A. 개인은 반복적으로 분노를 유발하는(예를 들어, 화날 일, 억울하고 분한 일, 충격받은 일, 스트레스 등) 상황(예를 들어, 시댁관계, 남편관계, 자식관계, 친정가족관계, 기타인간관계, 금전문제, 사회적 문제 기타)에 노출되나, 참을 수밖에 없다

B. 다음 화병 특유 증상 중 3개 이상이 있다

1. 주관적 화 또는 분노(subject anger)

2. 억울하고 분함(feeling of unfairness)

3. 분노의 외적 행동표현(expressed anger)

4. 열감(화끈화끈한다, 몸이 덥다, 더운 것을 못 참음 등)(heat sensation)

5. 증오심(미움, hostility, hatred)

6. 한(haan)

C. 다음 중 화병 관련 증상 중 4개 이상이 있다

1. 속에서 치밀어 오름(pushing-up in the chest)

2. 가슴 속 덩어리(명치, 배속, 목 등에 덩어리 또는 응어리)(epigastric mass)

3. 답답함(숨막힘)(respiratory stuffiness)

4. 가슴 뜀(palpitation)

5. 구갈(dry mouth)

6. 한숨(sigh)

7. 잡념(many thoughts)

8. 하소연 많음(talkativeness, much pleading)

D. 분노와 그 관련증상들이 사회적 직업적, 기타 중요한 기능영역에 임상적으로 유의한 고통과 장애를 야기한다

E. 장애는 직접적으로 다른 정신장애 때문이 아니다

❱❱ 화병과 DSM-IV 진단

권정혜 등은 화병이 DSM-IV 진단체계에서는 어떻게 진단되는지와 화병의 공존병리에는 어떤 것이 있는가를 연구하였다. 199명의 신경증 환자 중 91명(45.7%)이 화병으로 진단되었으며 그들이 받은 다른 DSM-IV 1축 진단은 주요우울증이 41명, 범불안장애 22명, 공황장애 6명, 미분화신체형장애 10명이었다. 그러나 18명(9.05%)은 DSM-IV 진단 없이 화병으로만 진단 내려졌다.

손상준 및 민성길은 221명의 신경증적 장애를 가진 환자를 대상으로, 손상준이 고안한 화병 진단적 면담 항목표를 가지고 221명의 신경증 환자를 대상으로 한 연구에서 74명(33.5%)이 화병군에 해당되었으며 이들 중 35명(47.3%)이 주요우울삽화로, 14명(19.2%)이 기분부전장애로, 13명(17.4%)이 미분화신체형장애 화병과 함께 진단되었다. 화병군 74명 중 11명(14.9%)은 다른 DSM-IV 진단없이 화병 단독으로만 진단 내려졌다.

Min 등은 연구용 화병 진단 기준에 따른 화병척도를 사용하여 DSM-IV 상의 우울장애, 불안장애, 신체형장애, 적응장애 및 스스로 화병이라고 이야기하는 환자들 280명을 대상으로 연구한 바, 280명 중 183명이 화병으로 진단되었으며 이들 중 47명은 다른 DSM-IV상의 공존진단 없이 화병에만 해당되었다. 나머지 화병 환자들은 다양한 DSM-IV 진단들을 함께 가지고 있었는데 주요우울장애, 범불안장애가 가장 많았다.

종합하면, 신경증적 장애를 가진 외래 환자들의 약 40%가 화병으로 진단되었으나, 대부분 공존장애(comorbid disorders)가 있었다. 화병군에서 비화병군에 비해 기분부전장애, 미분화형신체형 등이 유의하게 높았다. 그러나 화병 환자의 약 10%는 다른 진단이 없는 화병 단독의 진단을 가지는 환자들이었다. 이런 결과는 화병이 우울, 불안, 신체화장애의 일부 특성을 공유하기는 하지만 기존 신경증적 질환으로부터 독립적으로 존재할 수 있다는 가능성을 시사한다.

≫ 감별진단

앞서 말한 대로 화병을 가진 환자들은 흔히 우울증, 불안장애, 신체화장애 등으로 진단되며, 화병과 흔히 동반되기 때문에 잘 감별하여야 한다.

≫ 우울증

화병은 무엇보다도 우울증과 감별하여야 한다. 화병과 우울증 간에 공통점이 많지만, 화병은 우울증과 달리 화병 특유의 증상호소가 있고, 고통 중에 일상 생활을 유지하는 수가 많고, 회복력이 높으며, 자살사고나 자살시도를 하는 경우는 드물다. 즉 화병 환자는 "살고자하는 의욕"이 상당부분 남아 있다. 또한 화병 환자는 스스로 화병, 분노와 억울함 등을 적극적으로 진술하는 경우가 많은 반면, 슬프거나 우울하다고 진술하는 경우는 드물다. 흔히 울음을 보이더라도 이는 우울증 때문이라기보다 "분하고 억울함"의 표현임을 짐작할 수 있다. 또한 화병의 발생은 대략 10년에 걸쳐서 서서히 나타나는 만성적 장애이며 우울증이 보이는 주기성이 관찰되지 않는다. 만약 환자가 최근에 화병이 생겼다고 한다면 전형적인 만성적 화병이라기보다 급성 화병이라고 해야 할 것이다.

따라서 Cho와 Yoem이 화병증상이라고 기술하고 있는 증상들 중 피곤, 에너지 저하, 죄책감, 무가치함, 무력감, 공허감, 희망이 없음, 지속적인 슬픔, 비관, 불면, 아침에 일찍 잠에서 깸, 과도한 수면, 의욕저하, 과식 또는 식욕저하 및 신체화장애 증상들(두통, 복통, 소화불량) 등은 화병 고유의 증상이 아니라 화병에 동반되는 우울증 증상들로 보았다.

▶ 공황장애

흔히 환자들은 심계항진, 치밀어 오름, 불안, 열감 등을 공황발작으로 오인한다. 증상만을 보면 의사들도 가벼운 공황발작으로 진단할 수 있다. 그러나 전형적인 화병 환자에게서 불안과 공황의 느낌은 뚜렷하지 않다.

▶ 신체화장애

화병의 화복합의 증상들은 신체화장애와 감별해야 한다. 신체화장애는 자율신경계가 작동하는 신체 전반에 걸쳐 증상들이 나타나고 상징성이 덜 뚜렷하다. 화병 증상은 불과 열 그리고 분노의 상징성이 뚜렷하다.

▶ PTSD

이는 트라우마가 되는 불가항력적인 하나의 사건(전쟁, 천재지변, 대형사고 등)에 의한 장애로서 급성이며, 증상은 분노도 부분적으로 있지만, 주로 반복적 회상이나 악몽에 시달리는 등 외상경험의 재경험, 외상을 상기시키는 것들을 지속적으로 회피하려 함, 상기에 대한 반응을 마비시키려 함(emotional numbing), 지속적인 과민상태(hyperarousal) 등을 보인다. PTSD는 원인과 증상과 경과 면에서 화병과 차이가 있다. 화병은 장기간 트라우마 내지 스트레스를 야기하는 사건이 장기간 반복되면서 분노가 누적된 결과로 오는 장애이다. 굳이 PTSD 식으로 생각한다면, 화병은 post chronic repeated minor traumatic stress disorder라 할 수 있다.

》 간헐적 폭발장애

DSM-5의 제1축 진단에 간헐적 폭발장애(intermittent explosive disorder)라는 장애가 포함되어 있다. 이 장애는 급성이며, 젊은 남자에 많다고 한다. 이 장애의 정의를 보면 난폭한 행동, 물건을 던지거나 공격을 하는 행동증상이 폭발적으로 나타날 경우로 정의하고 있다. 그래서인지 이 장애는 DSM 체계 중 충동조절장애(impulse control disorders)의 범주에 들어 있다. 이 범주에는 서로 이질적인 방화광, 발모광, 병적 도박 등이 같이 포함되어 있다. 그런데 이 간헐적 폭발장애의 진단 기준에 분노라는 주관적 감정에 대한 것은 없고, 객관적 폭력 행동만을 포함하고 있다는 점에서 주관적 분노가 포함된 만성적이고 중년 이후 여성에 많은 화병과는 다르다.

》 PTED

PTED (posttraumatic enbitterment disorder)는 독일의 Linden이 제안한 적응장애의 한 형태이다. 이는 PTSD 개념에 의거하여, 해고, 이혼, 친척의 죽음 같은 일회적인 그러나 예외적인 "정상범위의 부정적 생활 사건(normal negative life event)"에 의해 생겨난 embitterment가 특징이라고 한다. Embitterment는 사전적으로는 씁쓸함, 기분 나쁨, 비참함, 분격 등을 의미한다. 이를 한국 정신과 의사들은 "울분(鬱憤)"으로 번역하고 있다 (울분은 문자적으로는 분이 쌓인 것이라는 의미이다). 즉 트라우마에 대해 환자는 부당함(unjust), 모욕감(insult, humiliation)으로 지각하고, 감정 반응으로 embitterment, 분노(rage), 무원감(helplessness) 등을 느낀다. 사건을 회상하게 되면 감정적 흥분(arousal)이 나타난다. PTED의 증상은 화병과 유사하지만, 화병의 화복합과 같은 격렬한 신체증상은 드물고, 분노 표현도 약하며 embitterment가 핵심이다. 또한 PTED는 일회적인 트라우마라는 점에서 만성적이고 누적된 분노경험에 의한 화병과 다르다.

Joe 등은 290명의 한국인들을 대상으로 연구한 바, 1.7%가 PTED로, 2.1%가 화병으로 진단되었으며, 두 진단을 모두 가진 사람은 없었다고 하였다. 분노는 화병과 관련되었으나, PTED 환자군과 비PTED 환자군 간에 차이가 없었다. 우울증은 PTED군에서 아닌 환자군보다 많았으나. 화병 환자군은 비화병 환자군과 차이가 없었다. 즉 PTED는 분노와 우울증 면에서 화병과 확연히 다르다고 하였다.

Ⅵ 경과 및 예후

화병은 평균 10여년의 만성적인 발병 과정을 거친다. 화병은 화가 날 충격적인 일을 겪은 후 갈등과 체념의 단계를 거치면서 화를 억제하고 신체적으로 투사한 결과 증상이 나타나고 한으로 귀결된다는 단계적인 경과를 보인다는 주장이 있다. 그러나 저자는 화병은 단일한 요인에 의한다기보다는, 다양하지만 "화나게 하고 억울하게 만든다는" 점에서 공통적인 사건들에 의해 장기간에 걸쳐 신체증상과 한을 포함한 정신증상들이 처음부터 복합되어 발생한다고 생각한다. 즉 화병은 분노경험과 더불어 주관적 분노, 분노의 표현, 억울함, 미움, 이자극성, 신체화, 체념, 한 등의 감정이 부분적으로 혼합되거나 동시적으로 나타나며, 장기간에 걸쳐 어느 한편이 심해졌다 가벼워졌다 하는 것으로 생각된다.

만성적 경과 동안 화병 환자는 여러 가지 치료수단을 전전한다. 한 통계에 의하면 화병을 가진 사람들이 도움을 청하는 곳은, 일반의사 71.4%, 한방의사 66.1%, 약국 55.3%, 정신과 의사 21.4%. 교회 또는 기도원 12.5%, 굿 7.1% 였다. 이 역시 화병의 문화적 특성을 잘 반영하고 있다.

치료는 잘 되기도 하고 잘 안되기도 하는데, 주위에 돕는 지지망이 있으면 보다 잘 회복한다. 즉 예후는 나쁘지 않아 만성 경과를 밟았더라도 치료하면 회복할 수 있다.

그러나 대개 화병 환자는 참는 성격이라 그대로 혼자 참다가 화병이 악화되고 만성적이 되는 수가 많다. 주부의 경우, 남편과의 관계와는 상관없이 혼자 치료받으면서 견뎌 나가기도 하고 화해하면서 관계가 더 좋아지기도 하고 또는 이혼으로 마무리되면서 호전하기도 하고 또는 한없이 지속되기도 한다.

화병이 악화되면 우울증, 공황장애, 피해의식 등이 병발하는 수가 많다. 심해지면 이자극성이 심해지고(쉽게 흥분하고, 화나 짜증이 많아짐), 난폭해지고, 망상이 생기며, 심지어 우울증이 악화되면 자살행동도 하게 된다.

화병으로 얼마나 자살하는지에 대해서는 연구가 없다. 아마도 우울증에서보다는 자살률이 낮다고 보는데, 그것은 임상경험상 화병 환자들이 "이때까지 참고 살았는데 이제 와서 왜 내가 죽느냐", "나는 억울한데, 죽으면 더 억울한 것 아닌가", "나는 살고 싶다" 같은 하소연을 하는 것을 흔히 보기 때문이다.

그러나 "화병으로 죽는다"는 말이 있듯이 분노나 적개심 등 부정적인 감정은 단순히 정신적으로만 영향을 미치는 것이 아니라 신체적으로도 영향을 미친다. 즉 만성 분노는 스트레스호르몬을 분비케 하여 면역기능을 떨어뜨리며, 수명을 단축시키는 심장병, 고혈압, 고지혈증, 당뇨병, 위장병, 성인병(또는 생활습관병) 등을 병발할 가능성이 높다. 이유진 등은 화병 환자들에서 분노가 많을수록 심혈관계장애가 심해진다고 하였다.

Ⅶ 화병의 치료

1. 일반적 원칙

화병 치료의 일차적 목적은 당연히 분노의 감소이다.

화병 치료의 방법은 일반 신경증적 장애(불안장애, 우울증 등)에 대한 치료와 같다고 본다. 그 이유는 화병이 원인이나 증상 면에서 일반적인 "노이로제"의 특징들을 모두 가지고 있기 때문이다. 즉 화병은 심인성 신경증적 장애들 중 하나로 생각된다.

화병 치료의 원칙은 다른 정신장애에서와 같이 통합적이고 전인적인 접근이어야 한다. 화병의 치료는 정신치료적 방식과 생물학적 치료를 포괄하되, 그러면서도 환자에 따라 강조점이 다른 절충적(eclectic) 방식으로 이루어지는 수가 많다.

비약물치료에는 정신치료, 부부치료, 가족치료, 집단치료 등이 포함된다. 기타 분노에 대한 인지행동치료, 이완요법(relaxation technique), 사회기술 개발(social skill development) 등도 포함될 수 있다. 또한 구조화된 집단 프로그램도 있다. 신체증상에 대해서는 대증요법도 필요하다.

Choi와 Yeom은 한국인 이민자들의 화병 치료를 위해 다음과 같은 원칙을 제시하였다. 통합적이고 전인적(holistic)인 접근이 화병의 치료에 필수적이다. 화병의 핵심 요소가 오랫동안 억제되어 왔던 분노이므로 이에 대한 치료는 약물치료와 비약물치료를 병합하여 체계적으로 건설적으로 이루어져야 한다. 즉 약물치료와 함께 비약물적인 중재(intervention)도 반

드시 필요하며, 정신치료, 인지행동치료, 이완요법, 사회기술 개발 모두
포함된다.

2. 정신치료

화병의 정신치료에는 정신분석적 치료와 지지 치료가 모두 가능하다.

민성길은 임상 경험을 바탕으로 저서 『화병연구』에서 보다 구체적으로
다음과 같은 정신치료적 접근을 제안하였다.

첫째, 화병의 정신치료로는 기본적으로 지지적 정신치료가 적절하다.
무의식을 통찰하도록 하는 것은 환자를 더욱 불안정하게 만들 가능성이
있다. 따라서 남아있는 자아를 지지하고 강화하는 것이 바람직하다. 그
원칙적 기법은 공감과, 인정해줌, 받아들임이다. 공감과 내담자 중심의
접근(client centered approach)이 중요한 요소이며 환자가 자유스럽게 자신
의 이야기를 할 수 있도록 충분한 시간을 주어야 한다. 구체적으로는 우
선 환자의 하소연을 제지하지 않고 끝까지 경청한다. 특히 병력 조사 단
계에서 병이 생긴 개인적이고 내밀한 오래된 "사연"에 대해 주의 깊게 들
어주고 공감해 주는 것이 일차적으로 중요하다. 환자는 의사가 주의 깊게
들어주는 것만으로 고통이 경감된다고 말한다. 핵심은 치료자가 환자 편
이라는 것을 느끼게 하는 것이다. 이는 특별히 전문적인 치료기법이 아니
다. 타인을 돕고자 하는 사람들이 마땅히 가져야 할 기본적 태도이다.

둘째, 충분히 이야기를 듣고 공감 표시를 반복해 가면 의사-환자 사이

에 좋은 rapport가 형성되는데, 이는 여러 조언이나 지시에 환자가 잘 따르도록 만들며, 약물치료의 효과에서도 긍정적 플라시보 효과를 나타내 준다.

셋째, 처음에 환자는 분노의 감정을 흔히 잘 드러내지 않으며 신체화 증상을 주로 이야기 한다. 그 이야기로만 끝나면 환자는 내심 실망하고 치료가 잘 진행되지 않는다. 그러나 의사가 환자의 속마음에 대해 적당한 시기에 질문하면 환자는 기다렸다는 듯이 화, 분노, 억울함, 분함, 한 등을 쏟아내기 시작한다.

넷째, 충분히 듣고, "사연들"에 대한 상호 이해가 일치한 다음, 치료자는 환자의 심정을 이해하고 위로와 인정을 해준다. 의사는 환자가 지금까지 참고 살아온 것에 대한 그 보이지 않는 긍정적인 효과(보람)를 발견하여 이를 환자에게 지적해주고 인정해 주어야 한다. 예를 들면 "참았기 때문에 자식들이 다 잘 크지 않았느냐", "그렇게 고생했기 때문에 지금 모두가 다 당신을 다 인정해주고 있지 않는가?" 등이다.

다섯째, 충분히 듣고, "사연들"에 대한 상호 이해가 일치하고, 인정과 위로를 해 준 다음, 분노에 대처하는 대안을 찾도록 돕는다. 성급한 복수나 화풀이는 상대방에게 또 다른 상처를 만들고 화병과 한으로 이어질 수 있다는 것을 이해시키도록 한다. 분노와 공격성은 정신역동적 힘이기 때문에, 자타에 상처를 줄 수도 있지만, 얼마든지 창조적으로 사용할 수도 있다. 의사는 가능한 분노를 적절히 표현하는 방법, 즉 분노와 공격성을 문제를 일으키지 않는 방법으로 표현하는 것, 나아가 보다 창조적으로, 생산적으로 표현하는 방법을 발견하게 하고, 그 실행을 적극 지지하는 것이다. 의사가 구체적 방법을 제시하기보다, 환자 스스로 찾는 것을 의사가 도와주는 것이 바람직하다.

여섯째, 할 수만 있다면 가능한 한 마음의 못다한 소원 또는 한을 현실 속에서 풀도록 도와주도록 한다. 이런 것이 현실적으로 불가능하다면 화가 풀어지도록 달리 도와주어야 한다. 예를 들면, 가족들이 선물을 하도록 충고한다든지, 환자 몰래 남편이나 시댁 어른들이 가정주부의 공로를 인정해 주도록 요청한다든지, 평소 하고 싶었던 여행이나 예술적 취미생활을 하게 해 준다든지 하는 것이다.

일곱째, 충분히 듣고, "사연들"에 대한 상호 이해가 일치하고, 인정과 위로를 해 준 다음, 정신치료의 하나의 기법으로 환자의 문제를 "해석(interpretation)"해 줄 수 있다. 즉 사건들의 연결고리들을 지적해 주고, 다음 분노의 이유를 밝히고, 자신의 인격적 문제를 이해하고, 나아가 "무의식"의 동기를 통찰하게 해 줄 수도 있다. 그러나 교육수준이 낮거나 인격 발달 수준이 미숙한 경우 이 무의식의 "분석"은 역효과를 나타낼 가능성이 있다. 또한 환자들 중 피해의식에 사로잡혀 있는 경우에는 의사가 환자의 잘못이나 문제점을 지적하면 또 다시 분노하기 쉽다.

마지막으로, 장기적 역동치료로서 환자의 인격이 성숙될 수 있도록 한다면 가장 좋다. 예를 들어 최종적으로 자신의 문제점을 통찰하는 것이다. 그러면 외상을 준 상대방에 대해 용서할 수 있다. 용서와 화해는 폭력의 피해 문제에 대한 최종적인 해결방식이다. 피해자인 화병 환자가 가해자를 용서하고 화해할 수 있다면, 환자는 보람을 느끼고 건강해질 뿐 아니라, 인격이 한 단계 더 성숙한다.

3. 인지행동치료

분노 조절(anger management) 또는 스트레스 조절(stress management)은 분노/스트레스를 참거나 표현하는 데 있어 상황에 맞도록 감소시키거나 조절하는 기술을 말하며, 이는 훈련을 통해 학습할 수 있다. 이는 주로 급성 분노에 적절한 대처방식이다.

학습의 대상은 인지-감정-생리적 경험에 대한 것으로, 분노와 이들 반응의 유인들 간의 관계에 대한 통제를 포함한다. 생리적 통제란 화가 날 때 심호흡을 한다거나, 근육이완(muscle relaxation)의 기법을 시용하여 분노와 다른 평정의 상태 때 나타나는 생리반응이 나타나도록 하는 것이다. 예를 들면 화가 날 때 호흡이 가빠지는데, 일부러 호흡을 느리게 하면 화가 가라 앉을 수 있다는 것이다. 이런 기법을 통털어 상호 억제(re-ciprocal inhibition)라 한다.

인지적 개입(cognitive intervention)은 화를 유발하는 정보처리(informa-tion processing)를 목표로 한다. 여기에는 적대적인 평가(hostile appraisal), 화를 돋구는 혼잣말, 효과적이지 못한 문제 해결, 경직된 기대 및 요구(rigid expectation, demand), 과일반화사고, 재앙화사고 등에 대한 기술이 포함된다. 예를 들어 기록하기 기법이 있다. 즉 스스로 분노 사건에 대해 기록하는 것이다. 사건들에 대해 좀 더 현실적이고 덜 요구적으로, 조금 더 덜 공격적인 방식으로 대응해 나갈 수 있는 스스로의 능력에 대해 기록할 수 있다면, 또한 좀 더 차분한 방식으로 화가 나는 상황들을 상상하고 스스로를 인지적으로 가이드할 수 있다면, 강한 분노가 유발되지 않으면서 좀 더 효과적으로 문제에 대응해 나갈 수 있는 방식을 찾을 수 있다.

사회기술/의사소통기술(social/communication skill) 훈련은 대인관계를 맺는 데 있어서 의사소통 방법과 태도를 개선하는 것을 목표로 한다. 여기에는 자신의 행동이 다른 사람에게 미치는 영향을 인식하는 것, 상대방의 말을 끊지 않는 기본적인 경청 기술(basic listening skill), 이해를 돕기 위해 다른 말로 표현 하는 것(paraphrasing), 자신 있게 자신의 생각, 감정 및 선호(preference)를 말로 표현하는 것, 다른 사람에게 긍정적인, 또는 부정적인 피드백을 주는 기술, 대인관계에서 적절하게 타협하고 조율하는 능력 등이 포함된다.

화병의 치료를 위해 여러 가지 다양한 인지적, 행동적 접근법들을 통합적으로 적용할 수 있다. 박영주는 화병에 대한 인지행동치료로서 다음과 같은 프로그램을 제안하였다. 제 1부, '화병을 알자' - ① 화병이란? ② 화병의 원인 ③ 화병의 증상 ④ 화병은 어떻게 진행되나. 제 2부, '화병을 이기자' - ① 화의 원인을 안다 ② 나의 화 표현방법을 알자. 화날 때 적절한 표현방법을 알자 ③ 몸과 마음을 이완하자 ④ 화날 때 나의 모습을 변화시키자.

4. 가족치료 및 부부치료

화병의 치료에는 가족이 중요하다. 정신과 의사의 "치료"보다 가족의 이해와 배려가 더 실제적 도움이 된다. 그러나 화병의 원인을 제공한 당사자들, 특히 남편이나 시어머니가 치료에 참여하기란 한국의 전통문화에 비추어 보면 기대하기 어렵다. 그러나 어쨌든 가능하다면 가족치료 또는 부부치료가 치료에 도움이 된다. 그러한 가족을 여럿 참여한 가족집단치료도 해 볼 수 있다. 단순한 가족교육도 효과적일 수 있다. 또한 필요하다면, 화병이 있는 부인의 남편에게 가능한 한 부인의 못다한 마음의 소원을 현실 속에서 부분적이라도 풀도록 충고해 줄 수 있다.

5. 기타 정신사회적 치료

환자가 너무 화가나 난폭해져 있다거나, 홧김에 자살시도를 하려한다거나 할 때 응급적인 위기개입이 필요하다. 위기개입은 위기이론(crisis theory)에 기초한 것이다.

예술치료, 음악치료, 미술치료, 정신연극(psychodrama), 춤, 운동요법 등이 분노 조절에 사용될 수 있다. 전통적으로 놀이, 레저, 여행, recreation, 예술 활동(그림그리기, 음악, 글쓰기, 불로 도자기 굽기) 등이 분노, 또는 스트레스를 해소하는 좋은 방법이다. 전통적 민속문화를 화병 치료에 응용할 수 있다는 제안도 있다. 화병과 분노를 스포츠를 통해 해소하기 용이하다. 또는 흔히 분노나 우울증이 있을 때, 일에 빠지기(workholic)나 공부에 몰두하기 쉬운데 이에 대해서는 신중히 여유를 가지도록 충고해야 한다.

Choi와 Lee는 음악치료와 화병 드라마로 구성된 구조화된 집단 간호프로그램의 효과를 검증하였는데 우울증상과 신체화 증상이 의미 있게 호전되었음을 보고하였다. 정신사회적 접근을 시행할 때, 치료자는 환자 및 가족들과 지지적이고 협조적이며, 좋은 치료적 관계를 형성하기 위해 노력하여야 한다.

기타 최근 알려지고 있는 긍정적 사고방식(positive thinking), 마음 챙김(mindfulness), 정신화(mentalizing) 등의 기술을 사용할 수 있다. 분노와 상처받음에 대해 기술적으로 법적 조치(보상)를 추구할 수 있을 것이다.

6. 약물치료

분노감정과 공격성, 난폭성 등에 대한 생물학적 연구는 꽤 있으나, 그에 대한 약물치료에 대한 연구는 드물다. 문헌연구에 의하면, 정신병적 상태와 뇌증후군 환자에서 보는 분노 폭발과 공격성, 간헐적 폭발장애, 어린이와 소년의 공격행동, 충동성 등에 대한 약물치료가 여러 가지로 추천되어 왔다.

화병의 약물치료에 대한 체계적인 연구는 아직 없다. 몇몇의 연구자들이 화병의 약물치료는 공격성, 우울, 불안 등 화병에서 나타나는 증상에 따라서 증상-특이적인(symptom-specific) 치료를 시행하며, 항공격성약물, 항정신병약물, 항우울제, 항불안제 그리고 이들 약물들을 조합해서 사용할 수 있다고 제언한다. 항경련제들도 공격성 행동에 효과적이라 한다. 동반되는 불안과 불면증에 대해서는 항불안제나 수면제를 사용할 수 있다.

　Fava 등에 의하면 SSRI들이 분노 발작(anger attack)과 공격행동에 대해 효과적이라 한다. 또한 공격성과 세로토닌 간의 관련성, 증오와 억울함 (unfairness)과 세로토닌 간의 관련성 등을 고려하여, 선택적 세로토닌 수용체 억제제(SSRI)가 효과가 있다고 한다. Choi-Kwon 등은 fluoxetine이 뇌졸중 환자의 분노행동에는 효과적이었으나, 반면 우울증에는 효과가 없었다고 하였다. 이와 같은 연구들에 의해, 뇌의 세로토닌장애와 공격성 (분노, 이자극성, 충동성, 자살 등) 간의 관계가 시사되었다.

　민성길 등은 화병증상에 대한 paroxetine의 치료 효과를 알아보기 위해 single open clinical trial을 시행하였다. 89명의 우울증, 불안장애, 신체형장애, 적응장애 그리고 자가진단의 화병을 가진 환자를 대상으로 paroxetine(팍실CR) 12.5-37.5 mg/day를 4주간 투여하였다. 치료 효과는 HAM-D, STAXI 그리고 화병척도로 치료전후 평가하여 이를 t-test로 분석하였다. 그 결과, HAM-D총점, 화병척도의 총점과 모든 항목들의 점수, 그리고 STAXI의 총점, 상태분노, 특성분노, anger-in의 점수에서 치료 전에 비해 치료 후에 통계적으로 유의한 감소가 있었다. 이러한 결과는 paroxetine이 화병증상에 효과적인 치료 약물임을 시사한다.

　화병의 신체증상, 즉 열감, 홍조, 심계항진, 진전, 등의 정신신체증상 (psychosomatic symptom)들을 조절하기 위해 beta-blockers 또는 antiadrenergic agents로 치료할 수 있다. 두통과 신체 통증에 대해서는 analgesic를 사용한다.

7. 기타

화병을 포함한 모든 정신장애를 예방하는 데도 신체적 건강이 중요하다. 이를 위해 평소 적절히 휴식하고, 골고루 영양을 섭취하고, 운동하고, 체중을 조절하는 소위 피트니스(fitness)를 도모해야 한다.

감정(자율신경계)을 자극하기 쉬운 음식은 삼가는 것이 좋다. 예를 들어 카페인이 들어 있는 커피, 콜라, 청량음료 등과 술, 담배 등이다.

한의 화병과의 관련성을 보아, 한과 억울함에 대한 사람들의 대처방법, 화병에 대한 민간의 요법(화풀이, 하소연...), 불공, 도교적 수양, 민간요법, 한방치료, 한국 전통문화적 "한풀이"와 무속적 방법(굿, 살풀이, 고풀이), 각종 전통 놀이, 부락제, 탈춤, 판소리, 우스개 등 분노를 해소시키고, 즐겁게 또는 평화롭게 만들기 위해 우리 사회가 개발해 온 장치들이라고 생각된다. 이들의 치유기전을 응용하는 방안이 제안되고 있다.

8. 종교적 방법 - 용서와 화해

한, 원한, 분노, 억울함 등과 관련하여 종교적으로 또는 대승적으로 피해자가 가해자에 대해 용서하고 화해하는 방법이 제안되고 있다. 한국의 전통문화 중에 굿, 특히 해원(解冤) 굿, 예를 들어 씻김 굿 같은 의식(ritual)은 용서와 화해를 통해 한을 푸는 장치였다.

또한 한과 억울함에 대한 기독교적 해석에 따라 기도와 용서의 방법이 제시되고 있다. 그러나 용서는 쉬운 일이 아니다. 흔히 화병 환자들은 "용서"해 주기보다 복수하고 싶어 하고, 아니면 체념한다고 말한다. 피해자가 용서해 주어도 가해자가 반성하지 않거나 더 가해할 경우 더욱 괴로워진다는 것도 충분히 예측할 수 있다.

그러나 용서가 마음을 치유할 수 있다고 보기 때문에 치료의 한 옵션으로 제안할 수 있다. 용서와 화해를 하는 것은, 고통을 통해 인격이 성숙해 진다는 것, 유머감각을 획득하는 것, 인생의 문제에 대해 초월하는 정신을 깨닫는 것, 신앙이 깊어지는 것 등을 경험하는 것이다.

그러나 용서는 피해자의 고유의 영역이라 의사라도 함부로 권할 수는 없다. 환자가 자발직으로 용서하는 빙법을 거론하더라도 치료자는 그 빙법을 단순히 격려하기보다 대화를 통해 그 의도와 방법과 후유증에 대해 조심스럽게 더 토론해 보아야 한다.

그러나 기독교 신앙에서는 "나도 죄인이다"라는 생각을 전제하기 때문에 용서가 보다 가능해 진다고 본다(이에 대한 보다 자세한 논의는 의학의 범위를 넘어선다).

Ⅷ 향후 연구 과제

화병을 『한국 표준 질병 사인 분류』에 포함시키자.

화병은 이미 한국인들이 일상에서 익히 사용하고 있으며, 실제 많은 정신건강의학과 개원가에서는 화병을 진료과목에 포함시키고 홍보하고 있다. 이러한 실제적 이유로 해서 화병의 원인과 진단과 치료에 대한 임상적 연구가 많이 필요하다.

연구를 위해서는 화병이 『한국 표준 질병사인분류』에 포함될 필요가 있다. 병명이 있어야 진단이 내려지고 그런 진단을 가진 환자가 모여져야 임상–과학적 연구(empirical study)가 가능해지기 때문이다.

『한국 표준 질병사인분류』는 ICD-10의 한국어 번역이다. ICD는 WHO가 정한 국제적 진단분류체계로, 모든 국가가 공통으로 사용하고 있다. 각 나라는 자기 나라에 적합하게 특정 병명을 넣기도 하고 빼기도 한다. 예를 들어 미국의 DSM-Ⅳ는 ICD-10에 포함되어 있는 ego-dystonic sexual orientation은 포함하고 있지 않다. 그러나 ICD-11에서는 이 역시 제외되었다. 중국의 CCMD는 신경쇠약증을 포함하고 있었다.

현재 『한국 표준 질병사인분류』에 화병을 포함시킨다면 저자 생각에 "F48.8 기타 명시된 신경증성장애"에 화병을 포함시키거나, 아예 "F48.7 화병"을 신설할 수 있다고 본다. 그러나 이는 현재 어렵다. 때문에 2019년 개정된 ICD-11의 한국어 번역판이 조만간 『한국 표준 질병 사인 분류』으로 사용될 터인데, 여기에 화병을 포함시키는 것은 현재 가능하다. 즉 ICD-11의 "스트레스와 특정적으로 관련된 장애들(Disorders specifically associated with stress)" 범주에 "6B46 화병"을 포함시킬 수 있다고 본다.

화병이라는 병명이 표준 질병 사인 분류에 포함된다면 여러 유익한 점들이 있다. 일반적으로 화병이 정신장애라고 인식하지 않는 탓에, 환자들이 정신과를 찾는 데 스티그마를 덜 느낄 것이다. 또한 화병(분노) 치료는 당장의 실제적 도움뿐 아니라 화병을 방치했을 때 나타날 수 있는 주요우울증이나 정신병적 장애로 또는 심장혈관장애나 기타 만성 신체질병으로 분화, 발전되는 것을 예방할 수 있을 것이다. 즉 화병의 조기발견과 조기 치료는 국민건강증진을 위해서도 바람직하다.

≫ 한국에만 분노장애가 있는가?

화병처럼, 전 세계적으로 주요우울증이나 불안장애 등과 같은 공존질환이 없이 병적 분노 현상을 주된 증상으로 가지는 환자들이 존재할 수 있다. 다른 문화권에서도 분노관련 증후군으로, AHA! 증후군(anger-hostile-aggression syndrome), 분노장애, 분노 발작, 또는 특정 병적 분노 삽화 등이 보고되고 있다. 이들 서양의 분노증후군들은 화병과 증상 면에서 유사해 보인다.

이런 명칭이 아니더라도, 분노문제는 정신과 임상에서 중요하다. 그럼에도 불구하고 분노관련 장애에 대한 병명이 없어, 진단도 안되고 치료받을 수도 없고, 연구도 이루어지기 어렵다. 병명이 있고 환자가 있으면 정신치료나 약물치료 방법이 연구되고 개발되기 쉽다.

최근 한 인구학적 연구조사에 의하면, 간헐적 폭발장애도 전구단계에 또는 장기간의 경과 중 병존장애로 불안장애 또는 우울증이 발견되는 경우가 많다고 한다. 그런데, 실제로 이 간헐적 폭발장애로 전문적 치료를 받는 경우의 28.8%는 분노에 대한 치료라 한다. 폭발성 행동은 적고, 분노의 감정만이 뚜렷이 나타나는, 간헐적 폭발장애라고 부를 수 있는 상태, 또는 그렇게 불러야만 될 상태는 없는 것일까?

1998~2008년 사이 모 병원 외래를 방문한 약 100만여 명의 환자 중 분노호소가 0.14%에서 발견되었다. 그런 환자는 대개 비보험자, medicaid 수혜자, 백인, 남자, 그리고 젊은이들에 많았다. 그들 중 84%가 정신과적 진단을 받았는데, 그 정신과 진단 중 44%가 "NOS (not otherwise specified)"였다고 한다. 문제는 이러한 진단적인 문제 때문에 분노를 호소하는 환자들이 분노에 대한 적절한 치료를 받지 못한다는 것이다. 만일 분노장애라는 진단명이 있었다면 NOS 진단이 그렇게 많지 않았을 것이고, 그에 적절한 치료법이 보다 빠르게 개발되었을 것이다.

또한 536명의 주요우울증환자들을 31년간 추적하였을 때, 분노가 동반된 경우가 54.5%로서 그들에서는 점차 우울증이 계속 악화하였고, 삶의 질과 예후가 나빠졌고, 정신사회적 장애, 충동행동, 양극성 행동, 물질남용, 불안장애, 반사회적 성격 등이 더 많아졌다고 하였으며 이는 다른 공존장애나 다른 조증 스펙트럼 증상 때문으로는 설명되지 않았다고 한다. 즉 이는 동반된 분노 때문이었다. 이런 종류의 우울증은 차라리 분노장애라 할 수 있다.

▶ 분노장애(anger disorder) 제안

화병을 포함하는 분노 증후군들은 신경증적 장애, 정서장애(affective disorder) 또는 내재화 고통장애(internalizing distress disorder)의 큰 범주에 포함되는 독립적인 장애일 가능성이 높다. 따라서 화병연구와 기타 서구의 분노증후군에 대한 연구를 종합하여, 분노장애라는 하나의 새로운 진단개념을 발전시킬 수 있으리라고 본다.

이 제안의 논리는, 우선 분노, 증오, 억울함(unfairness), 공격성, 폭력은 정신과 임상에서 매우 흔하고 중요한 문제이며, 이론적으로 우울, 불안, 기쁨과 더불어 인간의 중요감정 중의 하나인 분노의 병이 존재할 수 있다는 것이다. 즉 슬픔이 병적이 되면 우울증이라 하고, 긴장과 공포 그리고 걱정이 과도하면 불안장애라 하고, 기쁨이 병적이 되면 조증이라 한다. 분노에 대해서도 병적 분노가 있을 수 있고, 실제 한국에는 화병이라는 병이 존재하고 있고, 병존진단 없이 화병만을 가지는 환자군이 존재한다.

이미 미국 심리학회에서는 분노장애를 새로 개정되는 DSM-5에 포함시킬 것을 요청하고 있으나, 미국정신의학회에서는 이를 거부하였는데, 그 이유는 분노라는 "감정"은 정상이라는 것이다. 심리학회에서 이를 제안한 이유는 실제로 미국에서 임상심리학자들은 분노 조절(anger management) 기법을 자주 사용하는데, 그 적응증으로 오랫동안 "분노장애"를 말해 왔기 때문이다. 그런데 임상심리학 치료사들은 "분노장애"가 DSM에 없기 때문에, 보험 청구에 분노장애라는 말을 사용할 수 없어 간헐적 폭발장애라는 명칭을 이용하여 자신들의 기법을 홍보하고 있는 것이다. 그런데 저자가 주장하는 바는, 외부로 나타나는 간헐적 폭력행동 없이 주관적인 분노 감정만이 간헐적이고 폭발적으로 느껴지는 상태가 있을 수 있다는 것이다. 그래서 이 새로운 분노장애는 과도하고 병적인 분노 감정이 기본증상으로 폭발성 공격적 행동은 동반될 수도 있고 아닐 수도 있는 장애이다.

이 분노장애가 국제질병분류체계에 편입되기 위해서 국제 공동연구가 필요하다. 개념에 대한 합의를 이루고, 공동 protocol을 사용하여 분노장애가 다른 진단 없이 단독으로 존재하는지, 문화에 따라 증상표현에 어떤 변형이 있는지, 치료는 어떠해야 하는지에 대한 연구가 필요하다.

≫ 분노와 공격성에 대한 연구

분노-증오-공격성은 불안, 슬픔, 기쁨 등 다른 감정들에 비해 사람의 몸과 마음에 주는 부정적 영향은 보다 크다. 따라서 국제 정신장애 분류에 분노장애를 두는 것은 분노 문제를 조기에 진단하고 치료하여 추후 분노와 관련된 정신 또는 신체적 질환으로 이환 되는 것을 예방할 수 있게 할 뿐만 아니라 분노에 관한 생물학적 연구를 촉진시키는 많은 임상적 이점을 제공하므로 그 의미가 클 것이다. 특히 미래 연구의 한 방향은 분노와 공격성과 뇌의 세로토닌 간의 관계가 더욱 연구되어 분노 조절에 효과적인 약물을 개발하는 것이다.

부록 ## 화병 척도 및 화병 진단 기준

(민성길, 서신영, 조윤경, 허지선, 송기준(2009): 화병 척도와 연구용
진단 기준 개발. 신경정신의학 2009;48:77-85)

화병 척도

A1. 주관적 화 또는 분노 Subject anger

1. 없다.
2. 약간 의심스러운 정도. 가끔 자극이 있을 때만 화가 난다.
3. 분명히 있는 정도. 자극이 없어도 가끔 화가 난다.
4. 상당히 심하다. 자극이 없어도 자주 심하게 화가 나 있다.
5. 극심하다. 거의 종일 매우 심하게 화가 나 있다.

A2. 억울하고 분함 Feeling of unfairness

1. 없다.
2. 약간 의심스러운 정도. 가끔 자극이 있을 때만 억울하고 분한 느낌이 든다.
3. 분명히 있는 정도. 자극이 없어도 가끔 억울하고 분한 느낌이 든다.
4. 상당히 심하다. 자극이 없어도 상당기간 억울하고 분한 느낌이 든다.
5. 극심하다. 온통 마음속에 억울하고 분한 느낌 밖에 없다.

A3. 분노의 외적 행동표현 Expressed anger

1. 없다.
2. 약간 의심스러운 정도. 가끔 자극이 있을 때 짜증(신경질)을 낸다.
3. 분명히 있는 정도. 자극이 없어도 가끔 짜증(신경질)을 낸다.
4. 상당히 심하다. 자극이 없어도 자주 짜증(신경질) 그리고 욕설을 행사한다.
5. 극심하다. 자주 짜증(신경질), 욕설 그리고 폭력을 행사한다.

A4. 열감(화끈화끈한다, 몸이 덥다, 더운 것을 못 참음 등) Heat sensation

1. 없다.

2. 약간 의심스러운 정도. 가끔 자극이 있을 때 몸에 열감을 느낀다.

3. 분명히 있는 정도. 자극이 없어도 가끔 몸에 열감을 느낀다.

4. 상당히 심하다. 자극이 없어도 자주 몸에 열감을 느낀다.

5. 극심하다. 거의 종일 몸에 열감이 심해 견디기 힘들다.

A5. 증오심(미움) Hostility, hatred

1. 없다.

2. 약간 의심스러운 정도. 가끔 자극이 있을 때 증오심을 느낀다.

3. 분명히 있는 정도. 자극이 없어도 증오심을 느낀다.

4. 상당히 심하다. 자극이 없어도 자주 증오심을 느끼고, 흥분한다.

5. 극심하다. 거의 종일, 그리고 죽이고 싶을 정도로 심한 증오심으로 고통 받는다.

A6. 한 Haan

1. 없다.

2. 약간 의심스러운 정도. 가끔 한을 느낀다.

3. 분명히 있는 정도. 분명히 한을 느낀다.

4. 상당히 심하다. 심각한 한을 느낀다. 질문하지 않아도 한에 대해 말한다.

5. 극심하다. 거의 종일 한스런 기분에 휩싸여 있다. 자발적으로 장황하게 한에 대해 말한다.

B1. 속에서 치밀어 오름 Pushing-up in the chest

1. 없다.

2. 약간 있는 정도.

3. 분명히 자주 있다.

B2. 가슴 속 덩어리(명치, 뱃속, 목 등에 덩어리 또는 응어리) Epigastric mass

   1. 없다.

   2. 약간 있다고 느낀다.

   3. 분명히 자주 있다고 느낀다.

B3. 답답함(숨막힘) Respiratory stuffiness

   1. 없다.

   2. 약간 있는 정도.

   3. 분명히 자주 있다.

B4. 가슴 뜀 Palpitation

   1. 없다.

   2. 약간 있는 정도.

   3. 분명히 자주 있다.

B5. 구갈 Dry mouth

   1. 없다.

   2. 약간 있는 정도.

   3. 분명히 자주 있다.

B6. 한숨 Sigh

   1. 없다.

   2. 약간 있는 정도. 가끔 한숨을 쉰다고 말한다.

   3. 분명히 자주 있다. 자주 깊은 한숨을 쉰다고 말한다. 면담 시 한숨을 보인다.

B7. 잡념 Many thoughts

   1. 없다.

   2. 약간 의심스러운 정도. 가끔 잡념이 있다.

   3. 상당히 심하다. 심각한 잡념이 있다. 질문하지 않아도 잡념에 대해 말한다.

B8. 하소연 많음 Talkativeness, much pleading

1. 없다.

2. 약간 있는 정도. 가끔 가까운 사람에게 하소연한다고 말한다.

3. 자주 하소연한다. 면담 시 길게 하소연한다.

C1. 슬픈 기분, 눈물 Sad mood with tear

1. 없다.

2. 약간 의심스러운 정도. 가끔 자극이 있을 때 슬픈 기분을 느낀다.

3. 분명히 있는 정도. 자극이 없어도 슬픈 기분을 느끼고 눈물이 나려고 한다.

4. 상당히 심하다. 자극이 없어도 자주 슬픈 기분을 느끼고, 눈물이 난다.

5. 극심하다. 거의 종일 슬픈 기분과 우울을 느끼고 자주 울며 지낸다.

C2. 불안, 초조 Anxiousness and agitating

1. 없다.

2. 약간 의심스러운 정도. 가끔 자극이 있을 때 불안 초조를 느낀다.

3. 분명히 있는 정도. 자극이 없어도 가끔 분명히 불안 초조를 느낀다.

4. 상당히 심하다. 자극이 없어도 자주 심한 불안 초조를 느낀다.

5. 극심하다. 거의 종일, 그리고 미칠 정도로 심한 불안 초조를 느낀다.

C3. 죄책감 Guilt feeling

1. 없다.

2. 약간 있는 정도.

3. 분명히 자주 있다.

C4. 수면장애 Sleep disturbance

1. 없다.

2. 하루 4~5시간 수면의 수면 부족 또는 꿈이 많음.

3. 하루 3시간 이하 수면, 또는 자는 동안 내내 악몽만 꾼 것 같음.

C5. 두통

1. 없다.

2. 약간 있는 정도.

3. 분명히 자주 있다.

C6. 식욕감퇴

1. 없다.

2. 약간 있는 정도.

3. 분명히 자주 있다.

C7. 쉽게 놀람

1. 없다.

2. 약간 있는 정도.

3. 분명히 자주 있다. 사소한 자극에 매우 놀란다.

C8. 밖으로 나감

1. 없다.

2. 창문, 현관문 등을 열어둔다.

3. 집 밖으로 나간다.

총점 general severity [   ] 점

화병진단		
A. 위 A1~A6 중 3점 이상이 3개 이상이다.	아니오 1	예 3
B. 위 B1~B8 중 3점 이상이 4개이다.	아니오 1	예 3
C. 원인(화날 일, 억울하고 분한 일, 스트레스 등)이 있다. (해당사항에 모두 ○표 하세요)시댁관계, 남편관계, 자식관계, 친정가족관계, 기타인간관계, 금전문제, 사회적 문제, 기타	아니오 1	예 3
D. 사회적 기능영역에 장애와 고통이 있다.	아니오 1	예 3
E. 다른 축I 또는 축II의 장애 때문이 아니다.	아니오 1	예 3
A~E가 모두 예 3 이다.	아니오 1	예 3 (화병으로 진단)

■ 참고문헌

- 권정혜, 김종우, 박동근, 이민수, 민성길, 권호인. 화병척도의 개발과 타당화 연구. 한국심리학회지 2008;27:237-52.
- 김열규. 원한과 화증. 정신문화원 주최 한국인의 화병. 문화적 진단과 치료. 서울. 1997;5-17.
- 김종우, 현경철, 황의완. 화병에 대한 문헌적 기원 -조선왕조실록을 중심으로-. 동의신경정신의학 1999;10:205-16.
- 김종우, 황의완. 한의학에서 본 홧병의 해석. 동의신경정신과학회지 1994;5:9-14.
- 민성길, 김경희. 홧병의 증상. 신경정신의학 1998;37:1138-45.
- 민성길, 김진학. 보길도에서의 홧병에 대한 연구. 신경정신의학 1986;25:459-66.
- 민성길, 남궁기, 이호영. 홧병에 대한 일 역학적 연구. 신경정신의학 1990;29:867-74.
- 민성길, 박청산, 한정옥. 홧병에 있어서의 방어기제와 대응전략. 신경정신의학 1993;32:506-16.
- 민성길, 서신영, 전덕인, 홍현주, 박상진, 송기준. 화병 증상에 대한 Paroxetine의 효과. 대한정신약물학회지 2009;20:90-7.
- 민성길, 서신영, 조윤경, 허지선, 송기준. 화병척도와 연구용 진단기준 개발. 신경정신의학 2009;48:77-85.
- 민성길, 소은희, 변용욱. 정신과 의사와 한의사들의 홧병에 대한 개념. 신경정신의학 1989;28:146-54.
- 민성길, 이만홍, 강홍조, 이호영. 홧병에 대한 임상적 연구. 대한의학협회 1987;30:187-97.
- 민성길, 이만홍, 신정호, 박묵희, 김만권, 이호영. 홧병에 대한 진단적 연구. 대한의학협회지 1986;29:653-61.
- 민성길, 이종섭, 한정옥. 한(恨)에 대한 정신의학적 연구. 신경정신의학 1993;36:603-11.
- 민성길, 홍현주. 화병의 예후에 관한 연구. 의학행동과학 2006;5:93-9.
- 민성길. 화병연구. 서울: 엠엘커뮤니케이션; 2009
- 민성길. 홧병의 개념에 대한 연구. 신경정신의학 1989;28:146-54.
- 박영주. 중년 여성과 화병. 의학행동과학 2004;3:74-80.
- 박지환, 민성길, 이만홍. 홧병에 대한 진단적 연구. 신경정신의학 1997;36:496-502.
- 백상창. 韓國의 社會와 文化. 韓國精神文化研究院. 1984
- 서남동. 한(恨)의 형상화와 그 신학적 고찰. 민중신학의 탐구. 파주: 한길사; 1984
- 손상준. 화병의 진단기준. 화병진단에 유용한 증상 판별. 연세대 대학원 석사학위 논문. 2006.
- 송상준, 민성길. 화병 진단을 위한 증상의 판별. 신경정신의학 2010;49:171-7.
- 이시형. 홧병에 대한 연구. 고의 1977;1:63-9.

- 이윤희. 화병의 발생기제: 생활 스트레스와 화의 경험 및 표현 그리고 성격간의 관계. 대구대학교 석사학위 논문. 2003.
- 이효재. 한국여인의 한(恨). 여성과 사회. 서울: 정우사; 1978
- 최상진, 이요행. 한국인 홧병의 심리학적 개념화 시도. 한국심리학회 연차대회 학술발표 논문집 1995:327-38.
- 한국 표준질병사인분류 http://www.kcdcode.kr/browse/contents/0#
- American Psychiatric Association. Diagnostic and Statistical Manual of Mental Disorders. 4th ed. Washington, DC: American Psychiatric Press; 1994
- American Psychiatric Association. Diagnostic and Statistical Manual of Mental Disorders. 5th edition. APA; 2013
- Choi M, Yeom HA. Identifying and treating the culture-bound syndrome of Hwa-Byung among older Korean immigrant women: recommendations for practitioners. J Am Acad Nurse Pract. 2011;23:226-32.
- Choi YJ, Lee KJ. Evidence-based nursing: effects of a structured nursing program for the health promotion of Korean women with Hwa-Byung. Arch Psychiatr Nurs 2007;21:12-6.
- Choi-Kwon S, Han SW, Kwon SU, Kang D-W, Choi JM, Kim JS. Fluoxetine treatment in poststroke depression, emotional incontinence, and anger Proneness: A double-blind, placebo-controlled study. Stroke 2006;37:156-61.
- Coccaro EF, Kavoussi RJ, Cooper TB, Hauger RL. Central serotonin activity and aggression. Inverse relationship with prolactin response to d-fenfluramine, but not CSF 5-HIAA concentration, in human subjects. Am J Psychiatry 1996;154:1430-5.
- Crockett M, Clark L, Tabibnia G, Lieberman M, Robibins TR. Serotonin modulates behavioral reactions to unfairness. Science 2008;320:1739.
- Deffenbacher J. Anger disorders. Aggression. Psychiatric Assessment and Treatment. New York: Marcel Dekker Inc; 2003
- Ewigman NL, Gylys JA, Harman JS. The diagnosis of anger as a presenting complaint in outpatient medical settings. Psychiatr Serv. 2013;64:921-4.
- Fava M, Rosenbaum JF, Pava JA, McCarthy MK, Steingard RJ, Bouffides E. Anger attacks in unipolar depression, Part 1: Clinical correlates and response to fluoxetine treatment. Am J Psychiatry 1993;150:1158-63.
- Hwang YH. A study of hwa-byung in Korean Society: Narcissistic and masochistic selfdisorder and Christian conversion. A dissertation for degree of Doctor of Philosophy.

Princeton Theological Seminary, 1995.

- ICD-11. WHO. 2019. https://icd.who.int/browse11/l-m/en#/http%3a%2f%2fid. who. nt%2ficd%2fentity%2f334423054

- Joe S, Lee JS, Kim SY, Won S-H, JLim JS, Ha KS. Posttraumatic embitterment disorder and hwa-byung in the general Korean population. Psychiatry Investig. 2012;9:368-72.

- Judd LL, et al. Overt Irritability/Anger in Unipolar Major Depressive Episodes. Past and Current Characteristics and Implications for Long-term Course. JAMA Psychiatry 2013;70:1171-80.

- Kennedy HG. Anger and irritability. Br J Psychiatry 1992;161:145-53.

- Kessler RC, Coccaro EF, Fava M, Jaeger S, Jin R, Walters E. The prevalence and correlates of DSM-IV intermittent explosive disorder in the National Comorbidity Survey Replication. Arch Gen Psychiatry. 2006;63:669-78.

- Lee BT, Paik JW, Kang RH, Chung SY, Kwon HI, Khang HS, et al. The neural substrates of affective face recognition in patients with Hwa-Byung and healthy individuals in Korea. World J Biol Psychiatry 2009;10:552-59.

- Lee J, Min SK, Kim KH, et al. Differences in Temperament and Character Dimensions of Personality between Patients with Hwa-byung, An Anger Syndrome, and Patients with Major Depressive Disorder. J Affect Dis 2012;138:110-6.

- Lee J, Wachholtz A, Choi K-H. A Review of the Korean Cultural Syndrome Hwa-Byung: Suggestions for Theory and Intervention. Asia Taepyongyang Sangdam Yongu. 2014;4:49. PMCID: PMC4232959

- Lee JH, A cross-cultural study of Hwa-Byung with middle-aged women between native Koreans in South Korea and Korean immigrants in the United States. PhD dissertation. University of Iowa. 2014

- Lee YJ, Baek KW, Yun KW, Lim W. The Associations of Coping Mechanism with Arterial Stiffness in Hwa-Byung Patients. Psychiatry Investigation 2009;6:241-4.

- Lin KM. Hwa-Byung: a Korean culture-bound syndrome? Am J Psychiatry 1983;140:105-7.

- Linden M. Posttraumatic embitterment disorder. Psychother Psychosom 2003;72:195-202.

- Min SK, Suh S-Y, Song K-J. Symptoms to use for the diagnostic criteria of hwabyung. Psychiatry Invest 2009;6:7-12.

- Min SK, Suh SY. The anger syndrome hwa-byung and its comorbidity. J Affect Disord

2010;124:211-4.

- Min SK. Clinical correlates of hwa-byung and a proposal for a new anger disorder. Psychiatry Investig 2008;5:125-41.

- Pang, KY. Hwabyung: The construction of a Korean popular illness among Korean ederly immigrant women in the United States. Culture Med Psychiatry, 1990;14:495-512.

- Roberts ME, Han KH, Weed NC. Development of a scale to assess hwa-byung, a Korean culture bound syndrome, using the Korean MMPI-2. Transcult Psychiatry 2006;43:383-400.

- Spielberger CD, Ritterband LM, Sydeman SJ, Reheiser EC, Unger KK. Assessment of emotional states and personality traits: measuring psychological vital signs. Clinical Personality Assessment: Practical approaches. New York: Oxford University Press; 1995

- Tafrate RC, Kassinove H, Dundin L. Anger episodes in high-and low-trait-anger community adults. J Clin Psychol 2002;58:1573-90.

- USA Today. Psychology professor says anger worthy of own diagnosis in DSM. Aug. 10, 2009

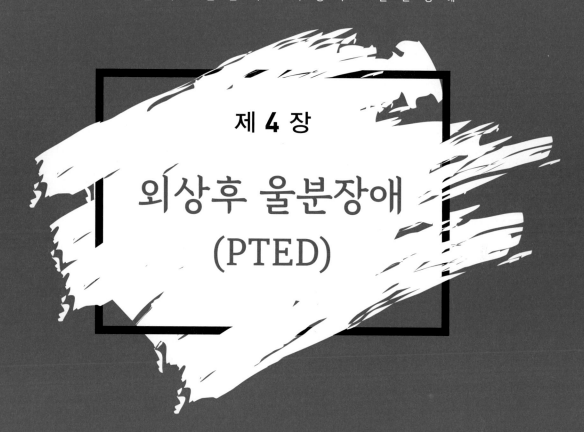

제 **4** 장

외상후 울분장애
(PTED)

제 4 장

외상후 울분장애(PTED)

● 미하엘 린덴(김종진 역) ●

I 외상후 울분장애 – 질병 개괄

1. 임상 양상

외상후 울분장애(posttraumatic embitterment disorder: PTED, Linden, 2003)는 일상적으로 흔히 발생하는 일이지만 당사자에게는 치명적으로 여겨지는 단일 사건으로 발생하는 정신 질환으로, 이로 인한 고통은 지속되며 치료는 어려운 양상을 보인다. 이러한 증상이 생길 수 있는 상황은 직장에서의 갈등(직장 상사의 괴롭힘), 실직, 가족의 사망, 이혼, 심각한 질병 또는 공동체 내 갈등처럼 일상적으로 흔히 겪을 수 있는 일들이다. 국제질병분류(ICD-10, WHO, 1992) 기준으로는 PTED는 "극심한 심리적 스트레스에 대한 특이 반응", 즉, 병리적 스트레스 반응이라는 의미에서 스트레스에 의한 반응의 한 부분인 F 43.8 코드로 분류될 수 있다.

≫ 울분은 극심한 스트레스에 대한 반응

삶에서의 치명적인 사건, 외상 경험 또는 만성적인 심리적 스트레스는 여러 정신 질환의 발생, 유발 및 지속에 중요한 요인이 된다. 그러나 일반적으로 이는 유발 인자라기보다는 일종의 "기회 원인(간헐적으로 영향을 줄 수 있는 원인, 우연적 역할을 하는 부수적 원인: 역자 주)"이며 심지어 질병의 결과를 통해서만 알 수 있게 되는 생활 사건이다. 원칙적으로 특정 사건에 따른 결과로서의 심리적 반응이 어떻게 나타날지는 예측할 수 없다. 또한 단순히 원인에 대한 심리적 반응으로 결론을 내릴 수도 없다. 이것은 외과에서 골절이 많은 문제를 일으키는 상황과 비슷한데, 낙상이 전혀 다른 부위의 골절로 이어지고, 관절 문제가 다양한 질환을 초래할 수 있는 것과 같다.

이 규칙에는 예외가 있다. 스트레스 반응장애(ICD-10, F43)의 경우, 스트레스 사건이나 스트레스 요인이 결정적인 발병 요인이며 그러한 스트레스 인자가 없을 경우에는 발병하지 않는 것으로 가정한다. 적응장애의 진단체계는 종종 잔여 범주 또는 "미봉책"으로 간주되고 있다(Bengel & Hubert, 2010). 그 이유 중 하나는 정확한 진단 알고리즘이 부족하다는 것이며, 스트레스 반응이 6개월 후에는 사라져야 하고 만일 지속적인 증상이 나타날 경우 다른 장애로 추정하는 등의 특이점이 있기 때문이다. 다른 장애에 대한 진단 기준이 충족되면 명확한 스트레스가 있는 경우에도 증상 그 자체가 유발 요인보다 진단에 있어 더 중요하다.

그러나, 외상후 스트레스장애의 의학적 소견에서 알 수 있듯이 상황
(생명을 위협할 정도의 공포를 일으키는 사건), 특정 시간(특정 사건의 명
확한 상황에서 장애의 시작) 및 정신 병리(침입 사고, 특정 장소의 회피)
에 의해서만 진단되는 정신장애가 있으며, 정신 병리적 문제 및 유발 요
인을 함께 고려할 때 적절하게 진단 될 수 있다(Stein et al, 2011). 이 유
형의 또 다른 장애는 PTSD와 유사한 PTED이다. 두 질환 모두 정신병리
학적 핵심 증상은 침입 사고, 과각성, 무감동 및 회피다. 핵심 감정은 단
순히 분노가 아니라 자신과 환경에 대한 울분과 공격성이다. 이를 발생시
키는 것은 "필수적으로" 유발 자극이 있어야 하는 것이 아니라 기본 가정
(zentraler grundannahmen; 세계관, 중심 가정, 핵심적인 세계에 대한 믿
음: 역자)이 내면에 있는 환자를 불의, 경멸, 모욕 및 울분의 경험으로
이끄는 "상황적" 자극이다. 또한 여기서 환자가 치명적인 경험이나 관련
된 상황 또는 사람과 대면할 때 격렬한 정서 반응이 일어난다. 중요한 점
은 PTSD와 마찬가지로 환자의 증상은 외부 자극에 의해 반복적이고 갑작
스럽게 촉발되고 부정적인 감정의 영구적인 재활성화로 인해 그 사건에
서 벗어날 수 없다는 것이다.

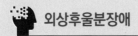

외상후울분장애

예시 1

42세의 우울증 진단을 받은 여성 환자는 정신건강의학과 진료를 보게 되었다. 최신 유행 스타일의 옷을 입고 있는 여성은 눈 주위에 짙은 다크 서클을 띠고 슬픈 표정을 짓고 있었다.

먼저, 그녀는 신체화 증상을 동반한 우울증과 관련된 이야기를 하였다. 기분이 우울하고 때로 절망적인 느낌을 가지며, 의욕은 줄어들고 수면의 어려움을 호소하였다.

그러나 우울장애와는 달리 울분, 원한, 수치심, 분노, 당혹감 등을 동반한 격렬한 정서 반응을 보였는데, 특히 결혼 생활을 언급할 때 더욱 그러한 모습을 나타냈다. 하지만 다른 문제에 대하여 이야기하거나 주의가 다른 곳으로 돌려지면, 그녀는 안정된 정서 상태로 변할 뿐 아니라 유쾌해 하기도 하고 더 나아가 활기찬 모습까지 보여주었다.

환자는 발달력상 별다른 문제가 없었으며 정상적으로 학교 교육을 받았고 특별한 심리적 트라우마 역시 없었다. 아동과 청소년기를 적절히 양육 받은 시절로 기억 하였으며 그 시절 이후 삶은 아이들과의 가정 생활과 직장생활이 중심이 되었다. 환자는 학창시절부터 현재 남편과 교제하여 왔고 비교적 이른 나이에 결혼하게 되었다. 서로가 처음이자 유일한 연인 관계였으며 가족과의 생활과 건강한 부부관계를 항상 중요하게 여겼고, 가족을 다른 관심사와 사회생활보다 우선적으로 생각하였다. 그녀는 졸업 후 잠시 쉰 이후 파트 타임 일을 계속 해왔지만, 직장 일은 그녀의 가족을 위해서 후순위로 밀려나 있었다("내가 경력을 쌓고 다른 것에 전념하면 시간이 별로 남지 않아요"). 처음

15년 동안, 부부 사이와 결혼 생활은 매우 만족스러웠다.

2년 전, 남편은 전도유망한 새로운 직업을 가졌고 이로 인하여 매우 바쁜 시간을 보냈다. 그녀는 그를 전보다 더 많이 지지하고 내조했다. 몇 주 후, 남편은 새로운 동료들과 일뿐만 아니라 취미 활동도 같이 하였고, 이후에 그녀는 우연히 남편이 가지고 있는 열정에 찬 내용의 편지를 발견하게 되었다. 남편이 상당히 젊은 여성 동료와 성적인 관계를 시작했고, 둘의 관계가 매우 밀착해 있음을 보여주는 편지였다.

이 순간 "세상이 무너져 내렸다". 결혼 생활 중에 남편이 자신을 배신하는 행동을 하고 모욕감을 준 것에 절망하고 고통스러워 했고 분개했다("내가 우리 가족을 위해 어떻게 희생했는데!"). 특히 부당하게 생각하고 상처받은 것은, 그녀가 모든 것을 헌신했음에도 자신에 대해 "같이 사는 별 볼일 없는 인간"을 이해한다는 식의 말을 내연녀에게 표현했다는 사실에 있었다. 남편을 위해 모든 일을 하였고, 자신의 일은 언제나 남편의 후순위에 있었다. 그런 그녀를 다른 사람에게 "이해해준다"는 식으로 말한 것을 심한 불의와 모욕, 경멸 및 비하로 느껴졌다. 특히 고통스럽게 한 것은 그가 신뢰를 위반한 것뿐만 아니라 그녀가 남편에게 "완전히 등돌린 것"에 대한 말도 안되는 비난이었다. 삶의 모든 계획과 그녀에게 중요한 모든 것이 파괴되었다. 2년 전 편지가 발견된 이후로 남편은 가정을 떠나 따로 집을 얻었고, 지금 그 여성과 살고 있다. 그는 여전히 "자녀와 가족에게 상처 주지 않기 위해" 헤어지지 않은 것처럼 연기하고 있다.

사건 이후, 환자는 분노, 괴로움 및 절망스런 감정으로 하루에도 여러 시간 동안 생각 속에 빠져 있었다. 자주 눈물 짓고, 무언가에 집중하는 것을 힘들어 했으며, 식욕은 떨어지고 상당한 체중 감소뿐만 아니라 뚜렷한 감정 기복을 겪었다.

특히 결혼 생활이나 남편을 생각할 때 기분은 현저히 가라앉았다. 그의 어떤 것도 용서할 수 없었고 의도적으로 갈등을 일으킬 말한 상황을 생각하였으며, 쓰라린 굴욕감도 느꼈다("내가 그를 볼 때면 모든 추억이 괴로움과 함께 떠오른다. 나는 완전히 평정을 잃었다 ..."). 반면에, 그녀는 자신을 심하게 비난한다("내가 그에게 충분히 잘하지 못 한 것은 아닐까요?"). 그녀는 남편과 내연녀에게 폭력적인 복수에 대한 생각을 가지고 있었다. 심지어 그녀의 삶의 원칙에 위배된다고 해도 자신 역시 간통을 저지르고, 남편 직장의 모든 직원 앞에서 남편의 행위를 밝혀 남편을 곤란하게 만들거나 평생 동안 그를 괴롭게 할 "가혹한 이혼 소송"을 시작할 생각을 하였다. 그녀는 거리에서 남편의 내연녀와 외모가 비슷한 여성을 볼 때면 정서적으로 격렬한 흥분 상태에 빠지거나, 이름조차 모르는 그 내연녀에게 신체적 공격을 가하는 것을 상상할 정도로 분노에 빠지곤 했다. 그녀는 이미 언어적으로 또는 따귀를 때리는 행동을 통해 신체적으로 남편을 공격했다. 이후, 그녀는 남편이 저지른 일을 친구들이 알아챌 것에 대한 두려움에 부끄러움을 느끼며 사회적인 관계를 중단했다. 그러한 일이 없었더라면 가족이 행복하게 살아가는 이야기를 친구들에게 이야기하며 지냈을 것이다. 그녀는 남편과 내연녀를 잠시라도 보지 않으려고 집을 거의 떠나지 않았다. 그녀가 혼란스러움에 빠져있지 않거나 땅거미가 내릴 때쯤이면 전등을 켜고 나서 남편의 새 여자의 차를 부수거나 집에 불을 지르는 상상을 한다. 또한 모든 것을 버리고 떠나는 것이 더 낫지 않을까 몇 번이고 생각하기도 했는데, 그러면 이 모든 것이 끝나고 남편은 자신이 저지른 짓을 직면할 수 있지 않을까 하는 생각을 가지는 것이다.

2. PTED의 정의 및 진단 기준

PTED는 일상 생활에서 일어나는 사건에 대한 병리적 반응이다(Linden et al., 2008). 유발 인자는 삶의 일반적인 부정적 사건이지만, 특히 개인적인 모욕이 동반된 이혼 또는 해고와 같이 핵심 가치 또는 소위 "인지 기본 가정"의 훼손과 비방이 수반되게 된다. 결과적으로, 영향을 받은 사람들은 오랫동안 지속되는 분명한 울분을 겪게 되므로, 이것을 "외상후 울분"이라고 통칭한다.

이 장애는 이전의 유발 사건으로 인한 "외상"이 아니라 시간적 전개에 따라서 나타나게 된다. 사건이 있기 전에는 건강했다. 사건을 겪고 나서 바로 고통을 느끼고 심각한 손상을 받게 된다. 이러한 일은 자동차 사고로 인한 PTSD로 고통을 겪게 되는 일에서도 가능하며, 겉보기에 정상적인 사건이지만 그의 인지 기본 가정이 훼손 되는 사건에서도 발생할 수 있다.

≫ 모욕과 위협

특유의 증상은 침입 사고이지만 사건과 관련된 상황이나 사물을 회피한다는 점에서 PTED와 PTSD의 유사성이 있다. 치명적인 사건을 떠올리며 자살 행위, 지속적인 무기력, 의욕 상실, 그리고 종종 공격판타지 등 정서적 이탈이 나타난다. 우울증과는 달리, 산만하지만 복수 판타지가 시작되면 기분과 동조되는 의욕을 보이며 심지어 적극적인 정서를 나타내기도 한다. 주요 증상으로 환자는 여러 가지 다른 정신 병리적 증상과 함께 임상적으로 뚜렷하고 오래 지속되는 울분이 특징적인 질병 양상이다.

PTED의 진단 기준

A. 핵심 기준

1. 하나의 심각한 부정적 생활 사건의 확인, 이 사건이 즉각적인 정신장애를 발병시킴

2. 이 생활 사건을 알고 있으며 자신의 상태를 사건의 직접적이고 지속적인 결과로 봄

3. 치명적인 삶의 사건을 "부당함" 또는 비방 및 모욕적인 것으로 경험

4. 사건이 생각 날 때 울분과 흥분으로 반응

5. 사건에 대한 반복적인 침입 사고로 고통 받음

B. 추가 증상

1. 영구적으로 저하된 기분을 겪음, 불쾌감-공격성-우울감이 지배적 정서이며 신체화를 동반한 우울장애를 연상시킴

2. 정서적 활기는 손상되지 않음, 다른 곳에 집중하거나 복수의 생각으로 미소 지을 때는 정상적인 정서를 보여줄 수 있음

3. 의욕은 감소하거나 차단됨. 의욕은 억제 되는 것이 아니라, 원하지 않는 상태에서 감소된 의욕이 지속되는 상태

4. 자신을 희생자로 생각

5. 무력감을 경험하며, 사건이나 원인에 대처할 수 있다고 생각하지 않음

6. 사건 발생을 예방하지 않거나 피할 수 없었던 자신을 비난함

---

7. 자신이 하는 행동에 대하여 "상관없다"고 하며 자신의 상처를 치료하기 원하는지에 대해서도 알지 못한다고 말함

8. 수면장애, 식욕 부진 또는 통증 등 다수의 비특이적 신체증상을 겪음

9. 치명적인 사건이 발생된 장소 또는 가해자와 밀접하게 관련된 공포증 증상을 보고함

10. 삶에 대한 염세적 생각이나 자살 생각으로 고통 받음

11. 복수, 공격판타지 또는 구체적인 자살에 대한 반복적인 생각을 가짐

D. 현재의 문제를 설명할 수 있는 심각한 사건이 일어나기 1년 전에 명백한 정신장애가 없었음, 현재 상태는 기존 정신 질환의 재발이 아님

E. 장애는 사회 및 직업뿐만 아니라 다른 중요한 삶의 영역에서 임상적으로 의미 있는 스트레스 또는 장애를 유발

F. 장애 기간은 6개월 이상 지속됨

PTED의 질병 여부는 유발 사건에 있는 것이 아니라, 병리적 반응, 즉 정신 병리의 성격 및 중증도 또는 그 결과로 나타나는 기능, 능력 및 사회생활 문제로 판단한다. 자동차 사고 경험이 PTSD를 진단하기에 충분하지 않은 것처럼 사망, 이혼, 해고 등도 인간의 삶에 속하며 그것이 상황을 부정적으로 악화시킨다 하여도 "건강한 고통(Linden, 2013)"이 있듯이 그 자체만으로는 PTED의 진단을 정당화 시킬 수는 없다. 인간은 심리적 회복탄력성을 발휘할 수 있는 능력을 갖추고 있기 때문에 사건에 대처할 수 있다. 질병이 언급될 때는 영구적인 정신 병리적 이상이 있을 때만 가능하다. 현재 질병의 국제 통계학적 분류에 따르면, 비정상적인 경험

반응의 특수한 형태는 F 43.8에서 찾을 수 있는데 극심한 스트레스에 대한 특정 반응에 해당한다.

ICD-10에 따른 PTED의 분류

ICD-10에 따라 PTED는 "심한 스트레스에 대한 기타 반응"으로 F43.8 의 하위 분류이다. 즉, 여기에 특정 울분 반응이 분류된다.

---

3. PTED 감별진단

1) 침입 사고, 우울 및 관련 증상과의 차이

기억이 감정과 관련되어 있다는 것은 기본적인 심리학적 지식으로, 종종 실제 사건과 같은 영향을 준다고 알려져 있다. PTED 환자가 더 이상 어떤 일이 있었는지 기억하지 못하거나 사건을 단순히 잊어버리고 평소처럼 일을 한다면 문제는 없을 것이다. 프리드리히 III세 황제(1415~1493)의 명언 "바꿀 수 없는 것을 망각하는 자는 행복한 사람이다"라는 말처럼 잊어버린다는 것은 심리적으로 매우 유익할 수 있다. 오페라 박쥐를 작곡한 요한 스트라우스 또한 이를 강조하였다. 이런 관점에서, PTSD 또는 PTED의 진단은 개인이 부정적인 것을 경험했는지 여부가아니라, 그 경험이 여전히 좋지 않은 기억으로 남았는지 여부를 중요시

한다. 이런 기억들은 반복적으로 계속 자극되어 고통스러운 감정을 만든다. 즉 좋지 않은 경험을 한 후 그 사건을 잊지 못하고 지속적으로 두려움 속에 있기 때문에 환자들은 기억을 억압하려고 노력한다. 때문에 오히려 생각은 점점 강렬해지고 걷잡을 수 없이 반복적으로 떠오르는데, 이를 "침입 사고"라 한다(Linden, 2013).

≫ 기억의 오류

환자가 소위 외상 또는 생명을 위협 당한 경험이 있는 경우 PTSD가 잠정적으로 진단될 수 있지만 PTED는 고려되지 않는다. 그것은 PTED가 직업적 갈등이나 가족과 관련된 문제에 한정하기 때문이며, 어쩌면 PTED를 유발한 사건은 "정말로 나쁜 것"은 아닐 수 있다. 하지만 과거의 경험이 본질적으로 무엇인가에 따라 진단이 결정되지 않기 때문에 원인에 따른 진단적 가정은 원칙적으로 잘못된 것이다. 중요한 것은 기억과 그것과 관련된 감정의 현재 병리적 지속성이다. 따라서, 치료법은 과거의 사건을 원상태로 되돌리는 것이 아니라, 서술적 개입이나 "재구성"을 통하는 등의 방법으로, 그것을 분노하지 않을 일로 기억하게 하고 무엇보다 과거에 지속적으로 얽매이지 않는 것을 목표로 한다.

PTSD와 PTED 모두 침입 사고와, 삶의 즐거움을 누리지 못하는 것이 핵심적인 특징이기 때문에 감별진단에 있어서 질환의 정신병리학적 증상을 이해하고 유사한 현상과 구별하는 것이 매우 중요하다(Hathaway et al., 2010, Linden, 2013). 이러한 이유로 침입 사고와 혼동하여 오진될 수 있는 몇 가지 현상을 간략하게 설명하겠다.

침입 사고는 비의지적으로 강요되는 기억이고, 공격적인 감정과 함께 동반되며, 따라서 환자가 그것을 밀어내려고 하지만 그 빈도와 강도는 증가한다. 이러한 기억들은 이야기, 이미지, 감각운동적인 형태일 수 있다. 이것은 외부적으로 유발되거나 자발적으로 발생할 수 있다(Laposa & Rector, 2012). 정확한 진단을 돕기 위해 간혹 침입 사고와 혼동되는 몇 가지 심리적 현상을 간략하게 설명하여 보겠다.

침입 사고 기준

- 침입 사고는 오직 과거와만 관련 된다
- 실제 사건이 기억 된다
- 기억은 대부분 추상적이며 비구체적이다. 즉, 이미지, 냄새, 감정 및 명확히 표현되지 않은 이야기로 나타난다
- 기억은 종종 "상태 의존적 기억 왜곡" 상태로 부정확하거나 심지어 왜곡되어 있기도 하다
- 침입은 순식간에 일어나며 내용은 장황하게 길지 않다
- 비자발적으로 파고들며 자동적이어서 "자아 이질적"으로 경험 된다
- 환자는 기억, 내용 및 출현에 대한 통제권이 없다
- 기억은 외부에서 자극되거나 자발적으로 연관되어 나타난다
- 강한 혐오 감정과 연결되어 있다
- 영향을 받는 사람은 그것을 억제하려 시도하고, 동시에 다시 나타날 것을 걱정하며 기다리고 있기 때문에 빈도는 증가한다
- 지속적인 반복을 통해 기억은 점점 더 생생해지고 더 빈번하게 나타난다

❯❯ 다른 진단과의 정신병리학적 차이

침입 사고는 일련의 다른, 때로는 유사한 심리 현상과 구별되어야 한다(Linden 2013, Molds & Holmes, 2011). 이들은 우선, 처음에는 의식적으로 만들어진 "자발적인 기억"이다. 이것은 또한 동반되는 고통스런 감정으로 이어질 수 있다. PTED 환자에게 무슨 일이 일어났는지 설명하도록 요청받을 때도 발생하며, 이후 격렬한 감정이 동반될 수 있다. 한편 "인지 예행(cognitive rehearsal)"은 의식적으로 이루어지며, 이를 통해 어떤 상황을 감각적으로 시연하게 된다. 이것은 후술되는 바와 같이 치료 목적으로 사용되지만 자연적으로도 발생한다. PTED 환자들은 때때로 판타지에 "잠식" 되는데, 예를 들어 공격적인 행동을 하기도 한다. 반면 "걱정"은 인지의 반복과 유사하다. 모든 사람들은 이것을 행하고 있다. 이것은 예방적 해결책을 찾기 위해 초기 단계에서 문제를 식별하고 예측하는 시도다. 이는 일반적인 불안장애에서 중요한 역할을 하지만 PTED에서는 미미한 기능만을 한다. 침입사고는 빠르고 전의식적인 상황 평가를 하는 자동사고와 다른데, 자동사고는 평가와 일치하는 감정을 유발한다. 그것은 환자가 특정 상황에 직면했을 때 PTED에서 발생하며, 이러한 상황은 사건과 관련이 있다. 이와 관련된 것이 "조건 반사"다. 조건화(conditioning)란 교통사고 후 불안을 일으키는 도로의 코너, 혹은 울분 반응을 유발하는 회사 로고와 같이 이러한 감정이 유발되는, 특정 정서와 자극이 -이전에는 중립적인- 단기간 연관되는 것을 의미하며 이에 영향받는 사람은 저항할 수 없다. 그러나 침입 사고나 자동사고와 달리 자극이 필요하다. PTED에서는 또한 "반추"가 반복해서 관찰된다. 이는 되풀이되는 생각이며, 반복되는 생각은 강압적으로 이루어지고 맴돌게 된다. 그러나 과거의 특정 사건과 관련이 없으며, 오히려 전반적으로 부정적인 색채를 띠고 있다. 그것은 또한 걱정처럼 목표 지향적이지 않다. "절망"은 미래 지향적인 부정적인 기대이며, 걱정과는 구별되는, 어떤 것도 할 수 없다는 생각이다. 절망은 PTED에서 흔히 나타나는 현상으로, 숙명론과 관련 있다. PTED에서 또한 중요한 것은 "과대 평가된 관념"이다. 정치나 종교와 같이, 그러한 관념을 가진 사람에게 매우 중요하며, 몰두하게 만들고 때때로 삶의 많은 분야를 그것에 종속시키기도 하는 생각이다. 결과적으로, 사고는 이 주제로 좁혀지고, 매 순간마다 제기되며, 모든 경우에서 그것이 다루어지며 상당히 열정적으로 표현되어 기억될 뿐 아니라 주로 홀로 독백처럼 주장하게 된다. 모욕을 당한 후에는 정당함에 대한 생각이 과대 평가된 관념의 성격을 얻게 된다. 이후 이는 규칙적으로 "거짓"과 연관되어지는데, 즉, 일어나지 않은 사실, 그러나 동기에 있어서는 일어났어야 했던 것에 대한 기억, 설명 및 묘사를 말하게 된다. 거기에는 많은 합리화가 포함되어 있다. 이러한 현상은 정치적 갈등에서 관찰할 수 있는데, 처음부터 결정되어야 할 것과 결과가 무엇인지 분명하며, 이 점에서 모든 논쟁이 돌아가고 적용되어 일치하게 된다. 극단적으로 PTED는 "편집망상"으로 이어질 수 있다. 하지만 그 이름에도 불구하고, 그것은 진정한 의미의 망상이 아니라, 환자는 떠날 수 없는 편집증적 지배관념에서 생각이 영향을 받을 뿐이다. 그것은 선험적 증거나 즉각적인 자아 관계(Ich-Bezug, 망상의 내용이 자신과 관련이 있는 경우를 의미: 역자)와 같은 전형적인 망상의 특징이 빠져있다. 이 편집증은 일반적으로 불의를 경험한 후 질환으로 발전하는 맥락에서 볼 수 있다. 편집망상은 때때로 질병 이름으로도 사용되며 PTED의 감별진단에서 다시 설명될 것이다.

침입형 정신 병리적 증상

▶ **PTED에서 관찰되지만 진단의 기반이 되는 것은 아닌 증상**

- 의도적인 기억(자발적인 기억)
- 인지 예행
- 걱정
- 자동사고
- 조건적 반사
- 반추
- 절망
- 지배관념(과대 평가된 관념)
- 과장증
- 편집증적 사고

▶ **아래는 PTED에서 관찰될 수 없는 증상**

- 망상, 망상적 기억
- 강제적 사고
- 압박 사고
- 플래시백(flashbacks)

PTED에서 침입 사고나 과대평가된 생각과 혼동될 수 있는 관련 증상은 "망상 또는 망상적 기억"이다. 이것은 정신증과 관련된 잘못된 해석 또는 오류다. 망상은 망상 시스템을 참고하여 과거가 다시 재생산되거나 재해석된다. 종종 망상 환자들은 소위 "복식 부기"를 가지고 있는데, 즉 황제의 궁에서 살았다고 주장하며 동시에 그들이 실제로 출생하여 자란 곳을 진술할 수도 있다. 이러한 생각은 항상 환자를 압박하고 있다. "강제적 사고" 또한 압박적인 생각이나 표현이지만 PTED에서 나타나는 증상이 아니다. 그것은 일반적으로 단순한 형태의 성격을 띠며 자아 이질적으로 경험된다. 그것은 기억이 아니지만 종종 "금지된 생각"이기 때문에 항상 침입과 혼동된다. "압박 사고"는 계속해서 떠오르며 압도하는 생각이다. 환자는 아이디어와 이야기로 가득하다. 회상이나 특정 사건을 언급하지 않는다. 이것은 예를 들어 조증에서 볼 수 있다. 마지막으로 PTED에는 "플래시백"도 없다. 이것은 사건에 대한 기억이 아니라, 어떤 기억이 의식에 유발되지 않고 재활성화된 것이다. 이 상태는 예전 LSD 중독 시 색상의 재경험과 같은 단기 가성환각으로 묘사될 수 있다.

2) PTED를 다른 정신장애와 구별하기

PTED 환자는 우울증, 불안, 회피, 상호 관계 문제 또는 신체증상 등 다양한 증상을 호소하기 때문에 상황과 관계없이 모든 증상을 평가하는 표준화 면접을 하면 높은 동반 이환율을 보인다(Linden et al., 2007).

임상 대조군과 비교하여, PTED 환자는 거의 대부분 다른 정신장애의 진단 기준을 충족 시켰다. 가장 흔한 것은 적응장애(66%)였으며, 우울 에피소드(50%), 기분부전(40%), 범불안장애(34%), 사회공포증(18%), 광장 공포증(18%) 그리고 인격장애(16%) 등이 있었다. 이 수치는 PTED와 다른 증상이 중첩된다는 것을 보여 주며 동시에 질환에 따른 반응, 스트레스 반응 또는 적응장애 등에서 이러한 증상 구분의 중요성을 보여준다. 그러나 이 환자들은 많은 질병에 고통 받는 것이 아니라 많은 증상을 가진 단 하나의 질병에 고통 받는 것이다.

≫ 여러 증상의 중첩

기분장애, PTSD, 적응장애 및 불안장애 등의 다양한 증상에도 불구하고, PTED는 독립적인 임상 증후군으로서 다른 정신장애와 구별될 수 있다.

PTED가 지속적으로 심한 증상 호소와 직무능력 상실과 같은 부정적 결과와 관련되기 때문에 필연적으로 이들 환자는 의료 시스템을 많이 이용하게 된다. 일반적으로 우울증에서부터 불안장애, 인격장애, PTSD에 이르기까지 다양한 진단을 받는다. 따라서 철저한 진단을 통해서만 구분이 가능하다.

≫ 감별진단이 명확한 PTED

● 공포증

PTED 환자들은 공포증을 느끼면서 어떤 상황이나 거리 혹은 큰 쇼핑

몰을 피하는 경우가 있다. 그러나 이것은 불안 자체에 의해 생기는 것이 아니라, PTED의 상황과 관련된 부과적인 울분과 관련되어 있는 경우가 많다. 즉 어떤 상황이나 장소에서 "나를 분노케 한 사람을 만날 지도 모른다"라는 이유로 사건과 관련된 환경이나 사람을 피하는 것이다.

 광장 공포증으로 진단된 PTED

55세의 여성 환자는 광장 공포증으로 진단 받았다. 그녀는 집에서 거리로 나가거나 쇼핑을 못하게 되었다. 평생 동안 대형 금속 가공 회사의 사장으로 지내며 "남편에게도 소중한" 여성으로서, 남들이 말하는 성공한 인생을 살았다. 어느 날, 부서장과 가진 회의에서 개인적인 공격과 충돌이 있었다. 모두가 지켜보는 앞에서 그녀는 눈물을 흘렸다. 그 눈물은 수치심과 모욕, 굴욕감을 불러 일으켰으며 자신의 정체성이 무너지는 것으로 경험 되었다. 그녀는 자리에서 일어나 공장을 떠난 이후, 오직 집에서만 지냈다. 당시 천여 명의 직원 중 한 명이라도 마주칠 걱정으로 집을 떠나지 못했다. 자신의 사업장이 있었던 지역을 운전하는 것도 꺼려했다. 이전 직원을 만나거나 직장으로 돌아갈 수 있는지 질문 할 때, 그녀는 매우 격렬하게 흥분하고 방어적인 태도를 보였다.

뉴욕에서 휴가를 보낼 때는, 거리를 거닐 수는 있었지만 혹 뉴욕에 머무르는 회사 직원이 자신을 알아 볼 것을 걱정하여 옷을 평소와 다르게 차려 입었다.

● PTSD

PTSD는 모든 사람이 "특별한 위협"이라 생각하는 상황에서 구체적인 "외상성" 사건과 관련된 침입 사고가 나타난다. 심리학적으로 이것은 "무조건적인" 두려움과 공황을 불러일으키는 자극을 의미한다. 재노출 되거나 회상할 때, 불안 및 과각성을 덜기 위한 조건화 반응 또는 "인지적 예행"이 일어나고, 몰려드는 생각과 이미지를 "밀어내며" 공포 유발 기억이나 자극 및 상황을 피하려는 노력이 발생한다. PTSD는 불안장애로 분류되어 왔으며 기전은 광장 공포증과 동일하여 처음에는 불안을 유발하는 상황이 있다. 두려움을 유발할 수 있는 상황을 피할 수 있는 한 그것은 광장 공포증으로 남아 있게 된다. 기억을 억압하여 불안이 형성되면 PTSD가 발생한다.

PTSD와 PTED 간에는 침입 사고와 상황 또는 대상의 회피가 이를 유발한 사건과 연관된 증상이라는 점에서 평행성이 있다. 치명적인 사건의 기억, 정신신체적 문제 호소, 의욕 감소 등의 정서적 문제도 있다. 그러나 결정적인 차이점은 지배적인 정서의 질이다. PTSD는 광장 공포증과 같이 고전적으로 조건화된 불안 반응이다. 따라서 충동적이고 정서적 색채를 가진 기억으로 인한 회피 행동을 피할 수 없으며 따라서 지속되는 불안과 공황적인 삶으로 이끌리게 된다. 반면에 PTED에서의 괴로움은 두려움에 의해서가 아니라 모욕, 불의, 절망과 울분으로부터 유발된다.

환자는 세상이 자신이 당한 일을 볼 수 있도록 고통을 일으킨 불의에

대해 분명하게 알려지기를 원하고 이를 필요로 한다. 언뜻 보기에 PTSD
로 나타나는 대부분의 사건은 실제로 PTED 사례인데, 실제 유발 인자는
일차적인 불안 유발 상황이 아니라, 그 질환과 관련된 결과와 후속 사건
이기 때문이다.

 PTSD로 오진 된 PTED

환자는 PTSD 진단을 받았다. 그녀는 남자 교도소에서 교도관으로 일하였
는데, 어느 한 수감자가 그녀를 감옥 안으로 끌고 들어갔고 잠시 붙잡혀 있었
다. 결과 환자는 지속적인 불안을 느끼게 되었고, 그 사건이 반복적으로 떠올
랐다.

그녀는 교도관 직무에 돌아가고 싶지 않았으며, 결국 장애가 생겼다고 주장
했다. 보다 상세한 조사에서 그녀는 죄수와 있었던 일을 참혹한 상황으로 받
아들이지는 않았다. 그녀는 자신감에 찬 듯 '내가 그 놈을 잘 다루었다'와 같은
태도를 보였다. 그녀가 비난한 것은 그 사건의 공식적인 처리였다. 여성 교도
관 문제는 정치적 문제로까지 번졌고 직무 규정 위반으로 상급자가 징계를 내
렸다. 그녀는 언론과 인터뷰 후 제재를 당했으며, 상급자와의 대화에서 자신
의 행동이 문제가 있었고 무능하다는 비난을 받았다고 했다. 그녀는 교도관으
로서 정의와 공정성을 믿었을 뿐만 아니라 상사와 동료들과의 관계에서도 자
신을 유능한 공무원으로 생각하며 항상 헌신과 의무를 완수하는 능력 있는 사
람으로 생각했기 때문에 이것을 잔인한 불의와 불공정한 것으로 보았다.

● 적응장애

PTED 및 적응장애는 일반적으로 발병의 중요 원인이 있는 장애이다. 그럼에도 불구하고 많은 차이점이 있다. 좁은 의미의 적응장애는, 단기간 압도하는 사건으로 인한 비정상적인 경험에 대한 반응으로서 정신 질환의 잔여 범주다. 증상은 다른 질병의 기준을 충족시키지 않아야 한다. PTED 환자는 보통의 적응장애(ICD-10, F 43.3)로 분류될 수 없다. 이유는 그들은 항상 다른 장애의 기준에도 부합하기 때문이다. 적응장애는 6개월 후 호전되어야 한다. PTED는 일시적이지 않으며 만성화되는 경향이 있다.

적응장애는 스트레스로 인해 발생할 수 있지만, PTED에서는 부당하고 모욕적으로 여겨지는 사건으로, 환자의 심리적 상처가 중요한 문제가 된다(PTSD의 경우 특정 불안 유발 사건). 적응장애(예: 분리 경험, 애도)의 가능한 원인의 예로 ICD-10에 열거된 사건들 또한 PTED를 일으킬 수 있다. 그러나 여기에서 중요한 것은 사건의 유형이 아니라 원인이 환자에게 경험되고 평가되는 방식이다. PTED에서의 반응은 울분과 모욕이다. 요약하면, PTED는 F43.2의 적응장애가 아니며, F43.1의 PTSD도 아니고, ICD-10, F 43.8에 따라 "심한 스트레스에 대한 기타 반응"의 특정 형태이다.

● 우울증

PTED 환자는 저하된 의욕 때문에 자주 우울증으로 오인된다. 그러나

증오와 분노, 공격성 또는 상처 그리고 부정적 삶에 사로 잡혀있는 울분
장애의 감정 스펙트럼은 우울장애와 관련된 것 이상으로 나타난다.

우울증 환자도 과거의 부정적인 삶의 사건에 대해 종종 불평한다. 그
러나 PTED와는 달리 유발 사건과 관련된 내용 및 시간적 연관성은 없다.
일반적으로 우울증 환자는 특정 시점 및 특별한 스트레스요인보다 지속
적인 인생의 멍에가 더 많다.

그러나 울분장애에서의 괴로움이 무쾌감증의 우울감과는 분명히 다른
감정이라는 것이 무엇보다 중요하다. 이 장애는 정서 조절에 문제가 없
다. 환자가 일시적으로 다른 것에 집중을 할 때면 완전히 정상적인 정서
를 보여준다. 보복의 판타지를 가질 때면 환한 미소를 지을 수도 있다.

● 인격장애

전반적으로 나타나며 지속적으로 품고 있는 역기능적 목표, 상대방에
대한 적의, 자기만족 때문에 이 환자들은 종종 편집성, 수동 공격적, 자
기애적 또는 충동적 인격장애로 나타난다. 극심한 스트레스 이후 인격의
지속적인 변화를 말할 수 있지만(ICD-10 F 62.0), PTED는 고문이나 이와
유사한 극심한 스트레스에 대한 반응이 아니다. 아주 평범한 삶에서의 독
특한 사건에 대한 정상적인 반응이다. 또한, PTED는 "영구적인 인격장
애"가 아니라 치료 가능한 가역적인 질환이다.

감정 상태로서의 울분은 인격적 특성의 항진 또는 인격장애에서 발생
할 수 있는데, 예를 들어 "반사회적 인격" 또는 피해 망상적, 공격적인
인격과 같은 경우다. 그러나 PTED는 이전에 정신 병리적으로 문제되지

않은 사람들에게 발생하는 트라우마성 장애다. 발병 이전에 매우 유능하 거나, 직무 능력이 높거나, 충실하고 신뢰성 있는 사람들은 공포증 또는 PTSD의 형태로 증상이 나타나기도 한다. 강인함 속에서도 우리가 취약 할 수 있다는 것은 사실이다. 일을 하면서 가정에서 또는 다른 사람들을 위해 헌신하고 특정 삶의 영역에 많은 의미를 둔 사람들만이 심각하게 상 처 입거나 전복될 수 있다. 특정 분야나 일에 전념하는 사람들만이 무언 가를 성취할 수 있다. 중요하지 않은 삶의 영역에는 정신적인 힘도 없다. 임상 경험에서 볼 때, "좋은" 사람들은 어떤 조건 하에서 고통스런 반응 을 일으키는 사람들이다. 한편으로 반응적 울분은 적대감이나 세계에 대 한 불신과 같은 부정적 "인격 특성"을 보여줄 수 있다.

● 편집증, 망상장애, 정신 분열형 또는 조현형 장애

편집성 조현병(F 20) 외에도, 편집증과 영구적인 망상장애(ICD 10-F 22) 또는 조현형 장애(F 21)도 고려될 수 있다. 편집증은 지속적이고 고립된 망상이지만, 망상과 PTED와는 달리 외상성 발달이 없으며 일반적으로 정신분열형 장애와 관련이 있다. 이들은 사춘기 후기부터 인식될 수 있는 인격 발달과 관계되고, 불신으로 인한 사회적 철수, 둔화된 정서가 동반 되므로 명확한 감별진단이 필요하다.

환자가 "박해 받는" 환경에 둘러싸이게 되고 제 3자의 음모에 희생당했 다는 생각이 확고하기 때문에 조현병을 감별진단으로 드물게 넣을 수 있 다. 그러나 사고의 와해, 환각 또는 정서적 둔마와 같은 일급 증상은 없 기 때문에 감별은 매우 간단하다.

주요 증상이 망상으로 나타나는 질환들이 있어 각각 별도의 질환 명으로 분리 되지만, 망상 정신증과 달리 인격은 유지된다. 크레펠린(Kraepe-lin)의 생각에 따르면 편집증은 전형적으로 불의한 경험의 연속에서 발생하기 때문에 심인성 질병에 기인한다. 따라서 PTED는 어떤 경우에는 망상성 질환으로 언급될 수도 있다. 그러나, 자기 파괴를 대가로 한 자기 방어, 복수 및 공격을 필요로 하는 울분과 비교하여 망상 증상은 항상 동반되는 증상이 아니다.

3) PTED와 다른 울분 반응과의 차이

불안과 같이 울분은 절망감, 분노 또는 우울증과 같은 다른 부정적인 감정과 종종 결합하기는 하지만, 구별될 수 있는 정상적인 인간 감정이다 (Linden & Maercker, 2011). 역학 자료에 따르면 반응성 울분은 흔한 현상이며 독일 인구의 약 2명 중 1명은 지난 몇 년 동안 이러한 감정을 경험했으며 약 4분의 1은 이미 강렬한 울분을 겪었다(Linden et al., 2007).

그러나 울분의 반응만으로 PTED의 진단을 정당화할 수는 없다. 대부분의 사람들에게 울분은 일시적이고 관리하기 쉬운 상태다. 불안이나 다른 감정적 상태와 마찬가지로, 울분은 강도와 지속 시간이 증가할 수도 있다. 이것은 자기 결정의 한계와 일상생활의 관리에 상당한 장애를 초래할 수 있다. 따라서 불안과 마찬가지로, 울분은 피해자와 그의 사회적 환경에 큰 고통을 가져올 수 있는 차원의 현상으로 이해되어야 한다.

원칙적으로 4가지 유형의 울분 상태를 구별해야 한다.

① 울분에 민감한 인격(Embitterment prone personality): 이 사람들은 특별히 촉발시키는 사건 없이 울분을 느끼게 된다. 분노, 공격성 또는 두려움 성향의 성격을 가지고 있어("씩씩거리며") 분노에 차서 말할 수도 있다. 이들은 단절되어 있다는 기본적 감정을 가진 사람들이며 세상은 그들에게 부당하다고 생각한다.

② PTED: 단독의 분명한 사건의 결과로 울분이 발생한다. 환자들은 외상 전에 건강했으며 한 순간에 만성적으로 병이 나고 심각한 손상을 받게 되었다.

③ 복합 울분장애: 하나의 사건 대신에, 몇 번의 스트레스가 많은 삶의 사건 속에서 울분이 점점 더하여 시간이 지남에 따라 발전하게 된다.

④ 이차적 울분: 울분은 불안과 비슷한 정상적인 인간의 감정이기 때문에 다른 정신 질환과 관련하여 관찰될 수도 있다. 예는 편집증 또는 자기애적 인격장애다.

정신 신체 재활 클리닉(Linden & Maercker 2011)의 입원 환자에 대한 연구에서, 반응성 울분은 많은 정신장애에서 흔히 수반되는 증상임을 보여주었다. 인격장애 및 적응장애 진단 그룹에서 최고 수준의 반응성 울분이 발견되었다(그림 4-1).

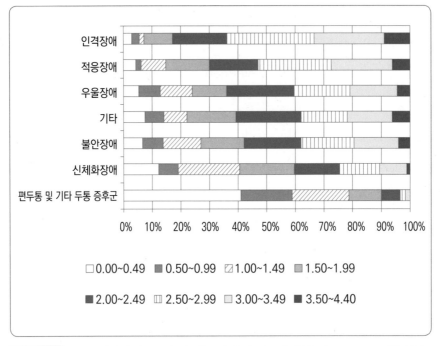

그림 4-1 **진단 집단당 PTED 척도(0에서 4)의 평균 누적 값 분포(N = 1032, 다른 공존 F-진단이 없는 정신장애 환자)**

4) 울분과 공격성

복수와 공격성은 울분의 핵심 요소이므로, 해당 환자는 적절한 판타지를 가지거나 특정 행동을 취할 것으로 예상된다. 누구라도 가해자로 인해 희망도 탈출구도 없는 자신의 상황을 명백히 목도할 때 반발하게 되는 것은 당연한 반응이다. 이것은 알렉산더(Alexander, 1966)에 따르면, 폭력과 자기 파괴의 수용이라는 자포자기적 반응이다. 그러므로 울분에 있는 자의 복수와 공격판타지는 논리적이거나 의도적일 필요성이 없이, 외

158

적으로는 무의미하고 역기능적이며 비생산적인 것처럼 보일 수 있다. 그들은 관련된 사람을 "전 세계"로 포함시킬 수 있고 자살을 일으키거나 광란적 살인(Amok)까지 갈 수 있다. 신문에는 직장 방화, 동거인 살해, 계획된 항공기 테러와 같은 중대한 위법 행위가 정기적으로 기사화 되고 있다.

➤ 울분을 진지하게 받아들이기

정신 신체 재활 클리닉에서 3,300명의 환자를 대상으로 한 연구에서 약 3%가 분노로 고통을 겪었는데, 이는 개인적인 비방(63%), 배신 행위(29.9%), 공개적인 모욕(25.2%), 친족 사망(5.5%), 또는 제 3자에 의한 공격(14.2%) 등이 그 원인이었다. 이 환자들 중 83.5%는 공격판타지를 가지고 있었다. 이들 중 94.3%는 침략자를 직접 공격하고 다른 사람(10.4%) 또는 특정 기관(9.4%)을 직접 공격하려고 했다. 7.9%에서 "내가 너무 어리석었기 때문에"라 하며 공격이 자기 자신에게 향했다. 또한 35.8%의 환자가 파산, 이혼 또는 공개 모욕과 같은 심각한 사건이 터지길 꿈꾸고 있었다. 12.3%는 방화를 일으키거나 재정적으로 손실을 입히는 것과 같은 재산상의 손해를 원했다. 환자의 34.0%만이 판타지에 대해 자발적으로 보고했으며 32.1%는 부끄럽게 생각한다고 응답했다. 70.8%는 판타지에 대해 보고할 때 상당히 감정적으로 흥분하며 반응했으며 46.2%는 미소를 지으며 복수 판타지에 대한 만족감을 보였다. 2.8%는 무엇을 할 것인지에 대한 자세한 개념을 가지고 있었고 17.9%의 치료자들은 상황이 발생할 때 실제 잘못된 행동이 예상된다는 것을 느꼈다. 환자의 31.5%는 자살 판타지를 가지고 있었고, 3.1%는 자살을 생각했다.

이 자료는 복수와 공격이 울분의 일반적인 현상임을 확인한다. 4분의 3이 심각한 개인 상해나 재산 피해를 꿈꾸는 것을 고려하면 판타지는 사소한 것이 아니다. 그러나 이러한 측면은 부끄러움으로 인해 결코 보고되지 않기 때문에 치료자가 신중하게 조사해야 한다. 관련된 사람들이 이러한 생각을 오랫동안 지니고 있다는 점도 중요하다. 결과적으로, 생각은 시간이 지남에 따라 더욱 상세하게 발전할 수 있으며 궁극적으로 무기 조달이나 공격 장소와 기회에 관한 계획이 만들어 질 수 있다. 이것은 자살 행위로 이어지는 자살 판타지와 유사하다. 반면에 오래 지속되는 경과 과정이 외부에서 반응할 기회를 줄 수 있다.

5) 울분과 PTED의 역학

➤ 빈도

이미 언급했듯이, 울분은 일상적인 현상이다. 그림 4-2는 지역 열차 운수 종사자들에 대한 준 역학 조사 결과를 보여준다. 그들 중 거의 절반은 최근 불공정한 사건을 경험을 하였으며 울분이 일어난 경험이 있다고 말한다. 약 20%의 사람들은 치명적인 사건으로 인한 흥분과 지속적인 감정 변화와 함께 강렬한 울분과 반복되는 기억의 회상을 보고한다.

무의미한 느낌, 직업 또는 가족관계에서의 장애, 부정적인 정서, 사회적 철수 및 기분 전환 능력 부재가 동반되는 울분은 약 10%로 보고되고 있고 이 중 심한 경우가 약 2~3%다(Linden et al., 2007a).

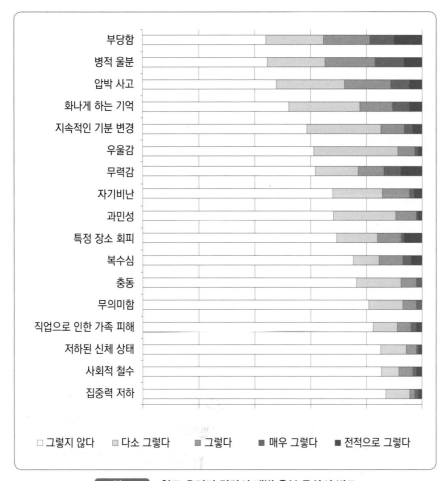

그림 4-2 | 철도 운전자 집단의 개별 울분 증상의 빈도

많은 사람들이 삶의 변화를 겪을 때 발병률이 증가한다. 동독의 붕괴 이후를 그 예로 들어 볼 수 있다. 사람들은 직업, 때로는 가족의 안전망이 깨지고 새로운 환경에 적응해야 했으며, 종종 부당하게 대우를 받았다. PTED 환자 수는 이른바 격변기 후 10년 동안 현저하게 증가했으며, 이 임상 증후군의 초기 묘사도 이어졌다(Linden, 2003). 대기업에서 구조

조정이 진행될 때도 비슷한 모습이 반복된다. "우리" 회사를 위해 여러 세대 동안 일했던 직원은 해고되고 그들이 무엇을 했는지 또는 그들을 부당하게 대했는지 아무도 묻지 않았다. 여기서도 울분 반응의 발생률은 증가했다.

≫ 임상 경과

PTED의 증상은 만성화 경향이 현저하다. 심한 정신장애는 수년간 지속되는 경우가 많으며 장기간의 업무 능력 상실, 현저한 삶의 위축, 장애 및 실업으로 이어진다. 정신 신체 재활 클리닉 관련 환자에 대한 연구에 따르면 진료 받은 PTED 환자 중 31.3%가 이미 2년 이상 울분 증후군을 앓고 있었으며 5년 이상 동안 고통 받은 환자는 12.5%에 달했다(Linden et al., 2007). 치료를 받지 않은 경우, PTED의 예후는 좀 더 좋지 않았다.

4. 장애 이론과 모델

1) 모욕과 불의에 대한 울분 반응

모욕과 정의롭지 않은 상황에서의 울분 반응은, 직관적으로도 부정적으로 경험되어지는 감정이며, 언제나 외부 상황에 그 원인이 있다(Alexander 1966, Znoj 2008, 2011, Linden & Maerker, 2011). 전문적인 훈련을 받지 않아도 두려움이나 분노가 무엇인지 아는 것처럼, 울분이 의미하는 것을 이해할 수 있다. 고통을 호소하는 사람들에 대해서는 오비드 (Ovid)와 소포클레스의 작품에서, 일리아스와 오딧세이의 아약스(Ajax)인 과 같이 고대에서도 이미 기술되어 있었고, 아리스토텔레스는 이것의 감 정 상태의 질을 묘사했다. 구약성서에 따르면 인류의 역사는 고통과 괴로 움으로 시작된다(창세기 4 : 1~16).

> "울분은 화해하기 어려운 것으로, 오랜 시간 분노는 유지된다. 그것은 자 신 안의 흥분을 닫고 보복을 한 후에야 비로소 멈춘다. 보복을 하게 되면 고 통의 감정이 만족의 느낌으로 대체됨으로 흥분을 완화시키기 때문이다. 이 것이 일어나지 않으면 압력이 계속 작용한다. 흥분이 밖으로 빠져나오지 않 으면, 설명하기 쉽진 않지만, 내적으로 흥분이 처리되고 이는 시간이 걸리 게 된다. 이런 종류의 사람은 자신과 가장 친한 친구에게도 무거운 짐이다."
>
> (아리스토텔레스, 니코마코스 윤리학)

울분은 일반적으로 불의, 신뢰의 위반 또는 비하에 반응하여 발생한 다. 사람에게 가해지는 불의 그리고 비하는 공격성의 한 형태다. 전형적 인 반발은 공격적인 항의다. 그러나 그러한 항의에도 부정적인 삶의 사건 이 변화되거나 회복될 수 없다면, 강한 공격성이 나타날 수 있다. 즉 "손 실 입을 것에 관계없이" 반격할 수 있다.

❱ 손실에 상관하지 않는 반격

울분은 부당하거나 비하로 여겨지는 사건에 대한 반응으로서, 항상 과 거 경험과 관련이 있지만, 또한 예측 및 목적과 관련된 감정으로 이해되어야 한다. 목표와 관련된 부분에서, 괴로움은 좌절(가로막힌 목적) 또는 실망(빗나간 목표)을 반영하며, 예측 부분에 있어서는 환자의 미래 사건에 대한 감정적 평가를 알 수 있게 한다(예: 내 치욕을 지울 수 있는 방법은 없다).

 울분의 사례 연구

S씨는 대기업 관리자였다. 그는 모든 일에 헌신적이고 적극적으로 참여하여 능력을 인정받았다. 그러던 어느 날 심각한 문제를 가진 프로젝트를 수행하게 되었는데, 이 과제가 특별한 어려움을 야기 시킬 것이 분명해졌고, S씨는 밤낮으로 프로젝트를 살려내기 위해 문제점을 해결하려 노력했다. 부서장이 발생한 문제에 대한 최종 책임이 있었지만, 프로젝트 미팅에서 그는 "당신이 그 일을 해내지 못한다면, 나는 다른 '괜찮은' 매니저를 구해야 해"라고 말했다. S씨는 격렬한 흥분과 해리 상태를 경험했다. 그는 회사 건물을 나왔지만 집까지 운전해 갈 수도 없는 상태여서 아내의 도움을 받아 귀가해야 했다. 다음날 출근도 하지 않았다. 그는 깊이 상처받았다. 항상 고통스런 불의에 대해 생각하며 무기력감과 무력함을 느꼈다. 그는 의미 없는 법적 투쟁을 시작했다. 투쟁이 성공하지 못하면서, 상사에 대한 증오는 더욱 강해졌다. 그는 폭력적인 생각을 드러내기도 했다. 필요하다면 회사에 불을 지르고 자살을 해서 자신이 안식을 얻게 되고, 거기다 수의까지 입게 되면 이 세상이 노동계에 가하는 불의에 대하여 경각심을 가지게 될 것이라는 판타지를 이야기했다.

2) 감정이론의 고려 사항

감정의 인지 이론에 따르면, 감정은 인지 과정과 관련된 결과다(Schere, 2004). 감정은 특정 상황이 의미하는 것에 대한 정신 생리 반응으로 이해된다. 감정 발생을 설명하는 중요한 인지적 요소는 특정상황의 제어 가능성뿐만 아니라 목적과의 적합성이 일치하는가 하는 것이다. 사건의 객관적인 적합성 하에서만 이 사건이 이해되어질 수 있다. 상황이 자신과 관련이 있는 경우에만 감정적 반응을 유발한다. 이 감정적인 반응이 부정적 또는 긍정적으로 되는지는 중요한 사건이 자신의 목표, 희망 및 규범과 일치하거나 그렇지 않은 것으로 평가되는지 여부에 따라 다르다. 목적과 일치하는 사건은 목적의 성취를 촉진하고 긍정적인 감정(예: 기쁨, 자부심 또는 감사)을 유발하면서, 목표 달성을 어렵게 하거나 부정적인 감정(예: 공포, 분노, 실망)을 일으키는 목표 불일치 사건을 미리 방지하기도 한다. 또 사건에 대한 중요한 다른 인식 요소는 사건의 책임과 통제 가능성에 대해 평가하는 것이다. 사건에 대한 통제력과 책임감에 근거해서 그 인과 관계를 찾고 판단하는 것에 따라, 다른 감정이 발생할 수 있다.

따라서 감정은 2단계의 평가 과정의 결과다. 예를 들어, 개인적인 목표가 달성되지 않았지만 그 목표가 중요하다고 판단될 때 수치심이 발생하고, 두 번째 평가 단계에서 이 목표를 달성하지 못했다는 사실은 자신의 실패에 원인이 있다는 인식 과정에 이른다. 인지 감정 이론에 따라, 울분은 다음의 결과로서 발생한다. (a) 위협으로 인식되는 거부 또는 '불의'의 경험; (b) 자원, 인력, 중요한 목표 또는 신체 기능의 상실 그리고

(c) 상황에 대처할 가능성이 적다는 판단.

≫ 복합 감정

플러칙(Plutchik & Hope, 1997, Znoj, 2011)의 개념에 따르면, 울분은 희망 / 절망Hoffnung / Verzweiflung의 직교하는 원형 차원(상황을 바꿀 수 있는가 없는가?)과 내부 / 외부 인과 관계 Verursachung(책임이 나에게 있는지 타인에게 있는지?)로 모델링할 수 있다(그림 4-3).

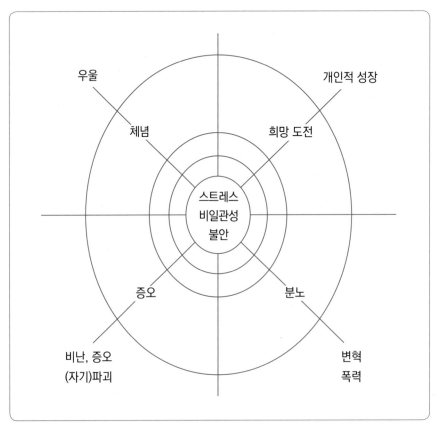

그림 4-3 　관련 감정의 관계에서 울분의 정서심리적 분류 (Znoj, 2011)

(A) 희망(hoffnung), 도전(herausforderung), (B) 분노와 공격(wut und aggression), (C) 소외(entfremdung), 울분과 증오(verbitterung und hass), (D) 체념(Resignation), 죄책감과 우울증(Schuld und Depression). 울분은 공격성과 우울 사이에 있다. 이 범주는 사회적으로 생산적 상황에서 버려진 사람들의 구체적인 반응을 이해하고 외부 문제(다른 사람, 운명)로 그렇게 된 원인을 확인하는 데 도움이 된다.

울분은 연속적이고 상호 얽힌 감정의 마지막 단계로 이해될 수 있다.
얽혀있는 감정들:

- 뭔가 잘못되면, "좌절감"이 사람들을 지배한다.
- 다른 사람에게 잘못이 있으면 "문제"로 떠오른다.
- 그 사람이 다르게 할 수 있었다면, "분노"가 나타난다.
- 다른 사람이 의도적으로 했다면 "공격성"이 만들어진다.
- 자신을 방어할 수 없고 그것에 대해 아무 것도 할 수 없다면, 이것은 "무력감"으로 연결된다.
- 아무 것도 변하지 않는다는 것을 예측 한다면, 이것은 "절망"을 의미한다.
- 또한 다른 사람이 누군가를 비하하는 경우, 그 사람에게는 "모욕"이다.
- 어떤 것이 자신의 삶을 정의하는 매우 중요한 것이라면, "울분"이라는 자기를 파괴시키는 대가를 치르더라도, 필사적인 공격성이 나타나고 여기에는 앞서 언급한 모든 감정이 포함되게 된다.

울분은 불의, 모욕 또는 비하에 대한 반응이다. 경험되는 감정은 공격성과 체념이 뒤섞인 상태에서, 일탈, 저하된 정동, 신체화장애, 충동, 의욕의 상실과 사회적 위축이 동반되는 것을 특징으로 한다.

3) 울분의 기능

감정은 특정 행동 성향이 동반되는데, 이것은 특정 상황을 대처하는 것으로 밝혀졌다. 분노는 보복을, 혐오는 거부를, 불안은 회피의 동기가 된다. 따라서 감정은 사람의 주의를 특정 사건으로 이끄는 동기를 부여하고, 이러한 상황을 극복하기 위한 행동 전략을 제안하고, 생리학적 수준에서 행동하는 것을 돕는 기능을 한다.

진화론적 용어를 쓴다면, 감정은 사회 및 물질세계에서 반복되는 도전을 다루는 기능적 행동 전략으로서 이해될 수 있다. 울분의 기능은 절망적인 상황을 다루기 위한 감정으로 이해될 수 있다. 누군가가 적에 둘러싸여 있고 도망갈 방법이 없는 경우 "무력한" 공격성과 같은 자포자기적 심정에서 자기 파괴적인 두려움 없는 막무가내식 공격은 아주 적절한 반응이다. 공황과 마찬가지로 울분은 최후 수단으로서의 감정으로 묘사 될 수 있다. 모든 힘을 동원해야 하는 비상 반응이다. 공황은 필요하다면 심각한 생명 위협에 이를 정도의 상상할 수 없는 자신의 자원을 동원한다. 생존하기 위해서 말이다. 울분은 적어도 마지막으로 한번은 자신의 결정 하에 압도적인 적을 방어할 수 있게 한다. 어떤 경우에는 그러한 행동으로 상대방을 크게 놀라게 하고 거의 불가능한 완전한 승리를 얻기도 한다. 누군가가 심각하게 불의와, 비하, 공격, 체면이 말이 아닌 상황에 노출 된 경우, 울분은 자기 파괴를 받아들이는 지점까지 모든 세력을 동원하여 저항할 수 있는 마지막 기회다. 이러한 의미에서 울분은 기능적 의미를 지니게 된다.

≫ 극단적인 상황에서 기능, 구명(救命)법

"자기를 파괴시키는 방법으로서의 공격"이라는 울분의 개념은 정신 분석가 알렉산더(Alexander, 1966)에게로 거슬러 올라간다. 일 예로 자신의 모든 금융자원을 결코 해결하지 못할 상황에서 탕진해 버린 노숙자들이 모든 직업 활동을 포기하고 자살까지 하는 경우다. 자해를 보이는 울분과 공격성은 어린이에게서도 관찰될 수 있다. 예를 들어 자신을 제압하는 부모에게 압도당한다고 느낄 때 "눈 내리는 밖에 나가서 얼어 죽어버리겠다"는 판타지나 위협에 이를 수 있다. 다른 예로, 자녀가 12시에 문을 여는 상점에 가지 못하게 하면, 아이는 상점에 결국 가게 되더라도 오후 2시에는 "전혀"가고 싶지 않다고 말할 수 있다. 하인리히 폰 클라이스(Heinrich von Kleist)의 소설『미카엘 콜하스』에서는 불의와 모욕이 공격성으로 발전하는 과정을 보여주는 문학적 인물이 기술되어 있다. 그것은 실화에 바탕을 두고 있다. 쾰른에서 비영리 상인 한스 콜하제가 살았다. 1532년 그는 융커 당원 귄터 폰 차슈비츠의 명령 하에 비텐베르크에서 라이프치히로 가는 길에서 두 마리의 말을 도난당했다. 성실하게 납세하고 주위로부터 인정받는 시민으로서 그는 법정에 나갔다. 법원에서 그는 귀족 신분의 판사들 앞에서 역시 귀족이었던 가해자에 대항했으나 어떠한 정당한 결과도 얻지 못했고 이는 콜하제의 마음에 상처가 되어 불의로서 경험되어졌다. 이에 대한 반격으로서, 그는 복수와 정의를 내세우며 행동하기 시작했고, 그 과정에서 비텐베르크시를 불태웠으며 마침내 브란덴부르크 왕자 요아힘 II세의 현금 수송단을 공격했다. 그에게 병리적인 어떠한 것이 진행 되었다는 것을 보여주는 것은, 그가 은신처를 찾지도 않고, 획득한 은화로 새로운 말을 사지 않았으며 베를린 기념관 남서쪽의 콜 하센 브뤼크마을 하벨 다리에서 겪은 불의에 대한 보복을 계속 실행하며 보냈다는 사실에서 알 수 있다. 그는 1544년 3월 22일 베를린 게오르겐터에서 사망했다. 이 예는 불의의 경험과 무력감, 결국에는 역기능적인 공격성 사이의 관계를 보여주는데, 돈을 빼앗아서 멀리 던져 버리고 마는, 완전히 정신 나간 듯한 행동을 보여준다.

≫ 복수를 통해서라도 변하고자 하는 울분

울분은 또한 강한 사회적 호소력을 가지고 있다. 감정은 자신의 상태를 외부에 알리고 다른 사람과 상호 보완적인 반응을 일으킴으로써 대인관계를 조절한다. 장난감으로 인한 갈등으로 감정을 표현하는 어린이는 분노 또는 슬픔과 같은 감정을 나타내지 않는 어린이보다 장난감을 더 자주 가지고 있다. 이런 의미에서 울분에 있는 사람들은 세상 사람들이 자신을 얼마나 고약하고 또는 부당하게 대우했는지 알아주기를 바라고 있다. 그들은 심지어 도움을 거절하기까지 하는 경우가 종종 있는데, 부당한 행위가 무효화된다고 인식하기 때문이다. 울분에 있는 사람들은 그들의 경험이 외부에 귀인하게 된다. 그들은 다른 사람들의 행동에서 원인을 찾고 다른 사람들의 변화에 의해 개선될 것으로 기대한다. 직장으로의 복직, 배우자가 돌아오거나, 자신을 공격한 사람이 정죄 당하는 것. 낙담한 사람들의 경우, "죄책감의 초점"은 분명히 외부로 향하게 된다. 따라서 환자는 실제 문제가 더 이상 과거의 결정적 사건이 아니라 지속되는 울분 반응이라는 것을 인식할 수 없다. 종종 그들은 치료자가 아니라 사법부에 의지한다. 분명한 상황의 명백한 설명과 전문적 도움에 대한 적극적인 회피는, 심각한 불안장애와 달리, 병리적 특성이 뚜렷한 울분이 정신과 진료 및 심리 치료에서 매우 지연되어 인식되는 한 가지 이유다.

> 울분을 겪는 사람들은 그 원인과, 정의를 위해 무엇을 해야 하는지에 대해 명확한 생각을 가지고 있다. 그들은 문제가 그들 자신의 내적인 반응과 정서적 경직성이라는 것을 거의 알지 못한다. 울분은 복잡하고 잠재적으로 위험한 감정의 혼합이다. 정의와 만족감에 대한 강한 욕망으로 울분에 찬 사람이 복수를 실행하여 자신의 증오를 해소할 수 있다.

4) 기본 원칙 위반

울분의 특징은 이혼이나 해고와 같이 개인에게 부정적이긴 하지만 비교적 흔한 삶의 사건의 결과로 생긴다(Baures, 1996). 하지만 모든 개인이 PTED를 겪지는 않기 때문에, 어떤 개인이 어떤 이유와 어떤 조건에서 PTED라는 병리현상을 보이는지를 생각해 볼 필요가 있다. 심각한 삶의 사건들은 언제나 공포, 불확실성, 삶의 방향 감각 상실, 분노 또는 기분장애와 같은 부정적인 감정 상태를 유발한다. 또한, 성격상 병리적인 감정을 유발할 수 있는 비정상적 또는 외상적 사건이 있는데, 다시 말해 침범된 사람과 환경에 큰 고통을 동반하며 상당한 영향을 끼치는 상황을 말한다. 예를 들어 극단적인 불안감을 유발하는 강력한 위협적인 경험이 이에 해당되는데, 점차 사라지는 것이 아니라 PTSD의 형태로 지속되게 된다. "외상적" 사건의 또 다른 형태는 "핵심 기본 가정"(Janoff-Bulman, 1989, Magwaza, 1999)을 위반하는 사건이다. "기본 가정"이란 용어는 우리의 경험과 통제를 구조화하고 우리의 행동과 인식에 영향을 미치는 인지적 참조 시스템을 의미한다. 여기에는 자기, 환경 및 상호 관계에 대한 추상적 가정이 포함된다. 그것은 우리 자신, 다른 사람과 세계에 대한 기본적인 신뢰를 발전시키고 유지할 수 있게 한다. 그것은 의문의 여지가 없으며 긍정적인 감정과 관련이 있다. 이러한 "기본 신념", "기본 개념" 또는 "세계관"은 개인에게, 심지어 사회적으로도 중요하다.

▶ 기본 가정은 행동을 조절하고 정체성을 생성

기본 가정은 언어와 같이 5살에서 20살 사이에 문화적으로 전달된다. 이 기간 동안 바이에른사람, 영국인 또는 중국인으로 성장한 사람은 평생 동안 이러한 특성이 사라질 수 없다. 이것은 특정 지역의 억양을 포함한 "모국어"뿐만 아니라 가정, 학교, 청소년 단체 또는 텔레비전으로 전달되는 "자국의 문화"로서, 세계관 또는 기본 가정으로 설명된다. 기본 가정은 일생 동안 일관되게 대처하는 방식으로 사용된다. '품위 있고 신을 두려워하는 사람은 근면하고 검소한 사람'이라는 생각이 "심겨진" 사람은 작은 집에서 살며 아이들과 동물원에 갈 때 낭비하지 않기 위해 음식을 집에서 준비한다. 사회적으로 중재된 현상으로서의 기본 가정은 또한 집단 정체성을 형성한다(예를 들면, 알라 신앙과 기독교 신앙의 차이, 영국국가 대표팀과 독일 국가 대표팀의 차이). 그것은 세대 간 매개된 현상이기 때문에, 조부모들이 독일에서 태어나고 자랐지만, 터키 출신이기 때문에 "터키인"이라고 느끼는 이유를 설명한다. 제네바와 그르노블에 있는 사람들의 차이점은 언어나 인종이 아니라 기본 가정뿐인데, 이 때문에 어떤 사람은 스위스인으로, 다른 사람은 프랑스인으로 느끼게 된다. 기본 가정으로 인해, 쾰른 사람들은 수세기 동안 대성당을 건설했으며 이스탄불 출신 이민자들이 현재 쾰른에 사원을 짓는 일이 생겨나는 것이다.

≫ 기본 가정: 개인적 사회적 기준

기본 가정과 구체적인 행동 사이의 중재는 "자동사고", 즉 관련된 상황이 어떤 것인지에 대한 판단을 통해 이루어진다. 또한 혹자는 양심과 관련하여 말할 수도 있다. 자신의 기본적인 가정과 일치하는 행동은 긍정적인 정서 경험으로 이어진다. 자신의 기본 신념을 위반하면 부정적 감정이 생긴다. 자신의 삶에서 한 사람의 행동을 결정하고, 모든 사람들을 하나로 묶고, 수세기 동안 문화를 형성하는 심리 상태는 매우 강력하여 그것이 의문시 될 때 폭력적인 반응이 일어날 수밖에 없다. 기본 가정 때문에 북아일랜드나 중동에서처럼 전쟁이 벌어지고 있다. 기본 가정의 방어를 위해 순교자가 나타날 수도 있다.

≫ 격렬한 정서 반응

이런 이유 때문에, 개인의 경우 필요하다면 방어적인 자세를 취하는 것은 이해할 만한 것이다. 기본 가정에 의문을 갖게 만드는 삶의 사건이 발생하면 즉각적으로 그들의 기본 신념을 고수할 수 있다. 자신의 가치관이나 자기 개념과 모순되는 사건과 같이, 기본 가정에 의심이 제기될 때, 문제가 되는 기본 가정들에 대한 생각들을 끈질기게 고수하게 된다. 사건이 무시하기에 너무 중요하고 기존 예측이나 기본 가정에 "동화(Assimilation)"가 가능하지 않거나 사건에 대한 예측이나 기본 가정의 변경 / 조정이 의식적으로나 무의식적으로 거부되는 경우 문제가 생기게 된다. 울분은 삶의 사건에 대해 의문을 제기하거나 부인할 때, 기본 가정을 변호할 필요성과 그렇게 할 수 없는 것 사이의 갈등에서 비롯된다. '기본 가정 위반' 이론은 한 사람에게 진부하게 보이는 사건이 다른 사람에게 깊은 충격과 불안감을 주는 이유를 설명한다. 불의, 모욕 또는 굴욕으로 인식되는 것은 아동기의 사회적 환경을 통해 전달된 개인의 신념과 가치에 달려 있다(Linden, 2013). 누군가 직장 생활에서의 지위의 변화가 있을 때, 승진을 거부하거나, 승진에 정서적으로 영향을 받거나 무관심하게 반응하는 경우도 개인의 기본 가정에 달려 있다. 혼전 순결의 상실이 자살로 이어지는지, 자신의 결정에 따른 유쾌한 일이 되는지 여부는 기본 가정으로만 설명할 수 있다. 기본 개념, 스키마 및 자동사고, 다시 말해 인식은 사물과 사건의 평가를 결정하는데, 이는 인지 치료의 기본 패러다임이다(Beck, 1983, Hautzinger, 2013). 그러므로 사건의 의미는 개인의 가치 태도에 달려 있으며, 그것이 장기간 안정적인 상태로 있다면, 인격 특성으로서 이해될 수 있고 "평가 기준"이 될 수 있다. 사람만큼이나 많은 다른 인지 스키마가 있다(Schwartz, 1997). 그러므로 사건에 대하여 흔히 말하는 "객관성"이 "트라우마 작용"의 정도를 평가하기 위한 기준이 될 수 없다. 외상적이며 병리 수준의 반응으로 이끄는 것이 무엇인지는 개인의 기본 가정에 대한 지식에 의해서만 결정될 수 있다.

5) "정의로운 세계에 대한 믿음"의 심리학

기본 가정은 울분의 맥락에서 매우 중요하고 기본적으로 보편적이고 효과적인 기능을 하는데, 이는 "정의로운 세계에 대한 믿음의 심리학"을 설명 가능하게 한다. 야노프 불만(Janoff-Bulman, 1992)은 세 가지의 보편적이며, 교차 문화적인 기본 가정을 구분하였다. (1) 사람들은 동료 인간과 환경에서 선함을 믿는 경향이 있다. (2) 사람들은 모든 사람이 그 사람이 행한 대로 받을 만한 것을 얻고 긍정적 또는 부정적 사건은 적절한 행동에 의해 통제될 수 있다고 믿는 경향이 있다. (3) 사람들은 자신을 긍정적으로 평가하는 경향이 있다. 이러한 가정은 우리가 예측 가능하고 통제 가능하며 정의로운 것으로 우리의 세계를 경험하는 것에 도움이 된다. 사람들은 우연히 또는 이유 없이 부정적인 사건이 발생했다고 생각하지 않는다. 오히려, 그들은 행동이나 사람의 성격과 그에게 일어난 운명 사이에 의미 있는 관계가 있다고 생각한다. 부정적인 것은 나쁜 성격이나 부정적인 행동으로 인해 특정 사람들에게만 발생한다. 바로 공정하고 예측 가능하고 통제 가능한 세계에 대한 이러한 믿음은 세상을 안전하다고 느끼게 하며 안심할 수 있게 해준다.

≫ 통제감과 사회 기능적 행동

심리학 연구에서 "정의로운 세계에 대한 믿음"(Dalbert, 2011)에 대한 광범위한 연구 결과가 있다. 그것은 개인의 삶의 방식을 특징 짓는 바탕이 되는 기본 심리학이며 사회 결속을 위해 필수 불가결한 전제 조건이다. 정의에 대한 확신은 무의식적인 인지 스키마 또는 암시적 행동의 동기로 이해되어야 하며 이론적인 합리성으로 이해되어서는 안된다. 사람들은 무의식적이며 실존적 욕구를 가지고 있으며, 정의를 믿는 것이 정의를 추구하는 이유가 된다.

정의를 경험하는 것은 자존감에 있어 중요한데, 이는 자신이 진지하게 받아들여지고 사회적 권리가 있는 집단의 일원임을 보여주는 신호이기 때문이다(Bude & Lantermann, 2006, Dalbert, 2011). 불의는 사회적 배제의 한 형태다. 정의감이 강한 사람들은 사법부를 믿고 특히 소송이나 고소 건에서 "법적 불의"가 발생할 때 영향을 받는다. 그들은 또한 시스템이나 행정적 불공정을 주시하거나 인내해야 할 때 심한 어려움을 겪게 된다. 핵심 문장은 "나는 그것을 참을 수 없다. 이것은 옳지 않다. 나는 나의 권리를 가지고 있다."이다. 자격이 없는 사람이 승진하는 것을 볼 때면 그들의 확신은 불안정해진다. 또한 정의에 대한 믿음은 무력감과 공포의 느낌으로부터 자신을 보호하는데, 이는 법원을 의심하거나 법적 권리를 포기하는 것을 어렵게 한다. 기본 가정은 긍정적인 행동이 보상을 받는다고 말하기 때문에, 이러한 사람들은 가족이나 직장에 점점 더 많이 관여하고 따라서 원칙적으로 더 성공적이기도 하지만 궁극적으로 보상이 오지 않는 경우에는 실망감이 커진다.

≫ 인내하기 어려운 불의

불의가 발생하면, 거의 모든 경우 분노로 이어지고 이에 영향 받은 사람들은 정의를 회복하려고 노력할 것이다. 이는 불의한 행위를 경시하거나 그 뒤의 숨겨진 정의를 찾거나 자신의 행동을 보다 비판적으로 판단함으로써 가능한다. 심지어 아이들도 불공정하게 처벌을 받을 때면, 자신의 밝혀지지 않은 그릇된 행위에 대한 정당한 처벌이라고 생각하며 자신을 위로한다. 또 다른 적응적 반응은 용서하는 것인데, 이는 매우 높은 수준의 정의의 형태이다. 그러나 정의를 회복할 수 없다면, 그리고 그것이 장기적으로 중요한 일이라면, 울분이 촉발될 수 있다. 정도에 따라 다르겠지만 직장에서의 부당함, 사회적 분쟁 또는 질병 등에서 불의를 당하면 정의에 대한 믿음에 전반적으로 의문을 제기할 수 있다. 의미 있는 대처가 더 이상 가능하지 않기 때문에 맹목적인 반발이 일어나고 불의는 부당하게 보상된다.

6) 사회적 맥락에서의 불의와 울분

이미 언급했듯이, 기본 가정과 인지 스키마는 문화적으로 결정된다. 그것은 세대에서 세대로 전송되며 대규모의 집단이나 사회의 정체성을 결정 짓는 기본 요소다(Linden & Rutkowsky, 2013). 슈워츠(Schwartz,

1997)는 문화를 특정 집단의 사고, 감정, 행동 패턴의 합으로 정의한다. 따라서 공통 가치, 규칙, 중심 신념 및 스키마는 모든 문화의 핵심을 형성한다. 다른 문화권의 사람들은 서로 다른 기본 가정을 가지고 있다. 이는 문화에 따라 동일한 사건을 개인별로 매우 다르게 평가하고 반응한다는 사실로 이어지게 된다(Biswas-Diener, 2008, Helliwell & Putnam, 2008).

▶ 문화는 기본 가정을 형성

> 기본 가정은 문화에 따라 다르므로, 결혼 전 동정에 대한 태도, 동성애, 순종, 노동 관습 또는 명예와 같이, 같은 사건도 다른 문화 배경에 따라 상당히 다른 것을 의미하면서 개인 및 사회적 반응이 일어날 수 있다.

집단 간 비교는 또한 사회적 틀에 달려있다. 누군가가 자신을 저임금 노동자로 인식하는지의 여부는 다른 사람들이 얼마나 벌고 자신을 누구와 비교하는지에 따라 좌우된다. 사회 비교 이론에 따르면 "기대 수준(Erwartungsniveau)"은 사건을 평가하는 개인의 기준으로 정의된다. 이 기대 수준은 자신과 비슷한 다른 사람이나 그룹과 비교 한 결과로(예를 들어 급여와 관련하여) 다양한 삶의 영역에서 자신의 기대치에 영향을 미친다. 이는 실업률이 높은 지역의 실업자가 실업률이 낮은 지역의 실업자보다 더 만족한다는 경험적 연구 결과에 의해 뒷받침된다(Biswas-Diener, 2008). 이러한 맥락에서 "다중 불일치 이론(Multiple Diskrepanz Theorie)"

또한 중요하다. 다음으로, (1) 성취하기 위해 무엇을 했는가 (2) 관련된 사람들이 소유하고 있는 것 (3) 과거에 했던 것 (4) 미래에 기대하는 것, 등에 대해서 현실이 가능한 한 이와 일치하는 사람들이 만족하게 된다.

▶ 정의의 경험, 불만 수준, 울분

PTED가 개인적 특성에 영향을 받기는 하지만, 실제로 사회적 발생률을 보면 사회가 격변하는 시기에 증가하는 것을 알 수 있다. 비슷한 기본 가정을 가진 사회의 사람들은 비슷한 방식으로 유사한 사건에 반응할 것이다. 기업 폐쇄 또는 동독의 붕괴와 같은 사회적 사건이 많은 사람들에게 비슷한 영향을 준다면 사람들은 유사한 방식으로 반응하게 된다 (Linden, 2013). 이것은 전시에서 PTSD의 발생률 증가와 유사하다. 동독의 붕괴와 동독의 사회적 대변동 이후 인구의 적어도 10%는 심각한 부정적 감정을 다루어야 했으며 인구의 약 3분의 1은 통일에서 자신이 패배자가 되었다고 보았다. 사회주의 체제에서 높은 사회적 지위를 가진 사람들은 갑자기 실업 상태나 택시 운전사가 되었으며, 변화로 인해 삶의 질이 크게 개선될 것으로 기대했던 많은 사람들은 실망하게 되었다. 많은 동독 사람들은 통일 후 10여 년 동안 2등 시민으로 느껴질 수밖에 없었다. 이러한 급격한 변화 직후 정신 질환의 발병률이 증가하지는 않았지만, 다음 몇 년 동안 이전 변화로 인해서 직업이나 개인적인 변화 또는 생애사적 혼란으로 인한 심각한 정신 건강 문제를 호소하는 환자들이 점차로 증가하였다(Linden et al., 2007). 체코 공화국, 서유럽의 터키 이민자 및 이란 이민자, 남아프리카에서도 비슷한 현상이 나타났다.

≫ 울분을 증가시키는 사회의 급변

기본 가정은 개인을 넘어 사회적으로 작용하는 심리 현상이기 때문에 정의와 기본 가정의 위반이 역사나 소문 또는 여론을 통해 전달되어, 사회적으로 존재한다는 것은 놀라운 일이 아니다. 공동체 전체의 사람들이 울분에 처할 수 있기 때문에, 울분은 정치적 자산이 된다(Linden & Rut-kowsky, 2013). 동독인들은 서독인에게, 팔레스타인 사람들은 이스라엘인에게, 가톨릭은 개신교도들에게, 러시아인은 우크라이나인에게, 이민자 자녀는 기존 거주자에게, 그리스인은 독일인에게 불공정한 대우를 받는다고 느끼고 그 반대의 경우도 있다. 그리고 언급된 각각의 경우에 역기능 및 부분적으로 자기 파괴적인 분쟁과 침략이 발생하며, 초기에 직접적으로 영향을 받지 않더라도 결국 개개인도 영향을 받게 된다. 따라서 울분과 그 결과는 개별적인 정신 병리의 문제일 뿐만 아니라 정치적으로도 심각하게 받아들여져야 한다.

5. 외상에서의 회복탄력성(Resilienz) 및 보호 요소

지금까지 부정적인 경험을 통해 사람들이 어떻게 피폐해질 수 있는지에 대해 설명했다. 그러나 또한 이에 대한 보호가 중요하다. 혐오스런 삶의 사건에 저항하는 능력은 "회복탄력성"이라고 불려진다. 질병 경험과 관련하여 우리는 다음과 같은 몇 가지 심리적 차원을 기술할 것이며, 이는 울분과 무력감에 저항하는 방법일 수 있다.

1) 지혜

지혜에 대한 광범위한 과학적 연구가 수년간 있었다. 발테스와 동료들(Baltes & Smith, 1990, Staudinger & Baltes, 1996, Staudinger & Glück, 2011)은 지혜를 "인생 계획, 삶의 방식, 삶의 해석 등 인생의 문제에 대한 전문 지식"으로 정의했다. 지혜는 갈등이나 스트레스 관리를 위한 자원으로 이해될 수 있다. 간단히 말해 지혜는 "해결 불가한 문제를 해결할 수 있는 능력"으로 정의 할 수 있다(Baumann & Linden, 2008). 이 능력은 매일 매일 모든 사람이 필요로 한다. 예를 들어, 가정에서 아픈 아이와 함께 집에 머무를지 직장에 가서 일할지, 값비싼 유기농 제품을 살지 아니면 종자돈을 모으기 위해 저렴한 제품을 살지, 많은 어려움에도 결혼을 해야 할지 아니면 혼자 살지, 모든 문제가 연관되기 때문에 이는 궁극적으로 해결할 수 없는 문제다. 어떠한 경우에도 "적절한 해결책"은 없으며, 그 어떤 경우에도 문제가 되는 일이 발생한다. 어쨌든 모든 사람들이 일상생활을 살아갈 때 부딪히는 삶의 딜레마가 있다. 어떤 사람들은 그것에 고통 받고, 다른 사람들은 그것을 생산적으로 다룬다. 이것은 본질적으로 개인의 역량에 달려 있다. 그러므로 지혜는 삶의 짐을 다루는 데 있어 회복력의 한 요소이다.

≫ 지혜는 해결할 수 없는 문제의 해결책

지혜는 구체적인 상황의 모순에 대처하고 자신과 타인 행동의 결과를 평가할 수 있는 자기 확신 또는 인간 능력이다. 지혜는 복잡한 다차원 정신 능력(Linden, 2013)이다. 치료적으로 관련이 있는 약 12개 하위 차원의 구별이 가능하다. 간단히 말한다면, 세계(사실적 지식, 맥락주의, 가치 상대주의), 타인(관점의 변화, 공감 능력), 자신(상대성의 요구, 자기 상대화, 자기와 거리 두기), 자신의 경험(감정 수용, 유쾌함(행복))과 미래(불확실성에 대한 내성, 지속적인 조망)를 현실적으로 받아들이고 행동에 고려할 수 있다.

지혜의 차원

▶ 세상을 보기

1. 사실과 문제 해결 지식

   문제 및 문제 설정에 대한 일반적이고 구체적인 지식, 문제를 구성하는 요소 및 문제 해결의 가능성

2. 맥락주의

   문제와 다양한 요소가 함께 관련된 상황과 시점에 대한 지식

3. 가치 상대주의

   인생의 다양한 가치와 목적에 대한 지식을 가지고, 소수가 가진 보편적 가치를 간과하지 않으면서, 그들의 가치 체계 내에서 그 사람들 각각을 바라보는 것

▶ 타인을 보기

4. 관점의 변화

   다양한 사람들의 관점에서 문제를 기술할 수 있는 능력

5. 공감

다른 사람의 정서적 경험을 체험할 수 있는 능력

▶ 자기 자신을 보기

6. 문제- 그리고 상대성의 요구

자신의 문제가 세계의 많은 문제와 비교하여 그리 심각하지 않을 수도 있다
는 것을 받아들이는 수용과 겸허함

7. 자기 상대화

자신이 언제나 가장 중요한 것은 아니며 많은 것이 자신의 의지대로 이루어
지지 않으며 자신에게 이익을 주는 대로 돌아가지 않는다는 것을 받아들이
는 능력

8. 자기와의 거리

다른 사람들의 관점에서 자신의 인식과 평가를 이해하는 능력

▶ 자신의 경험 보기

9. 감정 인식과 감정 수용

자신의 감정을 지각하고 받아들이는 능력

10. 정서적 안정과 유머

감정적인 균형에 대한 능력, 상황에 따라 자신의 감정을 조절할 수 있는 능
력, 자신을 바라 보는 능력, 유머로 자신과 자신의 어려움을 바라보는 능력

▶ 미래를 보기

11. 불확실성의 허용

과거, 현재, 미래에 대한 내재적 불확실성에 대한 지식

12. 지속적인 조망

단기적 및 장기적 결과뿐만 아니라 모든 사건 및 행동의 부정적 측면과 긍
정적 측면에 관한 지식

모순될 수도 있음

지혜는 경직되고 독단적이며 융통성 없는 사고방식과 대조될 수 있으며, 따라서 지속되는 지나친 경직성과 부분적으로 양립할 수 없다 (Staudinger & Glück, 2011). 변증법적 사고력, 사회적 또는 실제적 지능과 창의력, 유머와 공감, 또는 자율성과 성장 지향성과 상관관계가 있다. 삶의 경험 수준에서 개인적 고통의 인내와 긍정적인 역할 모델이 연관되어 있다. 따라서 나이 듦에 따라 지혜롭게 된다고 말할 수는 없지만, 나이와 지혜 사이의 상관관계는 어느 정도 논의될 수 있다. 생애 연구는 지혜와 관련된 능력과 현명한 판단은 주로 15세에서 25세 사이에 획득된다는 것을 암시한다. 또한 삶의 문제에 대한 훌륭한 상담자뿐만 아니라 인간 문제를 다루는 경험과도 관련이 있다. 이것은 어떤 직업(변호사, 목사, 심리 치료자) 그룹은 더 높은 수준(평균보다 약간 높은 수준이긴 하지만)에 도달할 수 있다는 것을 의미한다. 특히 지혜와 새로운 경험을 위한 개방성은 높은 상관관계가 보고된다. 지혜와 현명하게 행동하려는 욕구나 공식 교육과는 관련이 없다.

≫ 삶의 만족도를 높여주는 지혜

아르델트(Ardelt, 1997)는 지혜가 삶의 만족도를 예측하는 가장 좋은 지표이며 삶의 만족도에 부정적인 영향을 미치는 연령의 영향을 보상할 수 있음을 발견했다. 연령이 높아질수록 건강, 사회 경제적 지위, 재정적 상태, 환경 또는 사회적 참여보다 지혜가 삶의 만족에 더 큰 영향을 미친다. 이것은 지혜의 기술이 객관적인 삶의 조건보다 삶의 만족을 위해 더 중요하다는 것을 의미한다. 이는 높은 지혜를 가진 사람들이 사건으로부터 내적으로 거리를 두고, 인지 재구조화를 위한 능동적 대처 전략을 사용하여 자신을 안정시키고, 새로운 문제 상황에서 얻은 삶의 경험을 적용할 수 있다는 사실로 설명할 수 있다. "현명하지 않은" 사람들과 달리 "현명한" 사람들은 외부 상황이 아니라 궁극적으로 자신의 반응이 웰빙에 영향을 미친다는 통찰력을 가지고 있다. 마찬가지로, "지혜로운 사람"은 자신 보다 다른 사람들의 행복에 더 관심이 있다.

2) 용서

모욕과 울분은 고통스런 불의와 복수에 대한 열망에 초점을 맞춘다. 그러므로 용서하는 능력은 울분으로부터 보호받을 수 있게 한다. 대부분의 종교는 용서의 중요성을 강조한다. 따라서 구약 성서에서는 "복수는 하느님에게 있다"고 말하며 주기도문에서 모든 그리스도인 기도의 유일한 원칙은 "우리가 용서한 것처럼 우리를 죄에서 용서하여 주옵시고"이다.

용서의 능력은 "용서 심리학"(Wade et al., 2011)이라는 제목 아래 소위

"긍정심리학"이라는 맥락에서 과학적으로 연구되어 왔다. 용서는 우리가 고통 받는 불의에 대하여 할 수 있는 대처 방식의 한 형태로 정의된다. 서로 혼동해서는 안되는데, 우리가 고통당하는 원인인 불의와 용서는 엄격히 구분 되어져야 한다. 용서는 부당한 행동을 참는 것이나 가해자들에게 굴복하는 것이 아니다. 용서는 끔찍한 일을 무시하거나 상대화하는 것을 의미하지 않는다. 때때로 용서나 화해나 망각을 받을 자격도 없는 것이 있다.

나쁜 사건에 대한 반응

- 정당화는 죄책감 없이 나쁜 일이 일어났을 때 발생한다. 당혹스러움에도 불구하고 그것은 받아들여질 것이다.
- 이해한다는 것은 잘못이 있음을 의미하지만, 그것이 어떻게 발생했는지 알고 있음을 말한다. 그럴 때 화가 나지는 않는다.
- 용서는 사람을 비방할 이유는 있지만 그럼에도 불구하고 원망, 복수 및 반격을 하지 않기로 결정하는 것을 의미한다.
- 가해자에게 당신이 용서 받았다는 말을 함으로써 용서는 한 발짝 더 나아가게 된다.
- 사면(Begnadigung)은 용서에 대한 필요성조차 없이, 제재와 처벌을 해제하는 것이다.
- 화해는 잘못한 행동을 하기 전 상태로 돌아간다는 것이다.
- 망각은 일어난 일이 기억되지 않는다는 뜻이며, 더 이상 감정적인 의미가 없다는 것을 말한다.

용서는 사면이나 화해를 가져올 수 있으나 그렇게 할 필요는 없다. 예를 들어, 파트너의 잘못을 용서하는 사람이 그를 정당화할 필요는 없다. 그 또는 그녀는 파트너에게 그것을 알릴 필요가 없으며 확실히 그와 다시 계약할 필요도 없다. 용서는 발생한 일과 자신을 선을 그어 분리하고, 자신에게 발생한 사건에서 떠나, 모든 부정적인 감정에서 벗어나는 것을 의미한다. 이러한 의미에서 용서는 분명 이기적인 것이다. 용서는 불쾌한 감정을 감소시키고 방향을 재정립하게 하기 때문에 가해자가 아닌 희생자에게 도움이 된다.

≫ 용서, 관대함, 변호, 화해

용서는 괴롭힘, 침해 및 모욕을 극복하는 데 중요한 역할을 할 수 있다. 용서 과정에서 희생자는 가해자에 대한 감정, 생각 및 행동의 재구조화를 통해 고통이 완화된다. 이것은 비타협, 울분, 분노 등과 같은 부정적인 감정을 줄이고 사랑, 동정심, 연민, 공감과 같은 긍정적인 감정을 증가시킴으로써 이루어진다.

3) 지능과 문제 해결 능력

일상 생활에서 지성이 높은 사람들은 삶의 문제를 더 잘 처리할 수 있다고 가정한다. 이것은 과학적으로 만장일치의 지지를 받지는 못한다. 클레이톤(Clayton, 1982)에 따르면 지능은 지혜와 마찬가지로 생활 환경에 적응하는 능력이며 용이하게 정보 수집을 하는 역량을 기반으로 한다.

지능은 논리적 사고 능력과 관련되어 있으며 추상적인 문제 해결을 가능하게 한다. 심리학에서 지능은 사람의 정신적 능력을 측정하는 척도로서 확립되어 있다. 그럼에도 불구하고 지능과 성공 또는 삶을 대처하는 능력 간에는 밀접한 상관관계가 없다. 책을 많이 읽었거나 수학적으로 재능이 있다고 꼭 인생에 적응을 잘하는 것은 아니다.

≫ 대처능력을 돕는 실용적인 지능

순수 인지 지능은 실용적 지능 또는 복잡한 문제를 해결할 수 있는 능력이다. 성공적으로 문제를 해결하는 사람은 (1) 체계적인 지식을 얻기 위해 (2) 다음 단계 전에 이전 결과를 평가하고, (3) 반복적으로 반영하고, 지금까지 내린 결정과 전략을 질문한다. 엄격한 의미에서의 문제 해결은 일상적인 문제를 해결하는 데 필요한 모든 능력을 포함한다. 여기에는 자신의 이익을 적절히 주장할 수 있는(전문적인) 지식과 능력도 포함된다. 따라서 높은 수준의 실용적 지능과 좋은 문제 해결 능력은 중요한 순간에 쓰여질 수 있다. 하지만 기능적 해결 방법만을 찾아내어, 울분 반응이 나타나지 않게 하려는 시도일 뿐이다.

4) 감성적 능력

울분은 개인이 부정적인 감정 상태에서 벗어날 수 없다는 것을 의미한다. 때문에 정서적인 지능이 어느 정도 울분에 대한 회복탄력성의 요인이 되는지에 대한 질문도 제기된다. 마이어(Mayer et al., 2004)는 감성지능을 사회적, 실용적 및 개인 지능을 포함하는 보다 광범위한 지능 개념의 일부로 보고 있으며, 그것을 또한 "뜨거운 지성(hot intelligences)"이라고 도 불렀다. 감성 지능은 (1) 자신의 감정을 인식하고 허용하는 능력, (2) 자신의 감정을 제어할 수 있는 능력, (3) 감정을 표현력과 행동으로 변환 하는 능력, (4) 타인의 감정에 공감하는 능력, (5) 이를 바탕으로 감정적 인 관계를 촉진 하고 형성할 수 있어야 한다. 감성 지능과 "감성적 창의 력" 사이에는 겹치는 점이 많다. 감성 지능과 지능은 서로 독립적으로 이 루어져야 한다. 인지 지능은 나이와 반비례 관계가 있지만 감성 지능은 나이와 비례 관계가 있다.

≫ 감정을 조절하는 데 도움이 되는 감성 지능

감성 지능이 높은 사람은 모욕감 같은 혐오 감정을 받아들이곤 한다. 부정적인 감정으로 빠져들지 않고, 감정을 목적 지향적인 행동으로 전환 할 수 있어야 한다. 모욕감 속에 계속 있을 수는 없기 때문이다.

5) 의미 부여와 일관성 감각

지능 개념은 합리성 및 문제 해결 능력에 의존하지만 귀인 개념(Attri-butionskonzepte 원인이 어디에 있는가에 대한 개념 ; 역자)은 평가 및 해 석 과정을 얼마나 성공적으로 다루느냐에 달려있다. 라자루스(Lazarus, 1996)의 "처리과정 스트레스 모델(transaktionalen Stressmodell)"에 따르면, 무언가가 요구되어지는 상황과 이를 대처할 수 있는 역량에 대한 평가가 이루어지면서 그 결과 스트레스는 형성된다. 이러한 연구는 귀인 심리학에서 다루어진다. 특히 중요한 것은 "제어 귀인(Kontrollattributionen)"과 같은 것인데(Lefcourt, 2014, Graham & Folkes, 2014), 사람이 사건을 통제할 수 있다고 생각하는 정도는, 성공 또는 실패의 원인이 자기 내부에 있다고 보는 내부 제어 귀인, 환경에 놓여있다고 보는 외부 제어 귀인으로 구분할 수 있다. 울분의 상태는 외적인 힘에 귀인한다. 반면에, 부정적인 상황에도 의미를 두는 경우에는 자신을 보호하는 효과가 있는 것으로 알려져 있는데, 고문 경험에 대해서도 이러한 태도가 보여질 수 있다.

≫ 의미 부여와 일관성 감각

이러한 맥락에서 안토노브스키(Antonovsky, 1997)의 일관성 모델은 스트레스에 대한 저항력을 증가시키는 요인으로 중요하다.

"일관성의 감각"에는 다음 세 가지가 포함된다. (1) 이해의 감각, 즉 알려지지 않은 자극을 질서 정연하고, 일관되며 구조화된 정보로 처리하는 능력, (2) 처리 감각, 관리 감각. 문제를 다루기 위한 적절한 자원을 가지고 있다는 믿음(도움 또는 더 높은 능력에 대한 믿음 포함), 그리고 마지막으로 (3) 의미 감각(sense of meaningfulness), 또는 인생이 정서적으로 의미 있는 것으로 느껴지는 정도. 이는 인생에서 제기되는 문제와 요구 사항 중 적어도 일부는 가치가 있으며, 그것에 집중하고, 그것에 헌신할 만하며, 우리가 피하고 싶은 짐이라기보다 환영할 만한 도전이라고 생각하는 것이다. 잘 발달된 일관성 감각으로 우리는 요구되는 환경에 유연하게 대응할 수 있다. 질병 건강론(Salutogenese)의 개념에 따르면 잘 발달된 일관성은 신체적 스트레스뿐만 아니라 심리적 스트레스에 대하여 보호 요소가 된다.

6) 도덕

울분은 불의와 규범의 위반, 기본적인 도덕적 가치가 무시됨으로 발생한다. 사람들이 더 이상 가치를 갖지 않거나, 가족, 직업 또는 정치적 목표와 같은 특정 삶의 목표에 전적으로 헌신하지 않는 것이 좋을 것이라고 요구하는 것, 또는 아무것도 신경 쓰지 않으면 더 이상 힘들어질 일도 없을 것이라는 식은 대안이 될 수 없다. 대신, 침해를 당하면 고통스런 반격 이외의 다른 반응을 일으킬 수 있는 이데올로기적이며 도덕적인 시스템이 있는지 질문해야 한다.

》 생명 관리 시스템으로서의 도덕

원칙적으로 도덕성은 삶에 대처하기 위한 규칙 시스템으로 정의될 수 있다(Forgas, 2016). 복잡한 삶의 상황에 대처하는 것은 매우 중요하다. 발달 심리학에서는 옳고 그름이나 선과 악에 대한 판단을 내릴 수 있는 능력, 성적 또는 공격적 충동의 통제와 같이 유혹에 저항하는 능력과 자신을 조절하는 것으로 이해한다. 도덕성은 "도덕적 딜레마" 즉 모순된 규범이 조화되어야 할 때 특히 요구된다.

이런 점에서 모욕적인 상황은 목표와 가치의 전형적인 갈등 상황이다. 필요한 경우 정의는 회복된다. 상응하는 복수를 함으로써. 하지만 아무도 해를 입지 않고 자신의 삶을 질서 정연하게 회복하는 것이 중요하다. "더 높은 도덕적 견지에서" 전반적인 상황을 볼 수 있는 사람은 행동의 모든 선택이 긍정적이거나 부정적 결과를 가지고 있다는 것을 쉽게 인식할 수 있으며, 완전히 만족스러운 해결책이 없다는 점을 이해하고, 비용과 이익에 따라 평가하며, 다른 방법을 알아보지만 결국 선한 것을 원한다면 부정적인 것도 감수해야 한다는 것을 알게 된다.

6. PTED 진단

1) 자기보고식 평가 및 선별 방법

감정적인 괴로움을 기록하는 도구는 노즈(Znoj)의 "베르너 울분양식 (Berner Bitternungsbogen) (BVI)"이다(2008, 2011).

울분의 네 가지 일반적인 측면이 기록되며, (1) 감정적인 괴로움, (2) 성과와 관련된 괴로움 / 노력과 그것이 인지되는 것 / 인정 사이의 주관적으로 감지된 불균형에서의 괴로움, (3) 비관론 / 절망 (4) 인간혐오 / 공격: 부정적 감정, 복수 생각, 타인에 대한 공격성 항목이 있다. 이 항목들은 "인정받지 못함, 절망, 괴로움, 세상에 대한 경멸 및 목표 상실"을 나타낸다. BVI는 다양한 연구 및 모집단에 적용되었으며 훌륭한 정신심리 평가 결과를 보여주었다.

➤ 자기 평가: 장애의 본질 및 심각도

"PTED 척도"는 부정적인 삶의 사건으로 인한 만성적인 울분의 스크리닝 도구로 개발된 19개 항목의 자기 보고형 설문지다(Linden et al., 2009). PTED 척도는 울분 반응을 확인하고 심각성을 평가하는 데 사용할 수 있다. 모든 항목에 대한 응답은 리커트 척도(Likert-Format 질문지에 대해 답변자가 어느정도 동의하는지 숫자로 평가: 역자) (0 = "동의하지 않음"에서 4 = "완전히 동의함")로서 5단계다. PTED 척도를 평가할 때 모든 항목과 평균을 합산한다. 평균 합계 값 ≥ 2.5는 임상적으로 울분 반응이 있음을 나타내는 것으로 판단할 수 있다. 자기 평가 척도의 결과를 해석할 때 임상적 진단을 내릴 수는 없음을 유의해야 한다. 그러나 "임계 값(cut-off)" 이상의 값은 임상적 의미에서 울분 반응의 지표로 간주될 수 있다. PTED의 진단은 PTED에 대한 표준 진단 인터뷰를 바탕으로 한 임상 진료를 통해서만 가능하다.

2) PTED 진단을 위한 표준화된 인터뷰

PTED 진단을 위한 표준화된 인터뷰(Linden et al., 2008)는 PTED의 핵심 기준, 사건에 대한 정서적 반응 및 정신병리 증상에 대해 질문이다. 자기 보고형 설문지와는 달리, 진단적 인터뷰는 환자가 특정 대답을 할 때 그것이 무엇을 의미하는지 명료화 시켜야 한다. PTED에 대한 진단 인터뷰는 숙련된 임상의가 시행해야 한다.

≫ 외부 평가를 통해 감정의 질을 명확하게 함

요점은 실제로 울분이 있는지, 다른 형태의 분노, 혐오감 또는 절망인지 확인하는 것이다. 즉 다양한 맥락에서 발생하는 부정적 감정과 울분을 구분해야 한다. 수치스러운 생각의 침입이나 판타지를 탐구하기 위하여 전문적인 지식이 필요하다. 현재의 상태가 불의와 관련된 하나의 외상성 사건에 의해 촉발되었는지, 현재의 반응이 이전 정신장애의 발현인지 여부를 명확히 해야 한다. 표준화된 인터뷰는 특히 과학적 연구의 맥락에서 진단을 수행할 수 있다. 인터뷰는 일반적인 진단 인터뷰와 통합될 수 있다.

7. PTED 치료

1) 기본적 고려 사항

지속적인 적응장애 및 외상후 울분장애 치료에 상당한 문제를 일으킬 수 있는 여러 가지 특성이 있다.

우선, 영향을 받은 사람들은 자신들을 불행에 이르게 한 외부 조건을 변화시킴으로써 어려움을 해결할 것을 기대한다. 잘못이 없는 사람들은 발생한 문제를 해결할 책임이 없다. 고통을 받은 사람이 발생한 문제를 해결하기 위해 자신을 변화시켜야 한다는 생각은 결국 환자가 원인에 책임이 있다는 말처럼 느껴진다. 치료자는 방문하는 사람들의 행동을 바꾸는 직업적 특성을 가지고 있기 때문에, PTED 환자는 트라우마와 불의를 겪은 후에 심리 치료자보다 변호사를 찾는 경향이 더 크다. 심리 치료자로부터 도움을 얻으려는 가족 구성원의 요청에 이미 그 자체로 불쾌감을 느낀다. 자신의 삶이 "아프다"고 느끼지는 않지만 "손상"되었다고 느낀다.

다음 문제는, 울분의 주요 요소로서, 환자의 숙명론적이고 체념 상태에서의 공격적 태도 때문에 치료가 복잡해지는데, 이는 새로운 삶의 관점을 개발하고 문제를 처리하고 변화시키는 과정을 차단시키며 치료 동기를 가지는 것을 어렵게 한다.

≫ 치료 관계가 치료 목표에 중요

마지막으로, 환자는 때때로 "나에게 한 짓을 세상이 조용히 보고 있다"는 식의 태도를 보이는데, 죄책감을 느끼면서 고소를 하는 것과 같이 자기 자신의 고통은 공격자에 대한 반격이 되어 나타난다. 예를 들어, 환자 자신이 고통스러웠기 때문에 부정한 아내는 그녀의 행동이 얼마나 사악한지 알아야만 한다고 생각한다. 불쾌한 경험을 잊고 새로운 관점으로의 전환은 모든 것이 그렇게 나쁘지만은 않다는 이후의 고백으로 이어진다.

또한, 울분은 본질적으로 정서적으로 영향을 주는 감정 상태이며, 강력한 힘을 지니고 있기 때문에 사람들은 그것에 잠식당해 합리적이고 감정에서 자유로운 행동이 거의 불가능하게 된다.

환자는 자신의 울분에 빠져 있으며, 자기 결정력이 없는 상태인데, 이는 질병이라 말할 수 있는 기준이기도 하다. 환자들은 흘러간 과거에 눈물 지을 가치가 없으며, 앞을 보며 나아가야 한다는 말을 종종 듣는다. 그들은 자신의 환경에 대해 심각하게 잘못 이해하고 있다. 그들은 치료자에게도 같은 것을 기대하며, 치료자가 결국 자신들은 적대적이고 이해할 수 없는 세상에 혼자 있다는 것을 증명하는 적절한 암시를 주기를 기다리게 된다. 환자들은 심지어 증오심을 치료자에게 돌릴 수도 있다.

요약하면, 환자가 치료자를 의심하고 가족들의 치료적 지원을 거부하며 공격적으로 반응하고 절망과 울분의 숙명론적인 부정적 태도로 공격적이며, 자신과 도움을 주는 가족들을 "비꼬며" 또한 냉소적이고 경멸적인 모습을 보이는 것은 이례적인 일이 아니다. 따라서 변화에 대한 의지, 협력하려는 의지 또는 훌륭한 치료적 관계는 치료의 시작을 위한 전제 조건이 아니라 첫 번째 치료 목표이다.

환자가 도움을 청하기 위해 무력한 상태에서 방문하는 경우도 있다. 그러나 이러한 경우조차도 앞서 언급한 문제는 취약한 것으로 남아 있으며 신중한 치료적 판단이 필요하다.

 PTED로 도움을 요청한 환자의 사례

(메일에서 발췌)

제 이름은 K이고, 37살 여자입니다. 제가 어떤 자료를 읽은 후에, 저는 PTED로 고통받는 것 같다고 생각했습니다. 여러 번 자살을 하려고 시도했습니다. 저는 완전히 혼란에 빠질 때까지 제 자신에게 혼잣말을 하곤 했습니다. 저는 지금 끔찍한 상태에 있어요. 제발 도와주세요, 꼭 답장해 주세요!

저는 지금도 도움을 청하는 제 자신의 모습을 믿을 수 없습니다. 외상을 극복할 수 없을지도 모른다는 두려움에 이르렀습니다. 복수심에 대한 끊임없는 생각 때문에 하루에 몇 번이나 복수하는 환상이 저를 사로잡고 있어요. 때때로 최면에 빠진 것 같이 느끼게 되고, 제가 어떻게 살아왔는지 소리치고, 고문이나 살인에 대한 매우 상세한 계획을 세웁니다. 다시 제 마음과 호흡이 안정될 때까지 자신을 흔들어 깨우고 천천히 호흡하고 나서야 현실로 돌아옵니다. 밤에는 악몽으로 잠들 수 없습니다.

저는 결혼한 지 8년 되었습니다. 남편을 진심으로 사랑했어요. 행복한 삶을 위해 모든 일을 했어요. 열심히 노력하여 남편은 예술가로서의 자유로운 삶을 누릴 수 있었습니다. 남편을 위해 희생했습니다. 그런데 그가 다른 사람 때문에 나를 버렸어요. 끔찍한 충격이었습니다. 4개월 후 그는 제게 돌아 왔고 모든 것이 실수라고 말했어요. 3주 후에 그가 여전히 다른 사람과 관계 맺고 있다는 것을 알게 되었습니다. 그는 예전에 가지고 있었던 저에 대한 감정이 더 이상 없다고 말했습니다. 결혼 8주년 기념일에는 "당신은 내게 적합한 사람이 아니야."라고 제게 말했습니다. 그를 위해 모든 것을 다 했지만 이 말을 들은 후에, 저는 망가져 버렸습니다.

저는 약물로 자살시도를 했고, 병원에 가게 되었어요. 심지어 그 때 남편은 전화도 하지 않았습니다. 동시에, 그의 여자 친구는 저희 부부의 침대에서 키스를 하고 있는 사진을 인터넷에 올렸습니다. 여러 번 죽고 싶었지만, 건물에서 뛰어 내리거나 달리는 열차에 제 자신을 던지기에는 겁이 너무 많았어요. 제 친구들은 저를 도우려고 했지만 제 상태를 바꿀 수는 없었습니다. 바에서 우연히 그를 다시 만났을 때 저는 그에게 곧장 다가가 얼굴을 내리쳤습니다. 그 때 제 친구들이 저를 멈추게 했는데 그러지 않았다면 그 자리에서 그를 죽이려고 했을 거예요.

스스로 제가 나쁜 상태에 있다는 것을 알고 있지만 어떻게 이 모든 악몽을 끝낼 수 있는지 몰라요. 3년 동안 울다가 잠이 들고, 반복적으로 살해 위협 편지를 씁니다. 제가 다른 사람들과 이야기하고 겉으로 보기에 침착하게 보이다가도 돌아서서 휴대폰에서 이메일로는 "내가 널 조각 조각 찢어 버릴 때 니가 지르는 소리를 듣고 싶어 못 참겠어. 이 더러운 창녀야."라고 쓰고 있습니다. 그리고 저는 이것을 보낼 때 웃고 있어요. 이에 대해 아무에게도 말하지 않고 있고요. 이 모든 것이 미친 짓인 줄 알지만, 언젠가 이 환상을 실행에 옮길까 두렵습니다. 항상 복수를 꿈꾸며 그가 저만큼 고통 받기를 원해요. 때로 조용한 때에는 제 인생이 어떻게 흘러갈지 궁금합니다. 선생님으로 일하고 싶지만 그럴 때마다 복수심에 가득 차 있는 제 자신을 발견합니다.

지금 새벽 3시 20분이지만 다시 잠들지 못하고 있어요. 직장에 가기 위해 잠자리에 들었어야 하는데. 하지만 3년이 지난 지금도 안정을 취하지 못하고 불면증은 계속되고 흥분과 복수심으로 가득 차 있습니다. 그래서 제 아파트에서 혼자 걸으며 살해 생각에서 저를 진정시키는 방법 밖에는 없어요.

저는 이 상태에 지쳐 있습니다. 이 모든 것을 잊고 싶지만 어떻게 해야 할지 몰라요. 치료자들과 접촉했지만 그들은 나를 위해 아무것도 할 수 없었어요. 이런 일이 더 이상 일어나지 않고 더 이상 두려움과 복수심과 절망감에 휩싸이지 않기 위해 제가 할 수 있는 것을 알고 계시다면 제발 저에게 알려 주세요.

심지어 환자 스스로 동기를 가지고 치료를 원한다고 해도 수치심의 문제가 남는다. 환자의 메일에서 알 수 있듯 환자 자신은 기능적으로 행동하지 않지만 이것이 눈에 띄게 나타나지도 않는다. 공격판타지에 대해 이미 언급했듯이, 그들은 자신들의 감정과 터무니없는 생각 때문에 수치심을 느낀다. 그러므로 환자들은 그들의 실제 경험에 대해 자유롭게 보고하기 어렵다. 대신, 치료자는 환자의 실제 경험이 사회적으로 바람직한 형태로 나타날 것이라 기대해야 한다. 이를 위해서 지속 가능한 치료적 관계를 맺고 실제 있었던 일을 인식하고 처리할 수 있는 치료 역량이 요구된다.

2) 지속 가능한 치료 관계 확립

위에 설명한 상황 때문에, 치료를 위한 우선적인 목표는 낙담한 환자와 안정적이고 지속 가능한 치료 관계를 구축하는 것이다. 치료 작업에 대한 합의가 없으므로, 처음에는 "치료적인" 행동 방식으로 시작하지 않는다. 대신 환자 먼저 사건에 대한 자신의 견해를 제시하도록 격려해야 한다.

처음에는 환자의 고통을 보여주는 환자의 언어를 지지해야 한다. 환자의 마음 상태를 이해하고 있다고 표현해야 한다. 특히 바로 변화의 필요성을 암시하면 안된다. 대신 환자에게 "멈춤"을 허용해야 한다. 치료적인 무조건적 수용 능력이 중요하다. 환자들은 자신의 견해와, 무엇보다도 그들의 행동이 받아들여질 수 없다는 점에서 거절과 오해를 예상한다. 치료자는 먼저 "어떠한 경우에도 환자의 편"에 서야 하며, 고통 당한 상처와 불의를 그와 함께 직면해야 한다. 그는 또한 현재 상황이 살인을 생각할 정도로 복수심을 불러일으켰으며, 이것이 비난 받을 수 있는 일이라도 거부하지 않고 받아들일 수 있어야 한다.

≫ 환자의 관점으로 들어가기

이를 위해 치료자 자신을 이 상황 안으로 넣어보는 것이 유용할 수 있다. 당신이 똑같은 상황에 처해있다면 어떻게 반응할까? 자연스런 반응은 무엇일까? 이 평범한 치료자 자신의 경험을 환자에게 말해주어야 한다.

"이제 그만해요, 당신 말을 들으니, 제가 너무 화가 나요!"

"제가 당신 상황에 처해 있었으면, 난 사장의 차 문을 열쇠로 그어 버렸을텐데!"

"당신 아내가 당신에게 대했던 것처럼 한다면, 죽여버리고 싶을 거에요!"

"직장에 그냥 불질러 버려요!"

환자는 자신의 입장, 고통과 반응을 완전히 이해하고 공유할 수 있으므로 사과하거나 정당화할 필요가 없다는 것을 진정으로 확신하고 경험해야 한다.

3) 중요한 인생 사건에 대한 고찰

　환자가 치료자가 자신을 '이해'하고 있다는 확신을 가진 것으로 판단되면, 다음 단계는 실제로 무슨 일이 있었는지 명확히 하는 것이다. 뭔가 나쁜 일들이 일어났고, 가해자도 있었다. 하지만 이것만으로 그 과정이 어떻게 진행되었는지를 설명할 수 없다. 특히 정확히 어떻게 환자가 '마음의 평정을 잃었는지' 설명하지 못한다. 때문에 증상을 유발시킨 치명적인 삶의 사건을 더 자세히 살펴보고, 울분의 발생, 위기와 처리과정을 상세히 분석하고 이해할 필요가 있다.

　다음 사례 연구는 진단적 문제에 대한 교훈을 준다. 진정한 울분이 무엇인지 한 눈에 알아차리기는 어려운 일이다. 단순히 표면적으로만 살펴본다면, 아래의 환자가 도난 혐의로 화가 났을 수도 있고, 뒤따른 PTSD로 불안이 엄습했을 수도 있으며 자신을 방어하지 못하는 것을 봐서는 이미 적응장애를 가지고 있었을지도 모른다. 사실 상점 관리자의 신뢰 위반이 결정적인 사건이었다. 이 예는 실제로 일어난 일을 이해하고자 하는 경우 그 과정을 얼마나 자세히 살펴봐야 하는 지를 보여준다.

울분을 만든 가장 중요한 유발 요인은 무엇인가?

　환자는 식료품 마켓의 판매원이었다. 그녀가 자신이 일 했던 직장에 대해서 말할 때, 이때까지 침착했던 환자는 극도의 흥분 상태로 반응했다. 눈물을 흘리고, 감정에 휩싸여 표현하며 심지어 공격성도 나타냈다. 그녀는 직장에 다시는 돌아가지 않을 것이라 단언했다. 그녀는 그때의 일을 생각할 때마다 사람들이 어떻게 그런 행동을 할 수 있었는지 이해할 수 없다며 분노하는 모습을 보이고 원망에 차 있기도 했으며 모든 연락을 끊겠다 말하기도 했다. 그녀는 여러 달 동안 실직 상태였고 퇴직을 고민하고 있었다.

환자는 절도 혐의로 기소되어 해고 위협을 받았다고 원망스레 오랫동안 불평했다. 감사관이 식료품점 조사를 하였고, 그녀를 의심했다. 그는 말문이 막혔고 바로 그 자리에 무너져 내릴 것만 같은 생각이 들었다고 한다. 한 마디 말도 하지 않고 상점을 떠났으며 그 이후 아예 회사에 나가지 않았다. 그녀가 전 회사의 광고를 텔레비전에서 볼 때면 흥분하여 더 이상 자신을 통제할 수 없었다.

일련의 과정을 자세히 설명한 후, 환자는 상사의 주장이 그녀에게 정말로 중요하지는 않았다고 말했다. 그녀는 상사가 "얘들은 멍청하게 살고 있다"고 말하는 것을 알 정도로 회사에서 충분히 오래 재직했다. 또한 그 어느 누구도 자신에게 함부로 할 수 없다는 것도 알고 있었다. 그 감사관이 혐의를 증명해야 했을 수도 있었다.

정말로 화나게 한 사실은 마치 그녀가 도둑일 가능성이 있는 듯, 회사의 점장이 그저 서서 한 마디 말도 하지 않았다는 사실이다. 그들은 수년간 함께 일했지만 말이다. 그녀는 자신보다 이 회사에 모든 시간을 쏟아 헌신했고, 누군가를 필요로 할 때는 항상 자신이 달려왔으며, 초과근무를 불평 없이 하면서, 모든 일을 도맡았다. 그녀는 회사가 리더와 다른 직원들이 모든 면에서 서로 긴밀한 관계를 유지하고 서로를 지지하는 공동체라고 믿었다. 그리고 지금, 도움이 필요할 때, 그녀는 버려졌다. 모두가 침묵하고 그녀가 도둑인 것처럼 행동했다. 그녀는 깊이 실망했다.

이 사실을 이야기하면서 울기 시작했다. 동료들에게 매우 화가 났으며 자기 자신에게는 더 많이 화가 나 있었다. 그녀는 이렇게 말했다. "내가 어떻게 이리도 어리석게 착취당할 수 있었을까요? 나는 왜 이렇게 잘 속는 걸까요? 그 회사가 파산해서 모두 실직하게 되었으면 좋겠어요."

충격적인 사건의 정확한 순간에 대하여 질문하는 것이 중요하다. 정신적 외상장애의 한 가지 특징은 부정적인 사건의 경우, 직접적인 시간 순서로 발생한다는 것이다. 환자는 15시 20분까지 완전히 건강하고 유능했으나, 15시 22분부터 만성적인 질환이 발생하면서 관련된 모든 삶이 영향을 받았다. 그래서 이것이 트라우마인 것이다. 그 순간 그녀에게서 숨결을 빼앗아 버린 것이 무엇인지를 명확히 해야 한다.

≫ 쉽게 보고되지 않는 트라우마 사건

그것은 공감을 만드는 것에 관한 것이다. 이것은 동정을 의미하는 것이 아니라 환자의 관점에서 세계가 어떻게 보이는지를 이해하고 이해된 것에 대해 환자에게 피드백을 제공하는 것이다. 공감은 따라서 감정적 동정이나 육감이 아니라 환자의 주관적인 경험을 포함하여 과정을 면밀히 분석한 결과다. 공감은 "이해하다(Verständnis)"를 의미하는 것이 아니라 "파악하다(Verstehen)"를 의미하며, 그와 함께 고통받는 것이 아니라 이해된 것을 전달하는 것이다. 전문적으로 인지 리허설 또는 인지 예행연습을 사용할 수 있다. 처음, 환자는 가능한 구체적이고 그림처럼 상황에 대해 상상하도록 지시 받는다. 한 가지 실수할 수 있는 것은 일어난 사건을 전반적으로 묻는 것이다. 대신 시간과 장소를 지정해야 한다. 인지 고정이 수행되어야 한다. 예를 들면 당시의 공간을 떠올려 보라 한 후 좌석 배열이 어떠한지 묻는다. 과정들을 가능한 자세하게 기술한다. 환자가 내부적으로 붕괴된 순간은 소위 "슬로우 모션 방식"으로 그 부분의 시간을 연장시켜서 더 자세하게 묘사한다. 이 과정에서 생각과 감정을 물어 보아야 한다. 특히 그때 그 순간에 어떤 일이 구체적으로 발생했는지, 그가 어떤 숨을 들이쉬었는지까지도. 전 세계 모든 환자들은 자신의 의견을 고집하는 것을 좋아한다. 따라서 경험한 것을 정상적인 것으로 묘사하는 것이 도움이 된다(예를 들어, 안타깝게도 계속해서 부당한 비난이 되풀이 되는 경우). 그 다음은 훨씬 나쁜 무언가가 나타났음을 명확히 해야 한다(예를 들어, 당신만이 그렇게 격렬하게 반응하지 않았을 것이다! 절대적으로 받아들일 수 없는 끔찍한 것은 무엇이었습니까?).

인지 예행(cognitive rehearsal)을 위한 접근 방법

▶ **"트라우마 당시의 상황으로 돌아가봅시다"**

- 어느 날, 몇 시에 시작되었습니까?
- 당신은 어디에 있었습니까? 그 공간은 어떻게 생겼습니까?
- 당신은 어디에 앉아 있었습니까?
- 실내에 있었다면, 사람들은 방안의 어디에 서로 위치해 있었습니까?

- 누가 무엇을 말했습니까? 당신은 무슨 말을 했습니까? 다른 누군가는 무엇을 말했습니까?

- 대화가 시작될 때 어떤 것을 느꼈습니까?

- 당신을 분노하게 한 결정적인 문장은 무엇이었습니까?

- 그런 일은 유쾌하지 않지만 발생합니다. 그렇다면, 다시, 그 순간 당신이 총에 맞은 것 같은 느낌을 준 그것은 무엇입니까?

- 당신을 이런 식으로 끝나게 한 것이 무엇입니까?

- 그들은 어떻게 반응 했습니까? 당신 기분은 어땠나요?

- 그 후 어떻게 진행 되었습니까?

동시에 환자의 특정 기본 가정과 가치를 탐구해야 한다. 치명적인 삶의 사건이 그 자체로 PTED로 이어지지 않을 수 있지만, 그러한 환자의 핵심 가치와 삶의 계획에 영향을 미친다. 즉 "핵심 믿음"을 훼손한다. 환자에게 사건에서 최악의 상황과 부당함, 굴욕감 및 개인적으로 침해당한 것을 분명히 하는 것이 중요하다. "중요한 삶의 원칙이 훼손 되었다면, 악화되었거나 신뢰를 저버리게 한 것이 무엇입니까?"

4) 침입 사고, 감정, 복수 판타지에 대한 탐색

환자에게 상처를 주고 삶에서 이탈시킨 것이 무엇인지 이해했다면, 이제 치료자는 환자가 어떤 이미지와 기억을 반복적으로 떠올리는지 짐작할 수 있을 것이다. 다음 단계는 환자가 기억 및 침입 사고가 의미하는 것의 중요성을 인식하게 하고 그것을 강조하는 것이다. 첫 번째 단계에서 환자는 "기억의 그림"에서 거리를 두어야만 한다. 침입 사고와 자동 사고는 자아 동조적으로 처음 경험된다. 환자는 기억 과정이 병리의 일부라는 것을 알지 못하고 기억할 뿐이다. 따라서 첫 번째 단계에서 환자에게 외부 또는 자발적으로 얼마나 자주 그러한 기억이 떠오르는지 관찰하도록 한다. 환자는 자신이 그렇게나 자주 기억에 빠지는지 깨닫기 때문에 때때로 이것은 아하 경험(Aha-Erlebnis; 의미와 상관관계가 갑자기 떠올라 이해되는 현상: 역자)으로 인식 된다. 환자는 여기저기에서의 자극으로 인해 굴욕적인 느낌이나 치명적인 사건을 되풀이하여 경험한다. 이것은 회사 로고, 우편함, 거리의 어린이 또는 TV의 영화일 수 있다. 환자에게 그러한 기억을 일으키는 자극을 말해줄 것을 권고해야 한다. 숙제로 침입 사고 횟수 또는 기억을 일으키는 신호의 빈도를 세어보라고 말할 수 있다.

기억, 침입 사고 및 관련된 분노 판타지를 명확히 함

▶ 빈도

- 지난 1시간 동안 사건을 얼마나 자주 생각해야만 했습니까?
- 하루라도 생각나지 않은 날이 있었나요?
- 그 경험을 생각나게 하는 것은 어떤 것이 있습니까? 회사 로고? 텔레비전?

▶ 내용, 수치스럽거나 판타지를 포함

- 당신이 사건을 떠올릴 때 생각과 광경은 어떤 것입니까?

- 저녁에 침대에 누워 불이 꺼지면, 종종 당신은 결코 행동할 수 없는 생각을 하게 됩니다. 그 판타지를 어떻게 생각하세요?

- 당신이 생각해 본 적은 없겠지만, 상상을 해본다면 당신을 공격한 사람에게 무엇을 하고 싶습니까?

- 제가 당신의 입장에 처한다면, 저는 차를 긁고, 불을 지르고, 살인에 대해 생각할 것입니다.

- 당신이 저보다 온화한 사람이라는 것을 저는 알고 있습니다. 하지만 당신을 공격한 사람이 바나나 껍질에 미끄러지는 것을 본다면 어떻게 될까요?

- 당신은 나쁜 생각을 하지 않는 온화한 사람입니까? 저 같은 사람과는 완전히 다른?

▶ 동반되는 감정

- 그것이 생각나면 어떤 일이 일어납니까?

- 지금 그것에 관해 이야기할 때 기분이 어떻습니까?

- 그것에 대해 생각하는 것이 당신에게 얼마나 중요합니까?

- 회사가 파산했다고 상상해 보죠? 기분이 어떻습니까?

- 당시 있었던 일을 생각하면, 자신의 어리석음 때문에 당신 따귀를 때릴 수 있겠습니까?

- 어떻게 해야 할지 생각하면 극심한 무력감이 생깁니까?

- 동료를 길에서 만난다고 상상한다면, 수치심으로 다른 쪽으로 걸어가겠습니까?

다음 단계는 관련된 판타지 이미지의 내용에 대해 질문하는 것이다. 환자가 이미 자발적으로 보고하지 않았다면 이 시점에서 일련의 판타지들을 주의 깊게 탐색해야 한다. 이것들은 종종 사회적으로 용인될 수 없기 때문에 일부 환자들은 이를 무시하려고 한다. 그것이 "정상"이고 치료자를 포함한 모든 사람이 살인 판타지를 가질 수 있음을 분명이 하는 것은 효과 있는 회복의 한 방법이다. 또한 부분적이나마 명백하게 언급되어야 한다. 환자가 난처한 판타지임을 암시할 때 다음과 같이 말하는 것이 도움 된다. "이제 당신이 적어도 복수할 생각을 가져서 기쁘네요. 제가 찬성하는 생각은 아니지만!"

▶ 경험한 것을 보고하는 것의 이점

특히 중요한 것은 관련된 감정을 탐구하는 것이다. 이미 앞에서 설명한 바와 같이, 울분은 고차원적인 감정이다. 매우 부정적이고 고통스럽고 창피한 감정의 집합체다. 부끄러운 느낌, 살해하고 싶은 욕구, 타인에 대하여 예민해지게 되고, 피할 수 없기 때문에 당사자는 고통스럽다. 따라서 환자들은 자신의 감정을 억압하고 물리치려 들거나 부인하려고 한다. 특히, "허용할 수 없는" 감정, 예를 들면 분노, 굴욕 및 복수는 환자 자신의 정체성 또는 도덕심과 양립할 수 없기 때문에 숨겨져 있다. 그러나 이것은 강력한 감정이고 필요한 경우 증폭되어지는 감정이기 때문에 숨기는 것은 불가능하다. 어떤 환자들은 그러한 감정을 부정하기도 한다.

현재의 다양한 감정의 탐색은 치명적이었던 사건에 대한 묘사로 시작된다. 환자의 주관적인 경험 및 지각과 판단뿐만 아니라, 사건에 대한 자세한 설명으로 거리를 두고 객관적이며 누그러진 감정으로 발생한 위기에 대한 분석이 가능해 진다. 치료자는 이 치료 단계가 환자에게 스트레스를 주고, 정서적으로 힘들 수 있음을 명시적으로 알려주어야 한다. 일반화 및 평가된 상황 설명을 반복적으로 세부 행동과 관련시키는 것이 중요하다. 여기에는 지배적인 감정에 대한 차별화된 설명이 포함된다. 다시 말해, 공감적인 피드백을 통해 부정적인 감정을 강화하며 치료자가 그 입장에 들어가고 언어화함으로써 사회적으로 "말할 수 없는" 것을 받아들일 수 있게 만드는 것이 도움이 될 것이다. 감정의 구분도 중요한 측면이다. 환자는 자기 자신과, 자신과 다른 감정적인 상태를 구분하지 않으면 불쾌하게 느낀다. 치료적으로 다른 감정을 개별적으로 다루는 것이 중요하다.

≫ 행동 또는 회피를 기능적으로 경험

다음 단계는 치명적인 사건 이후 발생한 다양한 삶의 변화와 역기능적인 행동을 탐색하는 것이다. 환자들은 다른 사람들로부터 철수한다. 배우자를 돕고 싶어 하지만, 배우자를 모욕한다. 장소와 사람들을 피한다. 그들은 비밀리에 또는 드러내고 잘못을 저지른다. 성공할 가능성이 없는 일을 수행한다. 재정 자원을 낭비한다. 이것에 관해 말하는 것은 매우 부끄러운 일일 수 있다. 또한, 환자는 때때로 문제 행동을 효과가 있는 것으로 경험한다. 환자들은 노출 시 고통을 느끼고 회피할 때 호전되기 때문에 기억을 불러일으키는 장소나 상황을 피한다. 그러나 그들은 회피 행

동을 인식하기보다 "관심 없어요" 또는 "그러고 싶지 않아요"라고 말한
다. 환자는 회피가 자신의 통제하에 있는 행동이 아니라 정신병리의 일부
임을 알아야 한다. 공포증적 회피, 무력감, 암묵적인 복수 또는 체념은
모두 직장과 직장 동료에 대한 회피, 사회적 철수, 파트너 간 관계에서의
문제, 취미와 관심사의 포기 등으로 이어지게 된다. 모든 이차적인 문제
에 대해 모든 생활 영역을 주의 깊게 조사해야 한다.

5) 치료 지시서 작성 및 변화 동기 부여

환자는 자신의 상태를 외부 사건의 결과로 간주하므로 외부 조건을 변
경하여 해결책 찾기를 기대한다. 환자 혼자서 그 문제를 해결해야 한다는
생각은 마치 가해자를 찾아가거나, 그들이 재난적 사건에 참여하는 것과
같은 것이 된다. 따라서 환자에게는 도움이 필요하다. 자신의 상황을 개
선하는 것에 기여해야 한다는 것을 환자가 인식할 수 있도록 특별한 도움
을 제공해야 한다. 환자는 자신의 경험을 개인적인 것으로 보고 또한 "이
해할 수 있는" 반응으로 여긴다. 따라서 그들은 자신의 상황을 병적인 것
으로 인식할 수 없다. 그러므로 중요한 단계는 유사한 환자이야기를 환
자에게 소개하는 것이다("당신의 이야기는 제가 자주 보는 …을 기억나게
합니다…"). 이 질환은 높은 발병률을 가진 특별한 증상을 가진 증후군으
로서 병력 및 증상은 전문적이고 객관적으로 기술하고, 빈번한 만성 경과
를 보이므로 집중적인 치료가 필요하다.

변화 동기 부여를 촉진하기 위한 치료적 개입은 역설적이다. 문제되었

던 사건이 광범위한 부정적인 결과를 초래한다는 인식이 출발점이 된다. 이는 실직 또는 재정적 손실과 같은 외부 변화를 포함한다. 그러나 여기에는 또한 지속적으로 불쾌한 기분과 같은 개인적인 변화, 관련되지 않거나 실제로는 선한 사람들을 대하는 문제, 수면장애와 같은 어려움도 있다. 환자는 실제로 가해자에게 "이중 처벌"을 받았다. 그는 직장에 대한 걱정뿐만 아니라 수면장애까지 생겼다. 즉각적으로 외부에 있는 사건의 결과를 변화시킬 힘이 환자에게는 없는 것이 사실이다. 문제는 간접적이고, 주관적인 사건의 결과가 가해자에게 있는지 아니면 환자의 손에 있는지 여부다. 가해자가 이미 행한 것보다 더 많은 피해를 환자 자신에게 주는 것을 허용하고 싶지 않다면, 가해자가 환자를 잠을 못 이루게 하는 것조차 허용하면 안된다.

❯ 치료 과제에 따라 환자 변화시키기

합의된 치료 과제는 치료자의 치료 목표와 일치할 필요는 없지만, 그 치료 과제에 맞추어 환자의 행동 변화를 이루기 위해 동의서에 포함되어야 한다.

환자는 일반적으로 질병에 대한 인식이 제한적임에도 불구하고 뚜렷한 불쾌감에 있다. 그들은 자신이 매우 좋지 않은 상태에 있다는 것을 알고 있다. 공감과 연민을 가지고, 환자가 충분히 고통을 겪었고, 아무것도 얻지 못했지만 앞을 향하여 나아갈 자유를 얻고, 과거의 문제를 종식시킬 수 있다면 희망적인 작업이 될 것임을 전달할 수 있다.

또 다른 접근법은 프리맥 원리(Premack-Prinzips, 선호하는 반응이 덜 선호하는 반응을 강화하여 행동의 발생 빈도를 증가시키는 원리: 역자)에서와 같이 보복 감정의 정신 역동을 사용하는 것이다. 당신은 가해자와 싸워야 하는 환자의 욕구를 이용하여 무엇이 필요한지를 묻는다. 자신이 감정에 압도되면 법적 투쟁에서 승리할 수 없다. 따라서 당신을 공격한 사람에게만 집중한다. 그래서 병적 복수심은 회복되기 위한 동기 부여의 바탕이 되고, 발생한 상황에서부터 기능할 수 있는 거리를 얻게 하고, 자신의 변화를 위한 치료에 참여를 가능하게 한다. 비슷한 접근 방식은 복수의 판타지를 보다 구체적으로 만드는 것이다. 불성실한 배우자를 어떻게 처벌하고 자신이 그보다 낫다고 보여 줄 수 있을까? 이것은 당신이 그를 필요로 하지 않고 그 보다 더 좋은 사람을 찾는다는 것을 공공연히 보여줌으로써 가능할 수 있다. "그는 여전히 그와 이혼하게 된 사람에게 미안해해야 한다."는 판타지에서, 환자는 자신의 전 파트너가 지켜보는 상태로 멋진 차에서 근사한 남자와 내리는 것을 상상한다. "부정적 증상 처방전"의 의미에서 침략자를 처벌하기 위해, 복수로서 잘사는 모습을 환자에게 처방한다. 이러한 개입의 목표는 궁극적으로 환자에게 중요한 생활 사건에 대한 보다 적절한 해결책을 모색하고 치료적 지원을 받도록 동기를 제공하는 것이다. 이것은 매우 중요한 치료 단계인데, 울분에 찬 환자는 심각하게 왜곡된 인식, 일방적인 비난, 분개와 분노에 오래 머무르는 경향("당신이 내게 한 짓과 내 고통을 사람들이 여전히 보고 있어")이 있고, 수동적이며 냉소적으로 평가 절하하는 모습을 계속해서 보인다("삶이 공평하지 않다는 것은 말이 안 된다", "다른 사람들이 나한테 잘못

했는데 왜 내가 변해야 하나?"). 이것이 극복되지 않으면 추가 치료 시도
는 실패로 끝날 것이다.

≫ 복수와 자기주장의 원칙을 개선시킴

수면을 잘 취하고, 일어난 사건을 끊임없이 생각하지 않고, 자신의 비
참함과 상관없는 제 3자를 연관시키지 않으며, 뒤돌아보지 않고 더 나은
길을 추구하는 것을 환자와 치료자는 치료 단계로 설정해야 한다. 환자들
은 이제 무력감을 경험한다. 다시 잠자고 싶어 하고, 걱정 없이 쇼핑가길
원하지만, 그들은 그럴 수 없다. 항상 남편에 대해 생각하고 싶지 않더라
도 그렇게 할 수는 없다. 따라서, 질환의 심각성은 인식할 수 있게 된다.
환자는 불안, 우울증, 인격장애 또는 중독 환자처럼 더 이상 자신의 욕구
에 따라 행동하고 자유롭게 선택할 수 없다. 현재의 장애가 환자의 사고
와 행동을 지배한다. 환자는 정신 질환으로 고통 받고 있다.

문제는 이제 그것에 대해 할 수 있는 일이다. "그냥 편히 주무세요" 또
는 "친구를 다시 만나보세요"와 같은 충고는 도움이 되거나 효과적이지
않다. 환자는 할 수 없다. 또한 "다른 사람이나 직장을 찾고"와 같은, 문
제를 "해결"하라는 조언은 아무 소용이 없을 것이다. 문제는 성격상 해
결할 수 없는 문제다. 모욕, 불신 또는 경멸은 되돌릴 수 없다. 불성실한
남편이 돌아왔다 해도, 정말 그런 남자와 계속 함께하기 원한다 해도 상
처와 양가감정은 남아 있을 것이다. 문제는, 해결할 수 없는 문제를 해결
하는 방법이다.

≫ 목표는 대처하는 것

간단한 답은 없다. 환자들은 그들이 고려할 수 있는 여러 가지 해결책들을 이미 많이 모색했을 것이다. 쉬운 해결책은 없다. 따라서 이제 우리는 다른 각도로 생각해 보아야 한다. 현실적으로 해결할 수 없다고 느끼는 문제들을 어떻게 다룰까? 그 대답으로 '지혜치료'가 한 방법이 될 수 있다. '지혜'란 '해결할 수 없는 문제를 해결하는 능력'으로 정의된다. 따라서 "지혜 심리치료"를 치료적 접근법으로 사용할 수 있다. 이것은 "해결책"을 찾는 것이지만 자신의 문제에 대한 해결법을 찾는 것이 아니다. 목표는 운명의 타격을 다루는 능력을 전달하고 강화하여 그 운명에 굴복하는 것이 아니라 성장하는 것이다.

6) 지혜치료

≫ 지혜치료의 기본 구조

PTED와 외상의 극복은, 환자가 모욕의 처리가 가능해지고, 울분을 일으킨 사건과 내적 '화해'를 이루며, 과거에 대한 적극적인 판단과 관점을 가지고 미래를 향하여 방향을 설정할 때, 이상적으로 성공하게 된다. 이를 달성하는 한 가지 방법은 포괄적이고 차별화 된 재구성(reframing)을 제공하는 것이다. 즉 치명적인 사건과 그 결과의 재평가다. 아무것도 취소할 수 없다. 엄격한 의미에서 "해결책"은 없다. 운명의 지배만이 있다. 이를 위해서 이미 지혜 전략으로 설명한 몇 가지 심리적 과정이 필요하다.

214

● 운명의 주권적 지배

많은 사람들은 지혜가 의심할 바 없이 철학적인 어떤 것으로 이해한다. 실제로 지혜는 자기 확신과 사회적 능력, 유연성, 회복력과 같은 심리적 능력이다. 지혜 연구에서 특정 상황에서 지혜의 정도를 높이는 것은 비교적 쉬운 것으로 나타난다. 이를 위해서는 상황에 대처하기 전에 누군가와 상담하거나 문제를 다른 사람에게 설명하는 것으로 충분하다. 때로는 약간의 시간으로 족하다. 이것을 확인하려면 즉시 이메일을 저자인 내게 한번 보내 보시길. 그리고 다음날도 보내 주시길. 첫 번째 이메일과 두 번째 이메일에서 차이가 생기는데 이는 지혜의 결과로 이해할 수 있다. 사람이 먼저 생각하고 행동하라는 말이나, 어려운 결정을 내릴 때는 하루 밤은 자고 나야 한다는 것이 세상 지혜 중 하나다. 이 원칙은 다음과 같은 법으로도 발전했다. 독일 연방군 군사 소원(訴願)규정 6항에 명시된 것에 따르면 불만 신고자는 불만 신고서를 받은 후 하룻밤이 지나야 고소장을 제출할 수 있다.

● 가르치고 배우기 쉬운 지혜

지혜치료는 일반적인 지식을 뛰어넘어, 지혜 전략과 사고방식을 가르치고, 활성화하고, 촉진시키려는 체계적인 개입이다. 지혜치료는 인지행동 치료의 상위 개념에 해당한다. 치료자는 행동 치료의 기본 기술을 습득해야 한다. 예를 들어, 환자의 저항, 공감, 행동 묘사, 수반성 분석, 자동사고 및 스키마의 탐색, 인지 예행, 행동 테스트, 소크라테스식 대화법 또는 노출에도 불구하고 치료적 관계를 구축할 수 있는 능력이 포함된다.

● 행동 치료 기법

한편으로 지혜치료는 울분을 완화하기 위해 치료과정이 전략적으로 어떻게 진행되는지 설명한다. 울분의 상황은 나타내기 어려운 이유로 다루기가 까다롭다. 많은 경우 행동 치료가 효과적이지 않다. 그러므로 울분의 특수성에 초점을 맞춘 치료 전략이 필요하다. 지혜치료는 행동 요법이 특정 장애에 어떻게 적용될 수 있는지를 설명한다. 또한, "해결 불가능한 문제에 대한 방법"과 같은 지혜치료의 맥락에서 개발된 새로운 치료 기술이다.

≫ '해결할 수 없는 문제'에 대한 해결법

해결할 수 없는 문제를 해결하기 위해, 환자는 진행될 치료 단계에 준비되어 있어야 하는데, 나아갈 길과 미래가 없고 문제를 해결할 수 있는 방법도 없다는 사실을 원칙적으로 한번은 치료자와 함께 생각해 보아야 한다. 연관된 감정, 변할 수 없는 것, 해결 과정에서의 좌절된 시도, 그 자체의 손실 및 개인적인 한계에 대한 설명이 끝나면 결론은 복잡하고 회복 불가능한 문제여서 해결책을 기다리는 것이 비현실적으로 보일 수 있다. 환자의 끊임없는 투쟁과 다툼은 비현실적인 희망에 의해 추동되기 때문에 부분적으로는 역기능으로 볼 수 있다. 현실을 있는 그대로 봐야 한다. 그들 자신의 무력과 절망 상태가 사태를 특징 짓는다. 상황에 대한 절망이나 현실적인 전망은 치료적으로 촉진되고 환자의 무력감은 강화된다. 그렇지 않고 x번째 과정이 아마도 변화를 가져올 수 있을 것이라는 생각은 효과적인 문제 해결로의 전환을 방해할 수 있다.

● 아무것도 바꿀 수 없다면 남은 것은 무언인가?

주어진 상황에서 바꿀 수 있는 것이 아무것도 없다면 어떻게 살아 나갈 수 있을까 하는 의문이 생길 것이다. 그 결과 자살만이 대안으로 남을 뿐이고 환자들은 이미 자살을 심각하게 고려했다. 그러나 마지막 단계를 생각하기 전에 모든 선택지를 고려했는지 다시 한 번 확인하는 것이 좋다. 안타깝게도 인간이 살아 나갈 때 불행한 삶의 경험은 드문 일이 아니다. 사람들은 어떻게 그러한 상황을 다루고, 그것에서 무언가를 얻을 수 있을까? 따라서 질문은 더 이상 주어진 문제를 어떻게 풀 수 있는 가에 대한 것이 아니라, 자살 외에는 해결할 수 없는 문제에 직면할 때 무엇을 할 수 있는가이다.

울분에 찬 환자는 자신의 상황과 밀착되어 있어 발생한 일을 생각할 때 감정에 휩쓸려 들어간다. 그 후 그들은 반복적으로 오래된 논증과 반응 패턴에 빠지게 된다. 따라서 멀리 거리를 두고 문제를 분석하고 감정에서 자유로운 대안적인 행동을 하는 것은 이 상태에서 불가능하다. 그러나 다른 사람들의 문제와 그 해결은 훨씬 더 냉정하고 정확하게 보는 것이 일반 사람들의 경험이다. 위에서 언급한 두 가지 이유 때문에 우선 자신의 문제에 대한 해결책을 찾는 대신, 삶의 어려운 문제를 다루고 삶의 위기에 대처하는 일반적이며 근본적인 방법을 다룰 필요가 있다. 환자와 명시적으로 합의하여 짧은 "치료로부터의 휴식"을 일단 취하기로 한 후, 자신의 상황을 제쳐두고, 모든 것을 잃었을 때 다른 사람들이 무엇을 해야 하는지 질문한다. 어려운 삶의 상황이 발생한다. 결국 죽음, 전쟁, 추방, 질병, 이혼 또는 해고와 같은 나쁜 사건들은 일반적인 경험에 속한다. 그것들을 이겨 낼 수 있는 사람이 있을까? 심지어 성장하는 사람이 있을까? 그들은 어떻게 하는 것일까? 이제 진행되는 치료는 예를 든 문제를 통해 수행된다. 환자에게 있었던 환경과 직접적인 관련이 가능한 없어야 한다. 환자에게 직업적인 문제가 있는 경우, 가정 문제로 예를 들어야 하며 반대의 경우도 마찬가지다. 가상의 예로 문제를 처리하면 치료적으로 "뛰어난 해결책"이 환자의 상황을 압박하지 않기 때문에 치료에 대한 저항의 위험을 줄일 수 있다.

● 가상의 문제 사용

환자는 앞서 설명한 무력감이 있는 상태에서, 예시 문제를 풀게 된다. 환자나 치료자 모두 자신의 문제를 어떻게 해결할 것인지, 숙면을 취할 수 있는 상태로 돌아가는 방법 또는 공격자에 대항하여 효과적인 투쟁 방법을 알지 못한다. 사람들이 인생에서 나쁜 경험을 다루는 방법을 기본적으로 알아낸다면, 두 번째 단계에서 자신의 상황을 위해서는 무엇이 필요한지 탐색할 필요가 있다. 이 질문에 대답하기 위해, 환자의 생활 세계에서도 또한 발생할 수 있는 일반적인 부정적인 사건이 언급된다. 예시 문제를 선택하는 기준은 다음과 같다.

- 자신의 문제와 관련이 없다(환자가 해고된 경우의 예: 가족 또는 건
강문제).

- 필요한 경우 자신의 경험보다 더 힘든 예를 쓸 수 있다.

  (환자가 해고 된 경우 예: 두 명의 미성녀자 아이가 있는 상태에서

  치명적인 암 발병으로 돌볼 수 없는 상태).

- 관련된 세 사람, 즉 희생자, 가해자, 관련되지 않는 관찰자 또는 수
혜자.

- 치료자는 문제를 자세히 구성해야 환자가 효과적으로 공감할 수 있
다.

- 먼저 치료자가 문제를 희생자의 관점에서 묘사해야 한다.

 지혜치료를 통해 해결할 수 없어 보이는 문제들을 다루는 방법

》 가족 문제

20년 동안의 결혼 생활에서 아놀드는 가정을 돌보고, 자녀를 양육하며 남편의
직장 뒷바라지를 책임지며 살아왔다. 그녀의 남편은 이제 젊은 조교와 바람이
나 그녀를 떠난다. 그는 자신의 삶에서 진정한 사랑을 발견했다고 믿는다.

(아놀드, 남편, 조교)

브라운씨는 사기 혐의로 인해 반 년간 억울하게 무죄로 구금 중이다. 이 기간
동안 그의 아내는 그를 떠나게 된다.   (브라운, 판사, 아내)

크리스트씨는 부부싸움 후 "사랑을 회복할 시간"을 위해 남편과 일시적으로 별거하기로 결정한다. 며칠 후, 그녀는 남편이 몇 달 동안 은밀히 지낸 여자 친구에게로 이사한 사실을 알게 된다. (크리스트, 남편, 여자친구)

에른스트씨는 류마티스 질환으로 도움이 필요한 상태가 되었다. 그녀는 오히려 다른 여성으로 인해 남편에게서 버려졌다. (에른스트, 남편, 새 아내)

도른씨는 직장을 포기하고 독신으로서 아들 교육을 위해 수년을 보냈다. 그녀의 16살 아들은 학교에서 다툼이 있은 후, 그의 어머니가 항상 자신을 짜증나게 했다고 학교에 말하며, 몇 년 동안 가족을 돌보지 않은 아버지에게로 이사 가고 싶어 한다. (도른, 아들, 아버지)

▶ 질병과 죽음

그로스씨는 난치성 암으로 고통 받고 있는데, 적절한 때에 발견되었다면 완전히 치료 가능했을 질환이었다. 그 당시 의사는 초기 증상을 진지하게 받아들이지 않았고 그를 마사지 샵에 보냈다. (그로스, 의사, 안마사)

하인즈씨는 병원에서 남편의 사망 전 몇 주 동안 남편과 한 날 한 시 함께 있었다. 그녀는 친구를 만나고 싶었기 때문에 어느 날 하루 남편과 함께 머무르지 않았다. 간호사는 남편이 안정된 상태에 있다고 말했다. 그녀의 남편은 아내가 부재한 상태에서 아내 없이 사망하고 말았다. (하인즈, 간호사, 친구)

야콥씨는 항상 자신의 건강에 주의를 기울이며 사는 사람이었고, 때문에 건강에 신경 쓰지 않는 듯 보이는 흡연하는 친구를 비난하곤 했다. 그러나 이제 수술 불가능한 폐종양이 야콥씨에게 발견되었다.   (야콥, 하느님 / 운명, 친구)

🔻 직장 갈등 / 경력

숙련된 기술자인 크라우스씨는 상사와 함께 사업을 시작했으며 수년간 부서를 성공적으로 이끌었다. 재해 발생 후, 병가로 장기간 회사를 떠났다가 돌아왔을 때, 상사가 자신을 대체할 젊은 대졸자를 고용했음을 알게 된다.

(크라우스, 상사, 대졸자)

레만씨는 협회를 창립하고 열심히 활동하며 자신의 재정도 투자했다. 고된 시간이 지나고 협회는 성공적으로 운영되었지만, 입단 한지 얼마 안 된 경쟁자가 협회 회원들에게 인기를 얻게 되면서 그는 자리에서 쫓겨나게 되었다.

(레만, 경쟁자, 협회 회원)

지난 28년 동안 밀러씨는 소규모 서점에서 일해 왔으며 초과 근무를 해서라도 회사를 살리기 위해 노력했다. 그러나 재정적 어려움을 맞게 되자 회사는 우편을 통해 해고 통보를 했다. 그리고 젊은 동료는 계속 일하게 된 것을 알게 되었다.

(밀러, 회사 사장, 동료)

노르베르트씨는 20년 동안 작은 은행에서 일해 왔으며 그곳에서 고위직을 맡고 있었다. 직장이 대형 은행에 인수되자, 이전보다 적은 봉급을 받게 되었으며, 접수원 자리로 되돌아갔음은 물론, 딸 나이의 경험 없는 상사를 맞이하게 되었다.

(노르베르트, 새 감독관, 회장)

▶▶ 금융 손실

오토씨는 남편의 부주의로 화재가 발생하면서 그녀가 수년 동안 살아왔던 집이 완전히 불타 버렸다. 하지만 보험 보상은 이루어지지 않았다.

(오토, 남편, 보험 대리인)

폴씨는 무고하게 교통사고에 관련되었다. 이 과정에서 큰 재산 피해가 발생했지만 보험으로 보상받지는 못했다. 유일한 증인은 상대방 차에 앉아 있었고 폴을 법정에 세웠다.

(폴, 피고인, 증인)

쿠아스트씨는 만성 질환자의 동거인이였으며 사망하기 전까지 그를 부양했다. 그의 죽음 후에, 몇 년 전 다른 남자와 함께 아픈 남편을 떠났던 그의 아내가 모든 상속을 받았다.

(쿠아스트, 남편, 아내)

나열된 모범 예제는 권장 사항이다. 환자 주위에 고난의 삶을 겪은 사람이 있는지 질문하고 개별적으로 가상의 예를 개발할 수도 있다. 어쨌든 그것은 불공정하고 해결하기 어려우며 일상적인 삶의 멍에에 관한 것이어야 하며, 대체로 변하지 않고 잠재적으로 울분을 낳을 수 있는 것이어야 한다. 그것은 또한 추측과 다른 해석의 여지를 남겨 두어야 한다.

≫ 가상의 피해자와 동일시

첫 번째 단계에서 환자는 예를 든 가상의 삶의 문제에 대해 평가하도록 한다. 환자가 희생자와 동일시하고 명백한 불의와 무자비한 것에 대해 즉시 비판적으로 언급하는 것이 규칙이다. 환자가 자발적으로 "가해자"의 관점에서 사건을 언급하는 것은 극히 드문 일이다. 비극에 대한 동일시는 환자가 외부의 시선으로 평가할 뿐만 아니라, 희생자의 상황에서 공감하도록 요청 받고, 그에게 일어난 일과 비교하여 그 자신은 어떻게 느끼는지 설명하게 함으로 예를 든 비극과의 동일시는 강화된다.

● 피해자의 처지에서 생각하기

환자가 너무 멀리 떨어져서 반응을 보이는 경우, 치료자가 더욱 화를 돋우게 하고 감정적인 세부 사항을 이야기에 삽입함으로써 가상의 문제에 대한 관심과 정서 및 인지적 참여는 촉진될 수 있다. 크라우스씨의 사례에 따르면 크라우스씨는 경영진의 변화에 대해 사전에 통보 받지 않았지만, 돌아와서 그의 사무실로 가길 원할 때 기정사실에 직면하게 된다.

희생자와의 신분 확인

예 **크라우스**

T : 당신이 그런 것을 상상 한다면, 머릿속에 바로 떠오르는 생각은 무엇인가요?

P: 이것은 정말 무자비하다고 생각합니다. 어쨌든 그 남자는 평생을 회사에 헌신했고, 그리고 나서 그렇게 버림받은 것이죠.

T : 만약 당신에게 같은 상황이 일어난다고 상상해 본다면요?

P : 저는 크게 실망하고 화가 날 겁니다. 이건 절대 있을 수 없는 일입니다. 어떻게 사장이 그럴 수 있죠? 그렇게 누군가를 모욕할 수는 없는 거지요. 크라우스씨는 존경과 사의를 받을 자격이 있습니다. 저라면 즉시 회사를 떠날 겁니다.

T : 당신의 경우 나이가 많아 직원으로서 다른 곳에서는 비슷한 직업을 찾지 못 할 것입니다. 사장을 위해 회사를 세웠지만 기초연금을 받는 것에 지금은 감사해야 하는 경우죠. 당신은 이럴 경우 어떻게 반응할 것입니까?

P : 맞습니다. 요즘 세상은 사람들에게 잔인하고 무자비합니다. 그들을 대항하여 무엇을 할 수 있겠습니까? 아무것도 할 수 없어요. 그들은 언제나 강자니까요.

T : 어떻게 자신을 방어 하실래요? 당신은 회사를 떠날 여유가 있습니까? 모든 것을 참고 받아들일 필요는 없습니까?

P : 분노가 치밀어 오르네요. 물론 스스로 방어해야 합니다. 회사에 머무르는 것은 전혀 의미가 없겠네요. 어떻게 강등된 지위에서 동료들을 만날 수 있겠습니까? 비웃거나 불쌍히 여길 텐데요. 이게 더 나쁜 경우죠. 저는 변호사와 함께 싸울 거에요. 그런데 비용이 꽤 들겠지요. 사장은 변호사를 선임할 더 많은 돈을 가지고 있겠죠. 노사 협의회도 제가 관리자 지위에 있었기 때문에 아무것도 하지 않을 거에요. 마음 같아서는 대학 졸업하자마자 입사한 어린 놈 엉덩이를 걷어 차주고 싶어요. 그리고 사장의 얼굴에 한방 먹이고 싶어요.

T : 그것에 대해 더 많이 생각 할 수록 더 많은 무력감과 절망이 생길 것입니다. 당신 안에서 화가 끓어오르는 거지요.

환자가 희생자의 관점에서 가상의 문제를 충분히 느낀다면 지혜 전략
은 활성화되기 시작한다. 치료자가 인도한 성찰을 통해 문제를 더 잘 이
해하고, 지혜 역량이 활성화되며, 효과적 문제 해결을 위해 접근하는 법
을 배우고, 환자가 새로운 시각으로 개인 생활 문제를 해결하는 단계에
서 성공할 것이라는 기대를 가지게 된다. 따라서 이것은 일종의 일반적
인 "문제 해결 훈련"이다. 가상의 삶의 문제를 토대로, 삶의 위기와 실망
에 대처하는 원칙이 해결된다. 그렇게 함으로써 환자는 자기 자신의 관점
에서 내적인 거리를 취하고, 자신의 문제를 다른 관점에서 보며, 상대방
에 대한 공감을 개발하고, 모순된 인지와 감정을 해결하고 통합하는 전략
을 적용한다. 쉬운 결론에 이르기보다 복잡한 문제를 분화하는 접근 방식
을 채택하고 다양한 메타인지적 관점으로 새로운 경험을 개발하고 접근
한다. 자신에 문제로의 전환은 다소 우발적으로 일어나는 일이 된다.

≫ 감정 인식 및 수용

가상의 희생자의 반응을 묘사하고 그와 동일시함으로써 사람들이 그러
한 경험에서 갖는 감정의 스펙트럼을 자세하게 보여줄 수 있다. 치료자
측에서 의도적인 질문이나 암시적인 힌트를 통해 이는 촉진될 수 있다.

– 실망: 당신이 상사와 오랜 세월 결속을 다졌다면, 어떻게 갑자기 이
런 식으로 버림당할 수 있습니까?
– 공격성: 크라우스씨가 회사를 불지르거나 공개적으로 상사의 행동
을 폭로할 수 있습니까?

- 절망: 크라우스 씨가 자살을 생각할 정도로 절박할까요?
- 무력: 크라우스씨는 한정된 재원을 가졌는데 강력한 상사와 부유한 기업을 상대로 무엇을 할 수 있을까요?
- 수치심: 크라우스씨가 부끄러워서 친구들에게 알리는 것에 문제가 있을 수 있습니까?
- 울분: 그런 일로 모든 것을 잃는다면, 거기에 남는 것이 무엇이겠습니까?

환자는 그곳에서 인간이라는 것을 경험할 수 있으며, 모든 사람들이 살아 나가며 불의가 생길 때마다 강렬한 감정을 경험한다는 것을 깨닫게 된다.

● 감정을 허용하기

자신의 감정의 다양한 스펙트럼을 구분할 수 있는 인식, 이것이 "인간"이라는 통찰, 그리하여 원칙적으로 "수용 가능하게 된" 감정은 자기 자신과 일정한 거리를 두는 것을 가능하게 한다. 화가 나면 악의에 찬 사람이 아니라도 가해자에게 나쁜 일이 일어나기를 빌게 된다. 당신이 사장을 총살하고 싶다는 생각을 하더라도 그렇게 행동한다는 뜻은 아니다. 그러나 기분은 좋아질 수 있다. 사장이 바나나 껍질 위에서 미끄러지고 오물 더미 위로 엉덩방아 찧는 것은 상상하는 것만으로도 만족스럽다. 우리는 여기서 입을 비죽거리며 웃을 수 있는 것이다. 적어도 그것은 복수로서 자격이 있다.

≫ 관점의 변화

지혜에는 여러 각도에서 사안을 고려하는 능력이 포함된다. 환자는 가상의 문제를 다시 설명해달라는 요청을 받는데 이제는 가해자 또는 관찰자 / 수혜자의 관점으로 보는 것이다. 진정한 동기가 무엇인지 이해하는 것이 중요하다. 환자는, 의도된 것이 아니라 다른 관련된 문제로 인한 측면이 있을 수 있고, 반복적으로 그러한 일들을 부정적으로 경험하면 그것을 공격으로 여길 수 있다는 것을 알게 된다. 가해자의 행동이 환자 자신에게 부정적인 영향을 미치더라도, 자신에게 대항하여 행동한 것이 아니라 피할 수 없는 상황 하에 있었을 수 있고, 이익이나 다른 동기 때문에 그러한 행동을 했을 수도 있다. 희생자가 자신의 이익을 추구할 수 있는 것처럼 가해자도 자신의 이익을 추구할 권리는 있다. 그러한 역할 변화와 "가해자"와의 동일시는 가상의 예를 드는 것과 같이 환자가 직접적으로 영향을 받지 않는 경우에만 가능하다. 다시 말하면, 가능한 생생하게 상황을 만들어 주기 위해 치료적인 도움이 필요하다. 이런 식으로 환자는 다른 관점에서 문제를 인식하는 법을 배워야 하고, 같은 상황이 관점에 따라 완전히 다를 수 있다.

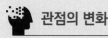 관점의 변화

예 크라우스씨

치료자(T) : 그냥 하나의 예지만, 대학을 졸업했다는 그 사람이 크라우스씨의 자리에 앉게 됐다는 것이 어떻게 된 일인지 말해 주시겠어요?

환자(P) : 음, 그는 대학을 나왔고 직업을 찾고 있었어요. 그런 그가 괜찮은 일자리 제안을 받았다면 어떻게 했겠습니까? 그는 크라우스씨를 전혀 모르고 아마 무슨 일이 일어났는지도 몰랐을 겁니다.

T : 그러니까, 크라우스씨가 분명 그의 후임자를 무조건 비난할 수는 없다고 생각 하시는군요. 물론 그를 좋아하지 않을 수는 있지만 말이지요. 사장의 경우와는 다르겠죠. 사장이라면 어떻게 했을지 생각해 보시겠어요?

P : 아니, 그건 아니죠. 저라면 결코 불의를 저지르지 않았을 거에요.

T : 그런 뜻이 아닙니다. 사장은 의심할 여지없이 나쁜 사람입니다. 그러나 그런 사람에게 무슨 일이 일어났는지 이해하는 것도 흥미로울 것입니다. 그냥 상상해 보는 거에요. 그 사람 역할을 해보세요.

P : 그는 크라우스씨를 괴롭히고 싶어 하는 것 아닐까요. 그런 것이 필요한 거지요(환자가 웃음).

T : 이 가설이 가장 가능성이 있다고 생각하지는 않습니다. 여하튼 크라우스씨와 사장은 수년간 함께 잘 지냈으니까요.

P : 아마도 사장은 병이 얼마나 심한지, 그리고 크라우스씨를 다시 의지해 일할 수 있는지 여부도 알지 못했을 거에요. 또한, 사업은 계속 진행되어야 하고 관리자 자리를 계속 빈자리로 남겨둘 수 없지 않습니까.

T : 하지만 누군가를 즉시 고용해야 하고 그리고 계속 고용해야 합니까? 그것이 사업에 좋은 건가요?

P : 아마 제시간에 좋은 사람들을 고용하지는 못하겠지요. 그러나 사장은 꽤 힘든 일이라, 그냥 새로 대신해서 오랫동안 일할 직원을 구했겠죠.

● 가해자의 관점과 동기를 묘사하기

가해자와 동일시할 때, 환자는 항상 치료적 지지가 필요하다. 그들은 때때로 "악한 사람들"의 역할을 하는 것에 저항한다. 그들은 이것을 부도 덕한 것으로 여기기 때문에 이해해야 한다. 그들은 자신의 상황에서와 마찬가지로, 감정적 수준에 전적으로 머물러 있기 때문에 사건의 이유를 찾는 것에 어려움이 있다. 따라서 치료에 있어 훈련을 놀이처럼 하는 것이 강조된다. 역할극에서 "악당"을 한 번 연기할 수도 있다. 때때로 일부 환자의 상상력 부족은 치료적 도움으로 해결되어야 한다. 더욱이 그러한 행동을 설명할 수 있는 동기를 가지는 이유가 있으며 이는 반드시 사악함과 관련이 있는 것은 아니다. 이는 이후에 설명할 맥락주의 또는 지속 가능성의 지혜 차원을 참조하여 수행할 수 있다.

▶ 공감과 연민

관점과 역할의 변화는 환자가 다른 사람의 생각과 동기, 특히 가해자 뿐 아니라 자신의 감정으로 이동하게 하는 중요한 측면이다. 오로지 인지적인 것, 즉, "사변적"인 이해는 상황과 문제 국면을 이해하기에 충분하지 않다. 또한 가해자는 정서적으로 "악"으로 인식되므로 관련된 모든 사람들의 동기와 진의를 이해하고 분류하려면 관점의 감정적인 변화가 필요하다.

● 다른 사람들의 감정을 재현하기

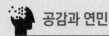 공감과 연민

예 크라우스

T(치료자) : 대졸자가 새로운 구직 기회에 어떤 기대를 할지에 대해 이미 설명했습니다. 사장 역할을 해보세요. 어떤 감정을 느낍니까?

P(환자) : 그 자리에 있다면 많은 것을 생각했을 것 같습니다. 회사에서 수년간 일해 온 직원이 있는 경우 그를 더 많이 고려했을 것 같아요.

T : 당신이 그런 것을 원한다는 것을 이해합니다. 그러나 실제로 사장은 그렇게 하지 않았습니다. 사장은 크라우스씨를 대신할 인물을 고용했고, 크라우스씨를 강등 시켰습니다.

기분이 어때요? 사장님?

P : 전 매우 비참하게 느껴지고 더 이상 거울을 볼 수 없습니다.

T : 당신이 하고 싶은 말은 당신은 사장으로서 이 모든 일에 편한 느낌이 들지 않았다는 것이네요. 지금 어떻게 느끼나요? 여하튼, 당신은 크라우스씨를 해임했습니다.

P : 아마 어떤 사람은 상사로서 기분 나쁠 일도 아니고, 크라우스씨에게 적절한 일을 했다고 생각할 수도 있겠네요. 물론 회사의 미래나 크라우스씨의 건강에 대해 걱정할 수도 있습니다. 그러나 결정하기가 쉽지는 않네요.

T : 회사의 미래에 대해 생각할 때 어떤 감정을 느낍니까?

P : 오늘날은 세계화 시대라 쉽지 않습니다. 왜냐하면 뒤쳐져 버릴 것을 항상 두려워하기 때문입니다. 끊임없이 적응해야 해요. 밤잠도 못 이룰 수 있지요.

> T : 그럼 당신에게 충직했던 병든 직원에 대해 생각한다면요?
>
> P : 나도 그것에 대한 걱정은 있었어요. 그는 항상 매우 열심히 일해 왔고 자신의 한계를 모르는 사람입니다. 하지만 그가 잘 해낼지 절망하지나 않을지는 모르겠어요. 결국 그가 무너져 내려도, 내가 책임을 질 수는 없습니다.

환자는 자신의 감정과 욕구를 가해자에게 투사하는 경향이 있다. 중요한 것은 상대방이 느끼는 감정을 가능한한 구체적으로 상상하는 것이다. 경우에 따라서는 가해자 역할과 일반인 사이의 차이를 도입할 수 있다. 이러한 차별화는 서로 다른 양가감정 또는 모순된 감정을 상상할 수 있게 한다.

≫ 맥락에서 생각하기

관점과 공감의 변화는 이미 행동이 근본적으로 주어진 상황에 달려있다는 것을 보여준다. 당신이 고용주인지 직장 노동조합에 있는지에 따라 직무가 다르다. 회사의 실적이 좋은지, 파산 직전인지에 따라 직원을 다르게 대하게 된다. 젊은 직원은 장기근속 직원과 다르게 대우하고 근무시켜야 한다. 따라서 심각했던 삶의 사건에 대한 통찰과 냉정한 평가를 가능하게 하기 위해서는 소위 "처한 상황"을 명확히 하는 것이 중요하다. 환자에게 물어볼 것은 주어진 상황에서 그가 이런 방식으로 행동했을 수도 있고, 어떤 조건에서는 다르게 행동할 수 있지 않았을까 하는 것이다.

● 처한 상황

사람마다 다른 상황 아래 있음은 분명하다. 그러한 행동이 부정적인 결과를 낳을지라도 그 행동을 공격으로 간주하거나 개인을 평가 절하하지 않아야 하는 것도 중요하다. 비록 크라우스씨가 직업 능력의 부족으로 교체되었다 할지라도, 그것은 개인적인 공격이 아니며, 필요에 따라 더 높은 관점에서는 합리적인 결정일 수 있다.

▶▶ 가치 상대주의

울분은 핵심 가치의 위반으로 발생한다. 이미 언급했듯이 자신의 기본 가정에 대한 질문은 공격으로 간주되며 방어로 이어진다. 세계관의 방어는 본질적으로 어느 정도 종교적인 모습을 가지고 있다. 즉 "외부 세계관"에 맞선 투쟁도 포함된다. 이것은 치료에도 적용된다. 환자의 가치에 의문을 제기하거나 논쟁하려고 한다면, 방어와 저항 및 현재 상태의 고집만을 틀림없이 경험하게 된다. 해결할 수 없는 삶의 문제에 대한 방법은 가치 상대주의를 촉진시킴으로써 자신의 태도를 상대화할 수 있다. 맥락주의를 이야기할 때, 행동뿐만 아니라 도덕적 평가도 상황에 따라 매우 다르다는 것을 분명히 해야 한다. 백화점에서 물건을 구매할 여건이 되는 사람이 재킷을 도둑질하는 것은 누군가 비상사태에 처했을 때 그런 행동을 하는 것과는 완전히 다른 것이다. 운영자로 회사의 존립을 책임을 질 때와 고용된 상태로 가족의 생계를 책임질 때, 경영 수익과 작업장 사이에서 고려할 것은 상당히 다르게 된다. 가치 상대주의는 다른 언어를 나쁘게 말할 필요 없이 자신의 언어를 사랑하는 것과 비교될 수 있다. 독일어를 좋아하고 아이들이 문법뿐만 아니라 그 언어를 올바르게 배워야 한다고 주장하는 것이 프랑스어 또는 중국어를 한마디도 하지 못하면서 그 언어에서 흥미롭고 재미있는 것을 발견할 수 없다고 말하는 것을 의미하지는 않는 것이다.

● 가치 체계 – 세계관

 맥락주의와 가치 상대주의

예 **크라우스**

T : 전체 상황에 대한 명확한 묘사를 원합니다. 그 대학을 막 졸업한 직원에게 돌아가 봅시다. 그의 아내가 그 자리를 받아들이지 않았다면 뭐라고 말 했을까요?

P : 크라우스씨를 고려할 때 그것을 포기하는 것이 좋은 일일까요? 아뇨, 확실히 아닐 겁니다. 그의 아내는 아마도 그를 비난했을 거에요. 젊은이들은 가정을 꾸리고 싶어 하고, 안정된 직업을 구하는 것이 중요하지요.

T : 그 대학 졸업자를 이해할 수 있을 뿐만 아니라 그에게는 자신의 가족이 크라우스씨가 고용되는 것보다 더 중요하기 때문에 그에게 도덕적인 비난을 가할 수는 없다고 생각하나요? 그러면 사장은 어때요?

P : 대학 졸업생이 어찌할 수 없는 거지요. 당신이 모르는 사람보다 가족이 더 중요할 겁니다. 저는 사장에 대해서는 잘 몰라요. 그것이 실제로 회사의 미래에 관해서라면, 그것은 크라우스씨보다 더 중요할 것 같습니다.

T : 어떻게 그렇게 다른 시각을 가지게 되었습니까?

P : 물론 쉽지 않아요. 사실 모든 사람이 옳은 거죠. 문제는 크라우스씨가 보상을 받을 수 있는지 또는 다른 직업을 가질 수 있는가 하는 거예요. 물론 그는 함께 갔어야 했지만요.

원칙적으로 가치 상대주의란 서로 다른 상황이나 문화에 있는 사람들이 매우 다른 가치와 책임을 가질 수 있음을 의미한다. 결혼까지의 순결이나 결혼의 "적절한" 나이는 독일이나 아프가니스탄에 사느냐에 따라 매우 다르다. 서로 다른 사람들이 다른 가치관을 따르는 것을 받아들인다고 해서, 그 사람이 다른 사람보다 더 옳다는 것을 의미하지 않으며, 사물의 한 시각이 다른 것보다 더 정확하다거나, 다른 사람들이 있기 때문에 자신의 세계관을 포기해야 한다는 것을 의미하지는 않는다. 서로 다른 가치와 세계관의 다양성과 정당성을 인식하고 받아들이고 처리할 수는 있는 것이다. 그것은 삶의 가치와 목표의 다양성에 대한 인식과 그들의 가치체계 내에서 모든 사람을 바라볼 필요성을 강조하게 된다.

≫ 자기 상대화

관점, 공감, 맥락주의 및 가치 상대주의로의 변화는 이미 자기 자신의 입장의 상대화로 이어지게 된다. 세상의 많은 부분이 자신의 의지에 따라 움직이지 않고, 자기 자신에게 중요하다고 해서, 필요에 따라서, 세상이 지배되지는 않는다는 것이 기본적인 삶의 경험이다. 회사가 문을 닫거나 전략적 결정이 내려질 때 직원 개인과 회사와의 관계, 가족 상황은 거의 중요하지 않다. 파트너가 관계를 끝내면 환자의 감정 문제 외에 다른 이유가 있다. 따라서 문제는 어떤 배려를 원하는지뿐만 아니라 무엇을 고려할 것이라 기대할 수 있는지, 다른 사람들이 어느 정도의 배려를 해야 하는지에 관한 것이다. 이에 관해 울분에 찬 환자는 지속적으로 소리 내어 마땅한 주장을 한다. "내 상사가 저에게 그렇게 하면 안되죠." 가상의 예에서 환자가 냉담한 가해자의 처지에서 생각하게 하는 것은 심리적 부조화를 발생시킨다. 관련자들은 각자의 권리를 가지고 있으며, 궁극적으로 누구도 다른 사람의 희망을 고려할 "의무"는 없다. 모든 사람이 가장 먼저 자신에 대한 책임이 있고, 모든 삶의 상황에서 항상 승자와 패자가 있다. 한 번 실패하는 것은 사람들의 긍정적인 미덕 중 하나다. 그리고 더 중요한, 성숙한 사람의 특성은 모든 소원이 실현될 수 없다는 사실을 알고 살아나가는 것이다. 따라서 겸손이 인간의 긍정적인 특성인 것처럼, 상황을 수용해야 할 필요성과 의지에 대한 통찰력은 역량이나 미덕으로 간주될 수 있다.

● 원하는 대로 되지 않는 세상

따라서 환자들에게 물어야 할 질문은 자신의 삶에서 다른 사람들의 위치를 가늠하고, 누가 어떤 근거로 어떤 배려를 요구할 수 있는가 하는 것이다. 크라우스씨는 상사나 새 부서장에게 어떤 종류의 배려를 기대할 수 있을까? 아니면 크라우스씨의 최고 책임자 또는 새로운 부서장이 어떤 이해와 배려를 할 수 있을까?

≫ 자신에게 거리 두기

관점의 변화는 또한 자신을 외부에서 볼 수 있게 한다. 누구나 사진이나 비디오 장면을 통해 자신이 가지고 있는 이미지가 다른 사람과 동일하지 않다는 것을 알 수 있다. 이것은 또한 자신의 성격이나 행동에도 적용된다. 혹자는 자신이 친절하고 배려심이 많다고 생각할 수 있지만, 다른 사람들이 느끼기엔 다소 거칠고 관심이 적은 사람으로 경험될 수 있다. 당신은 자신이 기술적으로 유능하고 경우에 따라서는 대체할 수 없다고 생각할 수 있지만 많은 사람들은 당신이 직장을 그만둘 때 기뻐할 수 있다. 따라서 거울을 들여다보며 좀 더 현실적으로 인식하는 것이 어려운 문제를 해결함에 있어 중요한 요소다.

 자기 상대화 및 자기로부터의 거리

예 **크라우스**

T : 당신은 크라우스씨가 함께 가야 한다고 말했습니다. 그게 무슨 뜻 입니까.

P : 글쎄요, 타협점을 찾아야 한다, 아무도 그의 자리에서 고집스럽게 머물 수는 없다는 말이겠죠. 크라우스씨가 이에 대한 의견을 내면, 합의가 진행될 것 같아요. 아마 누가 더 강한 지는 항상 고려해야 하지요. 그렇지 않으면 견딜 수 없는 상황에 놓일 수 있어요.

T : 다른 사람들은 크라우스씨를 어떻게 생각합니까?

P : 물론, 크라우스씨가 어떻게 반응하는지에 달렸겠지요?

T : 그건 사실입니다. 하지만 우선, 그가 그렇게 하기 전에는요?

P : 그 대학 졸업자는 이 사람이 장점을 가진 사람이라고 생각할 수 있겠지만, 이제는 새로운 무언가가 있어야 할 시간이 되었다고 생각할 수도 있겠네요. 아마 사장도 그렇게 생각할지도 모릅니다. 몇 년 동안 중요한 직원이었던 사람이라 해서 미래에도 함께 할 필요는 없는 거죠. 사장도 분명히 의문을 가지고 있었을 겁니다.

T : 사장의 그런 판단은 괜찮은 겁니까?

P : 물론이죠. 직원을 판단하는 일은 사장의 업무 중 하나지요. 일 년에 한 번 하는 소위 직원 인터뷰 같은 것도 모두 성과와 평가에 관한 것이니까요.

T : 직원 평가가 모욕적이지는 않은가요?

P : 물론 그것은 객관적으로 제시되고 정당화되어야 합니다. 모든 사장에게 쉬운 일은 아닐 거예요. 물론 상사들 중에는 이상한 사람들이 있을 수도 있지요.

T : 그렇다면 크라우스씨는 무엇을 기대할 수 있습니까?

P : 우선 노동법이 있지 않나요. 저는 변호사가 아니지만, 그는 오랫동안 회사에 머물렀고, 역할을 해냈어요. 아마 남자 대 남자로 사장과 합의를 볼 수 있겠네요. 그는 또한 약간의 양보를 기대할 수 있을 지도 모릅니다.

T : 하지만 그는 어떤 경우에도 손실을 받아 들여야 할 것 같습니다.

P : 여하튼, 관리자 위치에서 멀어진다면 승진은 아니겠죠. 사람은 깊은 수렁에 빠질 수 있기 때문에 때로는 그것이 완전히 나쁘지 않다면 감사할 줄도 알아야 합니다.

'자기로부터의 거리'는 또한 다른 사람들에게 남긴 인상이 근본적으로 자신의 행동에 달려 있다는 지식을 포함한다. 그러므로 그것은 다른 사람들에 대한 그들 자신의 영향에 대해 상당한 책임을 진다는 것이며 적어도 그것들에 영향을 줄 수 있다. PTED 환자의 문제 중 하나는 외부에서 부적절한 행동을 하는 경우가 종종 있다는 것이다. 슬퍼 보이면, 사람들은 내게 일어난 일을 보고 적절한 일을 할 것이다. 하지만 법원 판결에서 화가 난 사람은 재판에 질 수 있는데, 상사에게 소리치며 덤벼서는 타협을 찾을 수 없고 추가적인 문제를 야기한다는 것을 인식하지 못할 수 있는 것이다.

≫ 정서적 평온과 유머

연구에서는, 전 세계적으로 만델라, 간디 또는 마더 테레사와 같은 "현자"의 모델로 여겨지는 사람들은 모두 정서적으로 균형을 이루며, 특히 어려운 삶의 조건에서 더욱 그렇다고 한다. 그러므로 평온, 즉 정서적인 평정 또는 "감정 지능"(Mayer et al., 2004)은 자기 자신의 정서를 조절하는 능력으로써, 어려운 삶의 문제를 해결하는 데 있어 중요한 자질이다. 외부 사건으로 유발된 감정에 대한 인식과, 동시에 자신의 감정이 얼마나 자신의 고통에 책임이 있는지에 대한 인식, 그리고 자신의 감정이 세상의 문제를 더 크게 만들 수도 있다는 것을 알게 되면, 어떻게 감정을 조절하고 통제할 수 있을까 하는 질문에 이르게 된다. 사장에게 소리를 지르고 싶지만, 친절히 다가가면 확실히 더 많은 것을 얻게 될 것이다. 자신의 감정을 통제하는 것은 두 가지 목표가 있다. 한편으로는 꼭 필요한 것 이상으로 고통을 겪을 필요는 없다는 것이다. 결정적인 순간에 자신의 감정에 휩싸이지 않고 기존의 문제를 효과적으로 "차가운 머리로" 해결할 수 있는 것도 중요하다. 평온은 중요한 상황에서의 평온을 의미한다. 이미 위에서 언급한 감정적 수용은 거리감을 허용하며, 원칙적으로 사회적으로 바람직하지 않고, 용납될 수 없으며, 수치스럽고, 고통스런 감정과의 화해를 허용한다. 그러한 정서와 고통을 허용하고 수용한다면, 이것만으로도 그것의 매서움은 다소 사라질 것이다(Levitt et al., 2004, Keng et al., 2011).

● 감정 조절을 위한 수용 및 기술 훈련

그럼에도 불구하고, 자신의 감정을 조절하는 것은 쉬운 일이 아니다. 사례 연구 중 하나에서 이미 설명한 것처럼 환자는 자신의 감정을 더 이상 견딜 수 없으며 그것에 대해 아무 것도 할 수 없다. 일반적인 행동 중재 치료의 맥락에서, 예를 들어 변증법적 행동치료(Linehan, 2014)에서 "기술"이라는 제목 아래 설명된 다양한 감정 관리 방법에 의존할 수도 있겠다.

● 만족감을 생성하는 유머

해결할 수 없는 문제를 풀 수 있는 다른 방법은 대체 감정을 유도하여 지금의 감정이 유지되는 것을 해소하는 것이다. 이것은 위에서 묘사한 감정의 명료화, 예를 들어 보복하는 판타지에 대한 설명으로 시작된다. 가해자가 바나나 껍질 위에서 미끄러진다는 생각을 하면 감정이 변화하고 때로는 큰 웃음을 불러일으킨다. 또한, 관점의 변화와 연민에 대한 연습도 감정을 유발하는데, 이러한 감정은 일차적인 울분과 부분적으로 양립할 수 없는 정서다.

특히 유익한 감정은 유머러스한 자기 묘사다. 예를 들어, 자신의 헝클어진 생각과 관련하여 이를 수행할 수 있다. 분리된 거리에서 환자는 완화된 것을 발견할 수 있다. "당신이 그를 화나게 하면, 정상적인 사람이 할 수 있는 생각과 느낌으로는 매우 우스꽝스러운 일이 될 것이다." 그러한 유머는 감정을 자기 자신과 거리를 둘 수 있게 한다.

 평온과 주장의 상대성

예 크라우스

T : 당신이 시대에 뒤떨어져 있고, 수년간 해왔던 일을 할 수 없으며, 완전히 경험 없는 대졸자가 당신보다 낫다는 이야기를 듣고, 피해를 받아들이는 것. 그것은 모욕적인 것이죠.

P : 그런 경우라면, 폭파해 버리거나 폭탄을 던지고 싶죠. 사장이나 새 직원은 원하는 만큼 많은 이유를 댈 수 있을 텐데, 그런 것이 상처가 돼요.

T : 당신 말이 맞습니다. 그건 확실히 즐겁지 않아요. 그리고 이 모든 것이 잘못 되었다면 참을 수가 없을지도 모릅니다. 크라우스씨가 통제력을 잃고 뒤집히는 것 또한 놀라운 일이 아닌 것이지요.

P : 물론이죠.

T : 그가 모욕을 주거나, 세상에 대한 분노를 표출하면 도움이 될 것 같습니다.

P : 아마 아닐 겁니다. 그가 자신을 억제하는 것이 좋을 거에요. 가끔 정말로 벨트를 잡아당겨야 합니다(벨트를 잡아 당기다-정신을 가다듬는다는 독일 식 속어: 역자).

T : 벨트라니 무슨 말입니까?

P : 저는 은행에서 일하고 있습니다. 고객이 아무리 바보 같다고 생각해도 친절해야 합니다. 그것이 자신을 억제하는 것과 같습니다. 때때로 저는 심호흡을 하기 위해 잠시 나갔다 들어오기도 합니다. 비상시에는, 고객이 속옷만을 입고 있다고, 또는 손실 입을 것이 확실한 주식을 괴롭히는 고객에게 팔았다고 상상해 보기도 해요.

T : 당신이 설명한 것들은 흥미로운 전략이네요. 다른 환자들에게 그것을 기억시켜야겠어요. 크라우스씨가 좀 더 편안하게 모든 것에 반응하고 그것을 덜 비극적으로 받아들일 수는 없을까요?

P : 그것은 확실히 기본 조건에 달려 있습니다. 그는 해고당하지는 않았습니다. 그래서 더 나빴을지도 모르겠지만요. 결국, 그는 단순 기술자로서 부서장 자리까지 올라갔습니다. 모두가 그것을 할 수 있는 것은 아닙니다. 필요한 경우, 퇴직금이나 연금 금액도 중요합니다.

T : 크라우스씨는 여전히 운이 좋았고 심지어 고맙게 여겨야 한다는 뜻인가요?

P : 결국, 그는 사고와 질병에서 어느 정도 탈 없이 살아남은 것 같습니다. 맞아요. 사람은 피하게 된 것을 생각한 후에는 항상 감사해야 할 이유가 있는 거에요. 저는 크라우스씨가 실업수당 수령인이 될 것이라고는 생각하진 않습니다. 그는 비교적 잘 지내니까요.

T : 이 모든 고통의 긍정적인 면이 있을까요?

> P : 크라우스씨는 평생 동안 많은 일을 한 것 같아요. 그렇지 않았다면 간단한 기술자로서 관리직에 있지 않았을 겁니다. 그의 건강과 그의 아내는 어떨까요? 아마 모든 것이 하늘의 선물인 것 같습니다. 때로 우리는 삶에 변화가 필요하다는 사실을 직시해야 합니다.

≫ 권리의 상대성

PTED 환자에게 특히 중요한 감정 조절의 한 가지 접근 방식은 권리의 상대성을 통해서이다. 환자들은 무언가 그들에게 권리가 있다고 생각하기 때문에 울분에 처하게 된다. 중요한 삶의 목표가 산산조각이 날 때 특정한 목표를 고수하고 깊은 실망감에 이르는 것은 단지 인지적인 과정일 뿐만 아니라 보다 정서적인 과정이다. 세계가 자신의 바램이 아닌 다른 규칙에 따라 움직인다는 진술은 사람들이 기대할 수 있는 것, 요구할 수 있는 것, 그리고 언제 마땅히 실망해야 하는지에 대한 질문을 제기한다. 맥락주의 또는 가치 상대주의는 당신이 어떤 자격이 있다고 해서 선한 것 또는 악한 것을 기대할 수 없다는 것을 이미 분명히 했다. 게다가, 아무도 인생이 순조롭게 진행되기를 기대할 수 없다. 자신의 결혼 생활이 오십 년 동안 행복으로 가득 차고 이혼하지 않을 것이라고, 사업에 성공만 있고 결코 실패하지 않는 예외가 있을 것이라 주장하는 것이 실제로 가능할까? 열망과 완벽주의 지향 사이에는 상관관계가 있기 때문에(Stoeber et al., 2008), 계획이나 기대 또는 "적절한" 진행이 따르지 않는 모든 것이 실망감을 유발한다. 또한 사회적 비교 과정 역시 중요하다(나는 해고 될 수 있고 젊은 동료는 남아 있을 수 있다).

● 감사를 통한 권리(요구) 수준의 변경

권리 수준의 상대화에는 여러 가지 접근법이 있다. 사회 비교 이론, 인지 재구조화 또는 인지 재명명을 통해 설명되는 감사의 심리학이 적용될 수 있다.

감사의 긍정적 효과에 대한 광범위한 심리학 문헌이 있다(Emmons & McCullough, 2004). 인생에서 일어날 수 있었던 일에 대해 생각할 때, 이미 감사해야 할 이유가 있다. 권리에 대한 생각과 감사는 두 가지 대립 차원이다. 사람이 자신의 삶에 만족하는 이유를 의식적으로 깨달을 때 긍정적 감정은 한층 더 강력하게 발생한다.

사회적 비교를 통해서 감사와 그에 따른 권리(의 주장) 수준의 감소가 촉진될 수 있다. 이것은 세대적인 것일 수 있다(부모나 조부모 세대와 비교할 때 나는 어떻습니까?). 그것은 국제적 또는 사회적 관계를 가질 수 있다(어느 나라 사람이 이곳과 비슷하게 살아갑니까?). 그러나 그것은 또한 개인적일 수 있다(어떤 이웃과 내 처지를 바꾸고 싶습니까?).

해결할 수 없는 문제를 푸는 방법에 있어서, 이미 이야기했던 가상의 문제를 선택함으로써 권리(요구)의 상대화가 이루어질 수 있다. 크라우스씨가 환자인 경우, 종양 환자인 그로스씨가 복잡한 문제를 다루기 위한 사례로 제시될 수 있다. 크라우스씨는 해고되었고, 그로스 부인은 죽을 것이다. 비교만으로도 인지 부조화와 자기 고통에 대한 상대성이 발생하게 된다.

마지막으로, 인지 재구성을 통해 자신의 문제에 대하여 상대성에 이를 수 있다. 모든 위기에는 기회가 있다. 어떤 것이 존재하는지는 물어보기 전까지 보여줄 수 없다. 파트너와의 분리는 완전히 새로운 삶의 길을 열 수 있다. 크라우씨는 해임으로 인생에서 그에게 정말로 중요한 것이 무엇인지, 일과 가족 사이의 관계가 지금까지 어떠하였으며, 어떠해야 하는지 다시 생각할 기회를 제공받을 수 있다. 삶이 끝나기 전에, 일하는 것을 제외하고 인생에서 무엇을 해야 할까? 이것은 지속 가능성이라는 주제를 직접 제기하는 질문이다.

≫ 지속 가능성

맥락주의와 가치 상대주의의 특수한 형태는 지속 가능성의 관점이므로 별도로 다루어져야 한다. 사람들은 시험 전에 잠 못 들었던 밤이나 나쁜 성적이 얼마나 많은 영향을 주었는지 기억한다. 몇 년 후, 이 모든 것이 완전히 중요하지 않게 된다. 때로는 기억조차 할 수 없게 된다. 돌이켜 생각해보면 그렇게 심하게 화낼 필요는 없었다. 이와 관련하여, 현재 사건의 평가가 미래의 관점에서는 어떻게 볼 수 있는지에 대한 의문이 제기된다. 지속 가능성은 현재의 행동을 단기 목표에 맞추지 않고 장기적인 목표나 결과에 맞추는 것을 의미한다. 행동 치료에서, 단기 및 장기 강화물의 제어 하에 따른 행동조절의 차이는 잘 알려져 있다. 여기에는 장기 행동 반응을 효과적으로 만드는 데 사용될 수 있는 특정 행동 기술이 많이 있다. 예를 들면 내재적 민감화(verdeckte Sensitivierung), 타임프로젝션(zeitprojekion) 또는 이상화된 자기상상(idealisierte selbstimagination)이

244

다. 해결할 수 없는 문제를 치료할 때, 들어가는 요청은 훗날 그가 손자에게 있었던 중요한 이야기를 하거나 심지어 전기를 쓸 것이라고 상상해보라는 것일 수도 있다. 처해졌던 상황을 멋지게 회고하기 위해서, 그는 현재의 위기 사건을 어떻게 보여주고 싶어 할까?

 지속 가능성 및 불확실성에 대한 내성

예 **크라우스**

T : 당신은 모든 문제에서 아마도 긍정적인 것이 있을 수 있다고 말했습니다. 크라우스씨에게 이상적인 것을, 몇 가지 생각해 보세요.

P : 동일한 급여로 다른 일을 맡지만 스트레스는 덜 받는 것. 그는 부서장보다 컨설턴트가 되고 결국 더 많은 영향력을 행사할 것이고요. 그는 오랫동안 병이 있었기 때문에 은퇴하게 되었고 마침내 그가 아끼는 정원에 장미를 심는 데 몰두할 수 있게 될 수도 있겠죠. 아내와 자녀들로부터 소외되어 있었지만, 이제는 가족과 손자들을 돌볼 수 있는 거예요. 내가 뭘 더 알고 있을까요? 이것은 물론 크라우스씨가 어떻게 하느냐에 달려 있겠지만요.

T : 상상해 봅시다, 크라우스씨는 그의 70번째 생일을 축하하고 있으며, 손자들은 그의 인생에 대해 묻습니다. 이제 그는 현재 상황을 이야기 할 것입니다. 크라우스씨가 뭐라고 하겠습니까?

P : 아마 그는 근사해 보이길 원할 것이고, 상황을 잘 극복했다고 말할 것 같습니다.

T : 아마도 수사학적인 질문이겠지만 그가 모든 사람과 논쟁하고, 지하실로 고통스럽게 들어가, 술을 마시기 시작했다고 말해야만 한다면 손자들 앞

245

에 좋게 보였을까요?

P : 그것도 여러 이야기 중 최고로 나쁜 상황은 아니겠지요.

T : 그렇다면 크라우스씨를 최악의 상황으로 만들기 위해 했어야 할 일들을 생각해 볼까요?

P : 사장을 만나 때려눕히는 것. 소송을 진행하고 결국 돈을 모두 탕진해버리는 것이나, 세상을 등지고 숨어 버릴 수도 있고, 불을 질러버리는 것?(웃음) 내가 생각하는 모든 일이나 내 머릿속을 스쳐 지나가는 것을 말해도 괜찮아요?

T : 그렇다면 크라우스씨가 모든 일이 잘 진행되도록 하기 위해 할 수 있는 일은 무엇이 있겠습니까?

P : 스트레스를 멀리할 수 있게 해 준 사장에게 아마도 감사를 해야 되겠고, 자신의 모든 경험을 회사에서 계속 이용할 수 있는 방법에 대해서 생각하거나, 후임자에게 그가 일을 해낼 수 있도록 돕겠다는 제안도 할 수 있겠죠. 사장과 함께 조기퇴직을 위해 급여지급을 받으면서 적절한 보상을 함께 생각해 볼 수 있을 겁니다. 그리고 집에서 부인에 대한 두려움을 더 이상 느끼지 않고, 오히려 그녀와 함께 좋은 시간을 보내는 방법도 있겠죠.

T : 그 중 가장 잘 될 만한 일은 뭘까요?

P : 물론 아무도 모르는 일이죠. 확실히 사장이 관여할 일은 아닙니다. 물론 남편이 갑자기 집에 있을 때 아내가 정말로 행복한지 알 수는 없겠죠. 어떤 여성들은 그것을 좋게 생각하지 않습니다.

T : 아, 그게 무슨 뜻이죠?

P : 시도해 봐야죠. 무슨 일이 일어날지는 전혀 모릅니다. 그러나 모든 일을

> 내버려 두는 것보다 할 만한 일을 시도하는 것이 훨씬 낫습니다. 모험을 하지 않으면 얻는 것도 없는 법이죠.

지속 가능성에 대한 생각은 또한 긍정적인 것과 부정적인 것, 단기적 결과와 장기적 결과에서의 차이를 만든다. 지속 가능성 관점에서 긍정적인 행동 옵션을 모색하면 부정적인 경험 또한 긍정적인 측면을 가질 수 있음을 깨닫게 되는데, 예를 들어 새로운 시작을 위한 기회, 장기적으로 삶의 환경의 긍정적 개선, 심지어 내적인 도덕적 성장까지. 많은 경우 피해를 회복할 방법은 없다. 이러한 인식은 무력함으로 경험되며 많은 환자들은 견디기 힘들어 한다. 하지만 지속 가능성의 관점에서, 부정적인 것에서도 선한 것이 나올 수 있다는 사실은 우리의 시선을 앞을 향해 바라보도록 돌이키는 것을 가능하게 한다. 모든 문제는 긍정적인 측면을 가지고 있기 때문에 남아 있는 현실화할 수 있는 일을 고려해야 한다. 오래된 목표가 막히는 것은 새로운 삶의 시작, 똑같은 매일의 삶의 중단, 새로운 삶의 목표 반영 또는 인생에서 정말 중요한 것의 실현을 위한 기회를 제공한다.

긍정적 목표에 대한 질문만큼 흥미로운 것은 크라우스씨가 문제를 악화시키기 위해 무엇을 해야 하는가이다.

– 어떤 행동이 해롭고 도움이 되지 않는다고 생각하세요?
– 어떤 "솔루션"이 상황을 더 악화시킬 수 있을까요?

자살이나 알코올로 인한 자해에서부터, 복수를 통한 문제 해결, 장기적으로 가족에게 부정적인 영향을 끼치는 것에 이르기까지 역기능의 결과를 특히 찾아봐야 한다. 이것은 본질적으로 중요한 사건의 결과가 크라우스씨의 손에 달려 있으며 크라우스씨는 단순히 수동적인 희생자는 아니라는 것을 분명히 보여준다.

● 역기능 반응 검색

문제들이 단기 및 장기적 가치가 있는 복잡한 삶의 상황에 내재되어 있다는 것을 인식하는 것이 중요하다. 단기 및 장기적 결과를 대조함으로써, 복잡한 삶의 문제들이 명확하진 않지만 항상 긍정과 부정이 혼합된 결과를 기대할 수 있다는 것과, 모든 사건이나 행동의 부정적 긍정적 측면 그리고 장단기 결과가 서로 모순될 수 있으며, 중요한 능력은 그러한 모호한 "타협"과 함께 살아가는 것이라는 것을 아는 것이다.

> 불확실성에 대한 내성(불확실성 내성)

불확실성을 견디지 못하는 것(불확실성 불내성)은 심리학에서 광범위하게 연구된 현상으로, 범불안장애에서 중요한 병인 역할을 한다. 불확실성 내성은 그것과는 별개로 인간의 보편적 특성이다. 사람들은 자신에게 닥쳐올 것을 통제해야 할 다양한 필요성을 가지고 있다. 불확실성에 대한 내성이 없는 사람은 결코 결혼을 하거나 직장을 바꾸지 않을 것이다. 왜냐하면 자신에게 어떤 일이 다가올지 모르기 때문이다. 그러나 현상태 유지 시에는 이를 알지 못한다. 불확실성에 대한 내성은 미래에 대한 느슨한 접근을 가능하게 하여 삶을 더 쉽게 만드는 능력이다.

● 불확실성에 대한 내성

반면에 울분은 자신이 적절하고 필요하다 생각하는 일을 강요하려는 욕구와 완고함에서 만들어진다. 환자는 운명이 가야 할 길을 가도록 하지 않으며 미래에도 자신감이 없다. 그들은 여하튼 항상 출구가 있으며, 결국 괜찮을 것이라는 경험조차 하지 못한다. 환자에게 가상의 이야기를 긍정적이든 부정적이든 계속하도록 요청할 수 있다.

환자에게 묻는 질문은 다음과 같다.

- 크라우스씨는 앞으로도 계속 무언가를 하게 될까요?
- 모든 일이 매우 긍정적이고 만족스러울 때 크라우스씨는 어떻게 될까요?
- 모든 일이 아주 심하게 나빠지면 크라우스씨는 어떻게 될까요?
- 지속될 가능성은 얼마나 될까요?
- 다음에 무슨 일이 일어날지 확신이 서지 않는다는 것은 무엇을 의미합니까?
- 일이 어떻게 될지는 무엇에 달려 있나요?
- 크라우스씨가 그것에 영향을 주기 위해 할 수 있는 일은 무엇일까요?

이러한 질문은 우리가 최선을 다해 일의 과정에 영향을 미칠 수 있을지는 몰라도 강제로 원하는 것을 이룰 수 없다는 통찰을 이끌어 낸다. 미래에 대한 진술은 미래에 닥칠 일이기 때문에 말하기가 어렵다. 다음과 관련한 의문이 발생한다. 아무것도 하지 않습니까, 아니면 할 수 있는 일을 하고 있습니까? 특정 결과를 강요합니까, 아니면 열린 마음으로 일이 일어나기를 원합니까? 미래를 두려워하나요, 아니면 궁금해 하며 기다리고 있습니까? 이것들은 실제적으로 하나의 현실적인 답이 있는 수사학적인 질문이다. 그럼에도 불구하고, 가상의 삶의 문제로 어떤 일이 일어날 수 있는지 진지하게 환자에게 물어야 한다.

≫ 사실과 문제 해결 지식

지금까지의 개입을 통해 가상의 삶의 문제에 대한 견해가 구별되고 그 모호성이 인식될 수 있게 된다면, 마침내 현실 테스트의 또 다른 단계로 넘어갈 수 있다. 해결할 수 없는 삶의 문제의 해결법을 바탕으로 하여, 문제의 본질이 물질 수준에서의 모든 정신적 경험과 무관한지 조사하게 된다. 병적 감정 상태와 마찬가지로 울분으로 세계 인식은 왜곡된다. 따라서 때로는 자명하거나 단순한 사실도 더 이상 보이지 않는다. 요점은, 다시 한 번 사실과 문제 해결 지식을 새로운 관점에서 정확하게 조사해야 한다는 것이다.

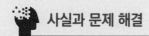

사실과 문제 해결

T : 당신은 확실히 실현 가능한 일을 시도해야 한다고 말했습니다. 그럼에도 불구하고, 크라우스씨 위치에서 위축되거나 광포한 행위에 빠지는 것을 원하지 않는다면 어떻게 행동하시겠습니까?

P : 네, 제가 어떻게 할 거냐고요? 우선, 저는 모든 사실 정황이 어떠한지 명확히 할 겁니다. 직책 변경 하나만 있었습니까? 아니면 해고됩니까? 사장의 앞으로의 계획은 무엇이고 어떻게 진행됩니까? 아내에게 중요한 것은 무엇일까요? 노동조합에서 뭐라 말하고 있나요? 우선 저는 많은 대화를 시작해야 할 것 같습니다.

T : 당신은 틀림없이 당신의 예전 자리를 되찾고 싶어 하는 것 같습니다.

P : 크라우스씨가 이것을 요구할 수 있습니까, 아니면 상사가 결정권을 가질 수 있습니까? 그렇다면 변호사에게 사장이 무엇을 할 수 있고 법적 상황이 무엇인지 물어야 합니다. 그것은 그렇게 비용이 들지는 않을 겁니다.

T : 변호사가 사장이 크라우스씨를 아무런 이유 없이 고위직에서 쫓아낼 권리가 있다고 답변 한다면요?

P : 그렇다면 힘듭니다. 이제 별 수 없죠. 크라우스씨는 계약서에 언젠가 서명했을 것에요. 계약은 계약이에요. 그 전에 고려했어야 한거죠.

T : 그리고 재정 상황은 어떻습니까?

P : 재정상태 확인을 서둘러야죠, 지금 위치에서 수입과 지출을 확인할 순간이기도 합니다. 경우에 따라서 돈을 아끼고 절약해야 할 수 있습니다. 물론, 자신이 누구를 알고 있는지, 관계되는 사람을 통해 무엇을 할 수 있는

지 자신에게 물어 보는 것도 중요합니다. 다른 곳에서 일자리를 찾을 수도 있을 겁니다. 크라우스씨가 할 일은 많을 것 같습니다.

사실 및 문제 해결 지식을 활성화하려는 목적은 삶의 어려운 문제에 대해 생각할 때 고려해야 할 많은 중요한 요소가 있다는 것을 분명히 하는 것이다. 명확히 할 필요가 있다. 이것은 좁은 의미에서 중요한 삶의 사건과 그 구성 요소에 관한 것이다. 그러나 그것을 넘어 심각한 사건의 영향을 받는 다른 모든 중요한 삶의 영역을 점검해야 하며, 이는 가능한 부작용을 예방하고 사용 가능한 조정(보상)을 위한 기회를 제공한다.

이러한 맥락에서, 울분에 찬 사람들이 소셜 네트워크에서 만들어진 관계 속에 있는 것도 중요하다. 그들은 "전 세계와 함께" 싸운다. 따라서 그들은 사회적 관계의 유지와 자원으로서의 사회적 네트워크의 사용이 필요하다. 부분적으로, 그들은 그들에게 일어난 일을 다른 사람들에게 이야기하는 것을 부끄러워한다. 그러나 그들은 전체적인 상황을 명확히 하고 주어진 문제들을 해결하기 위해 중요한 선택을 해야 한다.

》 전략적 지식과 프로토타입(모범적) 문제 해결

문제 해결 지식에는 전략적 지식도 포함된다. 항상 "로마로 가는 많은 길"이 있으며 매우 다른 방식으로 문제를 해결할 수 있다. 진행 방법은 어떤 목표가 특히 중요하며 어떤 역량을 사용 할 수 있는지에 달려 있다.

목표 명료화

크라우스씨의 위치에 있다면, 당신에게 특히 중요한 것은 무엇인가요?

- 가능한 한 많은 돈을 현재 상황에서 버는 것?

- 계속 사장과 친구가 되는 것?

- 회사에서 계속 즐겁게 일할 수 있는 것?

- 부인과 가족들을 위해 최선을 다하는 것?

- 체면을 유지하는 것?

전략적 지식을 훈련하는 또 다른 접근법은 해결할 수 없는 문제의 해결법의 일부로서, 모범적 문제 해결사를 도입함으로써 이러한 선택의 다양성을 인식할 수 있게 하는 것이다. 이것은 환자가 삶의 역량 있는 사람으로 알고 있거나 믿고 있는 사람들이 될 수 있고, 평생 동안 많은 도전을 이미 모범적으로 해결했다고 생각하는 사람도 가능하다. 가상의 사람도 소개될 수 있다. 이들은 해결 불가능하거나 어려운 문제를 해결하기 위한 다양한 접근법에 대해 논의할 수 있다는 이점이 있다.

모범적 문제 해결사

▶ 친절하고 경험 많은 할머니

전쟁통에 아이들을 기르며 인생에서 많은 경험을 한 사람은, 인간 내면의 위대함으로 어려운 시기를 극복할 수 있는 방법을 가르칠 수 있다.

▶ 경영자

합리적으로 사고하고 모든 종류의 문제에 대한 목표 지향적인 해결책을 경험한 사람이다. 전략적으로 문제에 접근하는 방법을 가르치고 기존의 가능성을 신중하게 분석하며 성공 가능성을 조사한 후, 어떤 것이 비용을 발생시키고, 어떤 문제가 야기될지 평가할 수 있다.

▶ 변호사

법적 가능성을 객관적으로 분석하고, 실현 가능한 것을 명확히 하고, 목표를 달성하지 못하게 하는 행동을 방지하며 법적인 가능성을 활용할 수 있다.

▶ 심리학자

인간의 행동에 관심이 있다. 그들은 사람들이 행동할 때 어떤 변화가 생기는지, 사람들이 스트레스에 심리적으로 어떻게 반응하고 정신적인 문제를 다루는 방법을 가르칠 수 있다.

▶ 성직자

도덕적, 영적, 철학적 질문을 다루는 사람들은 선험적 감각까지는 아니더라도 궁극적 문제에 대해 질문하도록 가르친다. 사람들의 삶에 고통을 주는 것은 무엇인가? 필요한 경우 여기서 이야기된다. 이 경우 환자의 종교적 성향도 중요한 역할을 한다. 이것은 또한 위에 설명된 용서 심리학이 연결되는 동기가 될 수 있다.

● 전형적인 문제 해결사

효율적으로 문제를 해결하기 위해, 다양한 유형의 문제를 다루는 전형적인 사람들을 기반으로 어떻게 행동하여 살지에 대한 관점을 얻을 수 있다. 이것은 정서적 반응, 인간의 가치, 현실 물질세계에 대한 대처 모두에 영향을 미친다. 모든 전형적이며 모범적인 예는 삶의 문제를 해결하는 경험이 있을 뿐만 아니라 높은 사회적 명성을 가진 사람들이다. 이런 맥락에서 환자 자신의 평가에서 다음과 같은 질문을 할 수도 있다.

- 자신의 성격과 가장 밀접하게 관련된 문제 해결책은 무엇입니까?
- 누구와 함께 자신을 가장 잘 나타낼 수 있습니까?
- 당신은 누구를 가장 존경하고 있습니까?
- 누구로부터 조언을 구하는 것이 가장 도움 받을 가능성이 있습니까?

≫ 지혜의 문장

대처 기술을 가르치는 한 가지 방법은 "전래 지혜(volksweisheiten)" 또는 격언이다. 근본적인 삶의 경험을 간단하게 요약한 속담은 많이 있다. 그것들은 많은 환자에게 알려져 있다. 종종 달력에 구절로도 쓰여져 사용되기 때문이다. 그것은 당신의 경험을 더 넓은 맥락에서 분류해 볼 수 있게 한다. 고대 로마인이 "역경을 통한 승리(per aspera ad astra)"라고 말했다면, 그것은 사실일 수 있다. 그리고 그것은 사실이다! 이것을 말하면 환자는 많은 말 없이, 현재 자신의 삶의 상황을 도전 과제로 이해할 수 있게 되며, 이로부터 지속 가능한 의미에서의 바람직한 일이 생겨나게 된다.

● 전래 지혜 이용하기

 지혜의 문장과 격언

1. 역경을 통한 승리(per aspera ad astra).

2. 불행은 행복을 따른다.

3. 시간이 모든 상처를 치유한다.

4. 고난이 있는 곳에만 기쁨이 있다.

5. 문제는 해결되기 마련이다.

6. 불행하다고 생각하면 더 불행해 진다.

7. 지붕 위의 비둘기보다 손에 있는 참새가 더 낫다.

8. 모든 동전에는 양면이 있기 마련이다.

9. 확고함만이 승리하게 한다.

10. 정의는 군중의 박수에 좌우되지 않는다.

11. 결산은 항상 마지막에 이루어진다.

12. 왔던 것처럼 그렇게 간다.

13. 여전히 괜찮다.

14. 누구든 슬퍼할 수 있다.

15. 고통스러워하는 것보다 슬퍼하는 것이 더 낫다.

16. 그 누구도 완벽하지 않다.

17. 잊어버리는 사람이 행복한 법이다.

18. 당신을 파멸시키지 않는 것이 당신을 더 힘들게 만든다.

환자가 거주하는 문화권의 "지혜"에 의지하는 것도 가능하다. 이러한 경구는 인지 스키마 또는 상위 법칙과 같이 기능하여 인지적 재평가를 가능하게 한다. 그것의 일반적인 타당성과 친숙함 때문에 깊은 확신을 가지게 된다. 이런 종류의 격언은 환자와의 대화에서 치료자의 작은 의견으로 반복적으로 불어넣어질 수 있으며, 중요하지 않은 듯 하면서도 작은 깨달음으로 연결된다. 환자가 그때그때마다 쓸 격언을 알고 있는지, 또는 그러한 어려운 상황에서 라인란트 또는 바이에른에 있는 그의 집에서 어떻게 말할지 물어보는 것도 가능하다.

7) 노출

울분 그리고 그것과 관련된 감정은 환자에게 양가적으로 경험된다. 한편으로 그들은 진실로 고통과 공격, 비난에 "젖게"된다. 다른 한편으로는, 그 감정이 고통스럽기 때문에 환자들은 그것을 밀어내려 한다. 따라서 불안장애 또는 PTSD 치료와 마찬가지로, PTED에서는 참을 수 없는 감정에서 기억을 분리하기 위한 전략이 필요하다. 그러나 이것은 환자가 "최종 결론을 낼" 준비가 되었을 때 치료 적응증이 된다.

▶ 고통스러운 감정 회피

성실하지 못한 배우자와 결별하고 더 이상 그에 대해 생각하고 싶지 않더라도 TV의 모든 멜로 영화를 통해 다시 생각이 나고 불쾌한 감정이 자동적으로 나타난다. 이러한 감정을 방어하는 방법은 중요한 삶의 사건과 관련된 사람과 장소로 인한 공포를 회피하는 것이다. 이것은 쇼핑이나 일반적인 일을 그만두거나, 직장과 같은 특정 상황에서 사방이 벽으로 둘러싸여진 자신의 방 속으로 완전히 철수함으로써 사회적 접촉을 피하는 것과 같다. 따라서, PTED의 치료에서의 하나의 치료 요소는 반응 억제에 대한 노출이다. 원칙은 광장 공포증이나 PTSD와 기본적으로 유사하지만 몇 가지 특징이 있다.

≫ 반응 허용을 통한 노출

첫째, 감각에 노출, 즉 인지 예행을 통해서 시작한다. 상상 속에서, 환자가 성가심을 느끼고 그의 모든 다양한 정서를 자극하는 상황이 만들어진다. 환자가 모든 감정을 경험할 수 있는 방법으로 상황을 설계하는 것이 중요하지만, 그것이 너무 강하여 공황 상태에 빠지거나 생각과 행동을 어렵게 만드는 정도는 피한다. 이런 점에서 단계적인 접근이 적절하다.

환자는 다음과 같은 상황에서 가해자를 관찰한다.

(1) 자신만이 가해자를 보고 있는 상황

(2) 접촉할 수 없는 거리를 두고 있는 상황

(3) 서로 걸어가며 지나쳐가는 상황

(4) 기차 객실에서 만나는 상황

(5) 가해자를 환자가 방문하거나 초대하는 상황

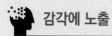

감각에 노출

카페에 앉아서 가해자가 길을 건너가는 것을 본다고 상상해 보십시오. 그는 당신을 볼 수 없습니다.

– 어떠한 감정이 고조 됩니까?

- 이미 언급되고 알려진 감정 중 어떤 것이 있습니까?

- 감정이 얼마나 강한가요?

- 몸의 어느 부분에 이러한 감정을 지니고 있습니까?

- 이것을 참을 수 있습니까?

- 감정을 가지고 놀 듯이, 더 강하게 만들고 다시 더 약하게 만드는 것을 시도할 수 있습니까?

- 어떻게 당신의 감정에 영향을 줄 수 있습니까?

- 당신이 그 장면을 상상할 때 어떤 이미지와 판타지가 당신의 머릿속에 지나갑니까?

- 어떤 이미지가 당신을 가장 자극시킵니까?

- 자신에게 이렇게 말하면 어떨까요? "나는 숨길 필요가 없다", "나는 절대 기죽지 않겠어", "나는 그것을 견뎌낼 수 있어", "헤쳐 나아가는 것은 내 인생 최고의 업적이야", "나는 굴복하지 않고 당당하게 가해자와 맞섬으로써 그를 멋지게 처벌할거야."

- 가해자와 마주쳐 영향 받았기 때문에 자신에게 화를 내면 그것이 분노에 도움이 됩니까?

- 지금 어떻게 반응하고 싶습니까? 가해자에 대한 자동적인 직감이 아니라 그에 대한 진정한 느낌은 무엇입니까?

- 자동적 감정과 실제 감정을 구분할 수 있습니까?
- 가해자를 만나 가해자가 당신을 설득시키려고 하기 전에 무엇을 하려 했습니까?

노력해야 할 몇 가지 목표가 있다.

첫째, 감정이 머리에서 나오고, 거의 스스로 만들어지고, 가해자에 의해 유발되지는 않는다는 것을 환자에게 전하는 것이 중요하다. 실제로 가해자는 과정에서 존재하지 않는다. 자신을 화나게 하는 것은 자기 자신이다.

두 번째로, 환자를 좋지 않은 감정과 연관시키고 그러한 감정을 유발하게 하는 것은 기억과 내면의 필름이라는 것을 알아야 한다.

셋째로, 기억은 지워질 수 없다. 그 누구도 아내의 이름을 잊을 수 없으며 심지어 더 이상 그녀를 좋아하지 않을 때도 마찬가지다. 따라서 "망각"될 수 없다. 왜냐하면 망각은 작동하지 않기 때문이다.

넷째, 기억하지 않으려는 기억이 많을수록, 감정적으로 고조되고 심지어 금지된 기억이 많을수록 더 자주 기억된다. 초콜릿을 먹지 않기로 선택한 사람은 갑자기 여기저기서 초콜릿 상점이나 상품을 보게 될 것이다.

그러므로 다섯 번째로 예컨대 다리가 부러졌을 때라도 휴가 동안의 추억을 되새기듯, 화내지 않고 평온하게 기억해야 한다는 목표를 가져야 한다.

》 정서 수용과 정서 관리

치료적으로 효과적인 과정 중 하나는 환자에게 메타 관점(metaperspe-ktive, "지금 다시 흥분이 올라오고 있구나"라고 알아차리는 것)에서 부정적 감정을 관찰하며 통제력을 발휘하도록 가르치는 것이다. 부정적인 감정은 종종 자신의 계획에 대한 위협을 나타내기 때문에 현재 어떤 계획이 위험에 처해 있는지, 새로운 감정들이 그것을 막을 수는 없는지, 계획을 살려내기 위해 무엇을 할 수 있는지를 반영하는 것이 도움이 될 수 있다. 그리고 주의를 다른 방향으로 돌리는 것도 도움이 될 수 있다. 또 다른 인지 전략은 환자와 "가해자" 사이에 있는 자신의 감정을 통제하기 위해 경쟁을 구축하는 것이다. 거기서 그는 이를 성찰할 수 있는데, 예를 들어 자신의 감정에서 가해자가 어느 정도만큼 영향을 미친다고 인정하는지 물어볼 수 있다. 마지막으로, 평온을 얻기 위해 이미 설명한 방법을 적용할 수 있다. 감각 노출에서 충분한 감정 조절과 정서 수용이 이루어졌다면, 다음 단계의 노출도 또한 실제 노출로 수행되어야 한다. 화를 낼 목적으로, 환자 스스로 그가 가고 싶은 곳이나 전화를 하거나 만날 수 있는 사람을 제안한다. 중요한 것은 특정 장소로 이동하거나 누군가와 접촉하는 것이 목표가 아니라 필요한 경우 "어리석은 감정"을 수정하는 방법을 배우는 것임을 분명히 해야 한다. 인내하고 수용하고 기껏해야 단순히 무시하게 한다. 환자가 돌아와서 누군가를 만났으며 그것이 즐거운 만남이라고 말하면, 곧 그는 이것이 연습의 목적이 아니며 불행히도 과제의 의도에 있어서 잘못되었다는 사실을 알게 된다.

그것은 슈나이더의 동화에서 나온 것처럼 더 이상 연습하지 않아도 될

만큼, 최소한도의 충분한 연습이 될 수 있는 방법이 무엇일까 고려해야 한다. 또한 실제(in vivo) 노출의 경우에도, 환자는 통제할 수 없는 공황 상태 또는 흥분 상태에 빠져서는 안되는데, 이럴 경우 학습이 일어날 수 없기 때문이며, 심지어 경우에 따라서는 공포에 대한 공포증(phobophobie) 또는 감정에 대한 공포증(emotionsphobie)이 유발될 수도 있다. 이상적인 것은 자기 자신의 감정과 불안에 익숙해지고 불안과 감정적인 관리를 배우기에 충분한 평균 정도의 흥분 상태다.

8) 살루토치료법(Salutotherapie), 활동 구축 및 새로운 관점 구축

환자들은 종종 오래 지속되는 울분장애로 사회적 관계에서 떠나 더 이상 직무상의 접촉을 하지 않으며 모든 자기관리 활동을 중단했다. 따라서 노출 치료와 병행하거나 치료 후에 활동을 늘리고 새로운 시각을 개발하는 것이 필요하다.

첫 번째 접근법은 규칙을 제시하는 것이다.

- 운명이 벌하는 자는, 보상 또한 받을 자격이 있다!
- 누군가 어려움에 처해 있으면, 돌보아 주어야 한다!
- 타인이 나에게 베풀지 않아도, 적어도 나는 나 자신에게 무언가를 해줄 수 있다!

하루에 한 시간이라도 문제에 눌려 있지 않는 상황이 있는지 질문할 수 있다. 하루 23시간을 싸우는 것만도 충분하다. 한 시간의 휴식은 아마도 정당화될 수 있고 많은 시간이 아니다. 이 제안의 전제 조건은 환자가 최종적인 결정을 내리고자 하는 명확한 욕망을 가지고 있어야 한다는 것이다.

≫ 활성화, 새로운 관점

환자의 경험은 일반적으로 방해 받지 않는 시간이 없다는 것이다. 따라서 우리는 이런 시간을 적극적으로 찾아보아야 한다. 그것은 스포츠 활동, 흥미로운 책 읽는 것, 환자가 어떤 상황에 처해 있는지 또는 생활 상태에 대해 전혀 모르는 사람들과의 만남 같은 것이라 할 수 있다. 치료적으로 긍정심리학, 살루토치료법, 향유치료(genusstherapie) 또는 웰빙치료(Fava 2016, Lutz 2015, Weig & Linden 2009)가 사용될 수 있다. 특별한 긍정감정이 촉진될 것인데, 예를 들면 친구들과의 대화, 좋은 음식뿐만 아니라 창문 청소 또는 조깅과 같은 감각적 지각과 웰빙을 촉진하는 활동을 통하여 가능하다. 감각적으로 경험되는 긍정적인 자극에 초점을 맞추면 긍정적인 감정은 커지고, 제한된 정보 용량으로 인해 혼란스런 생각이나 부정적인 감정이 줄어든다. 기본 원칙은 부정적인 감정이 감소할 때 긍정적인 감정이 자동으로 조정되지는 않지만 동시 발생 가능성의 상황에 처해 있다는 것이다. 잡초를 제거하는 것만으로 충분하지 않고, 아름다운 정원을 원한다면 꽃을 심어야 한다. 평정을 유지하는 활동은 자기 관리의 일부다. 즉 선의를 가진 제3자가 행동하듯 자기 스스로 자신의 손을 잡아주는 것이다. 향유치료는 예를 들자면, "음미주의의 틈새 공간"을 만들어서 개인적으로 적용하는 것이다. 이것은 자신의 취향에 따라 즐겁게 꾸미며, 자신의 원칙과 가치가 지배하는 개인의 휴식 공간을 만드는 것이다. 이는 개인 저장용 지하 공간일 수도 있고 인기 있는 공원일 수 있으며 교회가 될 수도 있다. 음미주의적 틈새 공간은 또한 적대적인 외부 세계와 경계를 둘 수 있다. 틈새 공간에서는 행동 기준, 가치 또는 정의에 대하여 주관적인 생각이 적용된다. 행동 치료가 일반적으로 쓰여 지듯이, 평정치료(euthyme therapie) 또한 몇몇 단계에서 쓰여 진다.

"향유의 작은 학교(Kleine Schule des Geniessenens)" (Lutz, 2015)에는 몇 가지 일반적인 규칙이 언급되어 있다.

- 즐거움은 시간이 걸린다.
- 즐거움이 허용되어야 한다.
- 즐거움은 부차적인 것이 아니다.
- 적은 것이 더 많은 법이다.
- 당신에게 맞는 것을 선택하라.
- 경험 없이는 즐거움도 없다.
- 즐거움은 평범하다.

▶ 향유훈련, 평정치료(Euthyme therapie)

울분에 찬 사람들은 뭔가 좋은 것으로 스스로를 치료하는 데 문제를 가지는데 이는 그러한 것들을 인지하는 것을 역기능적으로 막기 때문이다. 따라서 반향유적인 설정도 고려해야 한다. 울분 속에는 다음과 같이 "나는 이것을 받을 자격이 없다", "만약 내가 잘 지낸다면, 그것은 부당한 불의가 그렇게 심하지 않다는 것을 보여주는 것이겠죠", "진부한 말로 나를 돕는 것보다 나는 정말 중요한 일들을 처리해야 한다."라는 인식이 들어차 있다. 여기서도, "나는 가해자로 인해 일상생활을 망치지 않을 거야"와 같은 인식이 도움이 될 수 있다. 자기 관리와 평정 활동(euthymen aktivitäten)을 제안할 때는 항상 환자의 치료 과제가 분명하지 않고 양면성을 가지고 있다는 것이 분명해지는 순간이다. 치료 단계에 있어서 치료를 하기 전 다음과 같은 문장을 반복해서 명확히 해야 한다. "나는 다시 평화롭게 자고 싶어요. 나는 굴복하지 않을 거에요. 나는 이것을 분명히 끝낼 거에요.", 사회적 접촉이나 가족 및 직업 활동의 복원은 평정 활동을 찾는 중에 부수적으로 얻는 것이 되어야 한다. 종종 실직이나 별거와 같은 심각한 삶의 사건과 그 결과는 삶에 대한 관점과 계획에 심각한 변화를 가져온다. 이 치료 목표는 지속 가능 관점에서의 처리에 기반한다. 어떤 기본 가정과 가치가 환자를 인도하고 또한 심각했던 삶의 사건에서 환자가 이것에 의문을 제기했는지 고려하는 것이 중요하다.

❱ 시간 투영(Zeitprojektion)

변화하는 조건 하에서 삶의 목표를 찾는 한 가지 방법은 "시간 투영"기술이다. 그것은 스트레스를 받는 사람들이 더 나은 기분을 느끼기 위해 즐거운 공상을 하는 일상적인 경험에 바탕을 두고 있다. 치료 환경에서 치료자는 체계적으로 환자에게 도움이 되는 판타지를 일으키려고 시도한다. 이것들은 미래에 투영된다. 환자는 현재 상태가 최종 결론이 될 필요는 없다는 것을 경험한다. 현재 도달할 수 없는 것은 시간이 지남에 따라 약간의 인내심으로 달성될 수 있다.

 시간 투영(Zeitprojektion)을 통한 미래의 전망

미래는 분명히 멀리 있지만 그럼에도 불구하고 구체적인 날짜를 잡는다. 예를 들어, 5년 또는 10년 후의 생일 또는 은퇴 날짜 같은 것으로.

- 인지 예행과 유사하게 환자가 아침에 어디서 어떻게 일어났는지 상상하게 한다.
- 요구되는 사항은, 그때까지 환자의 삶이 그의 생각에 따라 최적의 상태로 흘러갈 것이라는 것.
- 다음, 환자에게 침실이 어떻게 생겼는지, 실제로 눈을 뜬 후에 처음 보는 것이 무엇인지, 경우에 따라 눈을 뜨고 나서 혼자 있는지 다른 누군가 침대에 같이 있는지 설명할 것을 요청한다.
- 상상 속의 상황이 구체화된 후에 다음 질문은 그 날 무엇을 할 것인지에 대한 것이다. 해야 할 일, 만날 사람 등.
- 환자는 몇 번이고 반복하도록 격려받는다. 이제 그는 무언가를 원할 것이다. 그의 삶은 오늘부터 그 때까지 소원한 대로 되었다.
- 치료자는 또한 반복적으로 사건을 삽입하여 긍정적인 시각화를 촉진 할 수 있다. "어떤 차를 몰고 있어요? 책상 위에 당신의 은행 통장 명세서를 볼 수 있어요. 잔고는 얼마입니까?" "그 정도로 작아요? 그 정도가 원하는 바입니까?"라고 환자에게 묻는다.
- 이에 환자가 부정적 반응을 보이며 파산했다고 말하면 치료자는 실망스럽

게 반응할 수 있다. 그 환자는 김새는 소리를 한 것이다. 이는 규칙이 다른 게임인데 말이다.

- 환자가 이것이 모든 것에 비현실적이라고 반대한다면, 그것은 받아들여질 수 있다. 결국 그것은 환자에게 최적으로 재현된 삶이 무엇인지를 보는 질문일 뿐이다. 그렇다고 해서 그런 일이 일어나지 않는다는 뜻은 아니다. 그러나 어디로 가고 싶어하는지 모르는 사람은 아무 곳도 갈 수 없다. 그리고 할 수 있는 일이 무엇인지는, 무엇이 가능할 수 있는지 명확히 한 후에야 고려될 수 있다.

- 울분의 경우 환자의 공격적인 목적을 모두 충족시키는 방식으로 시간 투영을 할 수 있다. 그는 소송에서 이겼다. 크라우스씨는 예전 직업과 직책을 되찾았고 그 대졸자는 자신의 부하 직원이 되었다. 크라우스씨의 삶은 어떨까?

9) 자기 및 외부 위험의 정신치료 과정

이미 설명했듯이, 울분을 앓고 있는 환자는 대개 보복의 필요와 비정상적인 행동에 대한 판타지를 가지고 있다. 이것은 신이 가해자를 벌주는 것, 가해자가 불행과 굴욕을 당하는 이미지, 가해자가 피해자와 같은 일을 당할 것이라는 상상에 이르기까지 다양하다. 경우에 따라 개인이나 재산에 대한 물리적 공격이나 방화 또는 항공기 추락과 관련되는, 사람이나 재산에 대한 폭력 등 심각한 위법 행위가 포함될 수 있다. 울분에 찬 사람은 언제나 자기 파괴적인 결과를 초래하는 심한 역기능적인 행동을 보여준다. 여기에는 끝도 없고 성공 가능성도 없는 과정이 포함된다. 법정의 심급 과정이 모두 끝나고 환자에게 이제 무엇을 진행할 것인지 묻는다면 그는 다시 법정에 가고 싶다는 대답을 할 수 있다. 광적인 고소 증상이 야기될 수 있다. 이혼 변호사들은 그러한 자기 파괴적 행동에 대해서 충분히 알고 있을 것이다. 자녀들은 아이들의 행복이라는 구실로 최악의 논쟁에 빠뜨려질 것이다. "공정한" 일정 부분만을 지불하는 것을 포기하고 싶지 않기 때문에 결국 재정적 파멸을 초래하게 된다.

▶ 복수의 판타지, 자기 파괴

치료로서의 판타지 탐구와 무엇보다도 잘못된 행동의 예방은 처음부터 중요한 치료 과제다. 특히 구체적으로 표현하는 폭력적 판타지의 경우에는 전문적인 치료가 필수적이다. 그러나 아직까지 치료에 대해 합의된 규칙은 없다. 자살 판타지를 다루는 원칙을 쓰는 것이 권고될 수 있다. 자살과 관련하여, 진단적 관점에서 우선 삶에 대한 염세적 태도, 죽음의 욕구, 자살 생각, 자살 계획, 자살 의도, 급성 자살위험성 등을 구별하는 것이 중요하다.

같은 방식으로 공격판타지를 구별하는 것도 필요하다.

- 전 세계에 대한 무차별적 분노
- 누군가에게 나쁜 일이 일어나기를 희망
- 구체적인 계획 없이 누군가에게 무언가를 할 수 있다는 환상

- 피해를 끼치는 방법에 대한 다소 구체적인 생각
- 무언가를 하려는 의도
- 구체적인 행동 충동

다음 단계는 이 진단 평가를 문서화하는 것이며, 특정 사례에서 평가가 이루어진 이유를 설명하는 것이다. 의심의 여지가 있는 경우에는 동료와 상담하는 것이 좋다. 이것 역시 문서화되어야 한다. 이미 설명한 진단 및 정신 병리적인 면에서 공격판타지는 항상 주의를 기울여야 하며 환자가 사회적으로 용인할 수 없거나 수치스런 판타지에 대해 보고할 수 있도록 도와야 한다. 환자가 구체화되지 않은 판타지와 욕망의 단계에 있는 경우는 특별한 조치가 필요하지 않다. 위에서 설명한 단계에 따라 환자를 일관되게 치료하고 공격판타지를 여러 가지 나쁜 감정 중 하나로 이해하는 것으로 충분하다.

》 공격적인 판타지나 계획

환자가 이미 구체적인 계획이나 의도를 밝힐 경우 특별한 절차가 필요하다. 다시 자살 계획과 동일한 원칙이 적용된다. 그로부터 환자의 자살 생각에 대해 함께 자세하게 이야기하는 것이 도움이 된다. 이것은 자살 위험을 증가 시키는 것이 아니라 감소시키는 역할을 한다. 합리적인 환자가 보다 구체적으로 다른 사람들과 자신의 생각을 이야기하면 잘못된 행동은 적게 발생한다. 누군가 열차 앞으로 자신을 던지는 것이 무엇을 의미하는지, 그것이 어떤 위험을 수반하는지, 운전자에게 어떤 심리적 외상을 줄지, 그리고 열차 승객이 어떤 문제를 겪을지 생각해 본다면, 그에 상응하는 행동은 덜 발생하게 된다. 원칙적으로 공격적인 계획을 다룰 때도 마찬가지다. 다른 사람에게 구체적이고, 합리적으로 그리고 동시에 자세하게 이야기할 때 감정적인 압박은 모든 충동을 고려하더라도 감소하게 된다.

 살인 계획의 정신 치료

47세의 환자는 흥분하고 울분에 찬 상태로 건강보험회사를 통해 병원에 입원했다. 그는 미술작품과 관련된 작은 회사를 운영했던 평범한 수공업자였다. 천성적으로, 매우 열심히 일하는 성실한 사람이었다. 아내는 그를 사랑했고 그의 가능성을 펼쳐주려 했다. 그의 아내가 다른 남자와 함께 도망가 버렸다는 사실은 그에게 매우 충격적이었다. 환자는 실제로 상당히 힘들었음에도 원만하게 헤어지기를 원했으며 품위 있게 잘 해낼 수 있다고 생각했고 이것이 그가 일관되게 법적으로 자신을 변호하지 않았던 이유였다. 그러나 그의 아내와 변호사는 환자의 작업 부지, 사다리 몇 개와 한 대의 차량, 장인으로서의 환자의 작업 가치를 매우 높은 값으로 설정하며 이혼소송에서 성공했다. 그 결과 환자는 현실적으로 감당할 수 없이 높은 재정 지급 이행과 생계비 지불 판결을 받았다. 환자는 결혼의 파탄에 직면했을 뿐만 아니라, 필요한 지불 이행 때문에 그의 작업도 중단되어 실업자가 되었고, 자신의 미래 수입도 아내에게 지불해야 한다는 사실을 깨달았다. 그의 남은 인생은 파괴된 것이나 다름없었다. 변호사를 통해 능란하게 진행된 이혼과정에서 아내는 그를 견딜 수 없는 수준의 배우자로 철저히 비방했다. 치료과정에서 환자가 아내를 죽일 생각으로 끊임없이 고심하고 있음을 명확히 확인하는 데에는 어느 정도의 시간이 걸렸다. 상상 속에서 그는 잠복해서 그녀를 기다리고, 그녀를 폭행하고, 차로 받아버리며, 바로 변호사를 개입시키는 것을 가장 선호했다.

그러한 판타지와 세부 사항에 대한 진술은 치료과정에서 이러한 생각을 논의 한 후에야 가능했다. "그 일이 나에게 일어났다면 나도 살인을 생각했을 거예요. 당신에게 일어난 일과 당신 아내가 한 행동은 말이 안돼요. 저라면 어둠 속에서 매복하고 있다가 열차 앞에 그 여자를 밀어 붙이겠어요." 뒤이어 치료자는 무조건 환자의 편에 서며, 비밀의 의무는 어떤 순간에도 지킬 것이라는 사실을 분명하고 신뢰성 있게 전달하였다. 심지어 의심스러울 경우에도 전문가들에 의해 환자가 지지될 수 있다는 것을 암시하였다. 그 후 환자는 더 개방적으로 자신에 대한 이야기를 하였다. 그가 무엇을 할 수 있겠는지 묻자 칼로 그녀를 공격하겠다고 말했다. 치료적인 문제는 이것이 지능적인 형태의 살인인지 여부다. 계획된 것처럼 보이면 종신형으로 처벌되기 때문이다. 그의 대답은 자신은 상관하지 않는다는 것이었다. 반문했는데, 이것이 그의 아내가 환자의 삶을 파괴할 뿐만 아니라 그를 평생 창살 뒤에 가두어 두는 것을 의미하는 것은 아닌지 질문했다. 더 똑똑해져야 했다. 살인이 아니라 치정 관계로 인한 과실 치사로 보인다면 그는 더 적은 처벌을 받게 될 것이다. 즉 그가 잘 해내면 2년이 지나 그의 아내, 수감생활 및 부채를 없앨 수 있다. 환자는 심사숙고하고 말하길 자신의 아내를 "우연히" 칼이 놓여 있는 장소로 데리고 와야만 하고, 따라서 자기 또는 아내의 아파트에서 만나야 한다고 했다. 주방에는 칼이 놓여있다. 치료적으로 필요한 것은 그가 부엌칼로 아내를 죽일 수 있는지 여부였다. 그가 단지 상처만을 입히면 좋지 않은 결과로 끝난다. 아무것도 달성될 수 없다.

이 시점에서, 환자의 얼굴에 미소가 비쳤다. 그는 자신이 방금 생각한 것이 너무 과했다고 말하는 것이었다. 그가 그렇게 생각했다면, 사람을 죽이는 것이 그의 의도는 아니었다. 그것은 그의 세계관과 자기 이미지와 일치하지 않았다. 그것은 탈출구가 아니었다. 치료 효과는 감정적인 살해 충동이 합리적인 살인 계획으로 전환되었다는 것이다. 살인행위에 대한 합리적인 고려와 계획 단계에서, 감정적 충동뿐만 아니라 철학적 고려에 이르기까지 보다 복잡한 숙고 과정이 필요 하다. 이 단계에서 환자는 자신의 행동 통제의 일부를 회복하게 되었다.

10) 치료 효과

치료자 모임에서 울분 관련 환자가 있는지 조사해보면, 거의 모든 치료자가 그렇다고 답한다. 이러한 환자들을 어떻게 경험하는지 계속 질문하게 되면, 많은 경우 환자들은 소진되어 있고, 비협조적이며, 변화에 대한 동기가 없는 것으로 나타난다. 이들 환자와의 치료 작업은 힘들고 부담스럽다. PTED의 정신 병리인 숙명론과 체념, 자신이 아니라 세계가 변화해야 한다는 기대, 치료자를 포함한 모든 것과 모든 사람에 대한 공격성을 고려할 때 치료의 성공은 쉽지 않은 것처럼 보인다. 임상적 관찰 결과 이 사실이 확인되었다. PTED 환자는 SCL-90 PST (SCL-90-R 간이정신진단검사중 Positive Symptom Total: 역자) 점수 52점으로 정신신체 재활병동에 입원했고 50점으로 진료소를 떠났는데, 다른 나머지 환자들이

39점으로 입원하여 25점으로 퇴원한 것과 비교하여 전혀 변화가 없었다. 집중적이고 다차원적인 입원 치료조차 어떠한 변화도 일으키지 못했다.

≫ 훈련 가능한 지혜 기술

지혜 연구 경험을 바탕으로 지혜 활성화 전략을 사용한 첫 번째 실험은 PTED 환자들조차도 지혜 역량을 훈련하고 활성화할 수 있음을 보여주었다(Baumann & Linden, 2008). 환자에게 가상의 삶의 문제가 제시되었고, 앞에서 설명한 지혜 차원에서 구조화된 방식으로 문제를 다루도록 차례차례 질문을 하였다. PTED에 있는 50명의 환자와 PTED 증상이 없는 50명의 임상 대조군에게 처음에는 환자와의 개인적인 관계가 없는 일반적 삶의 문제, 그 다음에는 그들 자신의 삶의 문제로 시작하였다. 이 교육은 두 번의 세션으로 구성되었다. 대조군 환자의 경우, 일반적인 삶의 문제와 관련하여 9가지 지혜 역량 중 일반적인 삶의 문제와 관련하여 5가지, 그리고 개인 생활 문제와 관련하여 6가지가 사후 테스트에서 더 높은 점수로 나왔지만 통계적으로 유의미한 차이는 없었다. 반면 PTED 환자의 경우 일반 생활 문제와 개인 생활 문제에 있어서 두 번의 교육 세션 후 모든 지혜 역량과 누적 값이 교육 전보다 사후 테스트에서 유의미하게 높게 나왔다. PTED 그룹과 대조군 비교에 대한 해석은, PTED 환자가 이 질환에 앞서 적절한 역량을 가지고 있었지만, 치명적인 사건에 의해 차단되었으며, 이러한 차단 요소를 해결했다기보다 짧은 훈련으로 새로운 학습이 이루어졌다고 보았다. 지혜의 가르침의 원리는 지혜치료로 확장되었다. 통제된 연구에서 무작위로, 28명의 PTED 환자는 지혜치료를 받았고 29명은 지혜치료와 평정치료(euthyme Therapie)를, 25명은 일반적인 임상 치료를 받았다(Linden et al., 2011).

그림 4-4는 다른 치료군에서 SCL-90-GSI (SCL-90-Global Severity Index)의 변화를 보여준다. 일반적인 치료법과 달리, 지혜 요법에서 유의미한 개선을 보였고 추가적인 평정치료는 더 이상 변화를 일으키지 않았다. 쌍 비교에서 공분산분석(ANCOVA)은 루틴(routine)치료와 W (p < 0.005, 효과 강도 0.82), 루틴 및 WE (p < 0.002, 효과 강도 0.94)사이에 유의미한

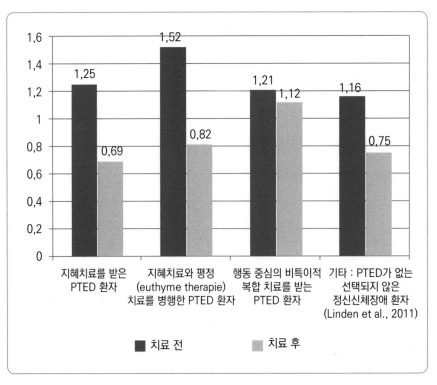

그림 4-4 지혜 요법의 SCL-90 변화

차이를 보였고, W와 WE 사이에는 차이가 없었다($p < 0.806$, 효과 강도 0.26). 한 걸음 더 나아가 이 수치는 정신 질환에서 고통 받는 입원 환자들의 재활에서 다른 환자들과의 비교 수치를 보여준다. 또한 치료자와 환자에 대해 전 세계적 평가에서도 W와 WE간에 차이는 없지만 일반 치료와는 큰 차이가 있다는 동일한 결과가 나왔다.

이 자료는 PTED의 치료에 있어서 지혜치료가 유용한 접근법이라는 과학적 증거가 있음을 보여준다. 환자들은 이러한 접근법으로 호전되고 심지어 회복될 기회를 얻었다. 그러나 여전히 치료가 이루어지 않은 경우도 있다. 별다른 진전 없이 지혜치료 요건에 따라 최대 백 시간까지 환자를 치료했다. 앞에서 언급된 상점 절도 혐의로 기소당하고 상사와 동료들로 인해 곤란한 처지에 빠져 상황에 대처할 수 없었던 여성 영업 사원의 사례를 통해, 치료 중에 있던 환자들은 그 여성 사원이 적용한 지혜 전략을 배웠다. 환자는 그들 자신의 치명적인 사건을 지속적으로 다루기 때문에, 그들이 그렇게 행동하는 것은 불가피하다. 환자는 관점의 변화, 지속 가능성, 감정 명확화 또는 가치 상대주의 원칙을 자신에게 적용하기 시작했다. 환자가 무언가 말하려 할 때 웃음 지으며 시작하는 것을 여러 번 볼 수 있었는데, 예를 들어 크라우스씨는 일을 더욱 악화시키기 위해서 무엇을 해야 할까 하는 류의 이야기에서였다. 그리고 때때로 "내가 하려는 일이 바로 그거야"라는 반응이 나오기도 했다. 치료자는 환자가 스스로 가려낼 시간을 주어야 한다. 이런 식으로 저런 식으로 하라는 요구는 과도하게 여겨질 수 있고 저항이 발생할 수 있다. 환자가 자신의 문제를 해결해야 하며, 치료자는 해결 기술을 발전시키는 데 도움을 주어야 한다.

절도 혐의로 기소되었던 판매원의 치료 개발(사례 연장)

치료 과정 동안 절도 혐의와 동료가 신뢰를 저버린 것과 관련된 문제는 더 이상 환자와 논의되지 않았다.

환자에게 치명적이었던 그 순간에 그녀의 상사와 동료들은 자신들이 줏대 없다는 것을 보여 주었고, 환자는 몇 년 동안 그들에게 속아왔으며, 그러한 자기를 책망하고 자신이 최악의 상황을 겪었다는 것은 의심할 여지가 없어 보였다. 이전에는 그것을 알아차리지 못했지만, 그녀는 멍청한 사람처럼 이용당했다. 이 모든 것이 그대로였고, 더 이상 좋아지지 않았다.

가상의 해결할 수 없는 문제 위에서, 인간으로서 그러한 심각한 삶의 문제에 어떻게 대처하고 계속 살아갈 수 있는지가 전면에 내세워지게 된다. 예를 들어 한 남자와 여러 해 함께 살았고 마지막 순간까지 그를 돌보았는데, 유언장에 자신이 아니 전 부인이 그의 재산을 상속받게 된 것을 발견한 경우를 생각해 볼 수 있다.

이 작업 과정에서 환자는 자발적으로 자신이 당시 그 상점에 있는 상황으로 한번 돌아가서 점장이 상사에게서 그녀를 보호해 주는 대신 점장을 침묵하게 만들었을 법한 것들을 생각해 보겠다고 말했다(관점의 변화). 그밖에 생각해 볼 것들에 관하여 물었고, 많은 것이 이야기되었다. 그녀는 그 점장이 아무것도 말하지 않았기 때문에 기뻤다고 말했다. 치료자의 주름진 이마를 보면서, 그녀는 점장이 아직 초등학생 아이들이 있다고 설명했다. 그가 환자를 위해 일했다면, 그는 그녀를 덮어 주거나 심지어 그녀와 함께 그 일을 했다고 의심을 받았을 수도 있다(사실적 지식). 결국 그는 직원을 통제하지 못했다고 해고 위협을 받았을 수도 있었다. 그녀가 그러한 일이 일어날 것이라고 상상한

276

다면, 그녀는 행복하지 않을 것이다(지속 가능성). 그녀는 한 아이의 대모였다. 게다가, 그녀는 너무 빨리 도망쳐서 사장과 동료들은 아무 말도 할 시간이 없었다(감정 명료화). 그녀가 지금 그것에 대해 말만 그럴듯하게 하는지, 정말로 그랬는지, 그녀가 일전에 점장에 해명을 요구했었는지에 대한 질문에 대하여, 그녀는 한번은 동료에게 전화 연락을 하기로 결정했다고 말했다. 또한 그녀는 동료에게 연락했을 뿐만 아니라 팀원 전체와도 연락을 취했고, 모든 사람들이 자신의 편에 서있다는 것을 알게 되었다(공감). 그녀의 분노는 동료들에게서 사라졌고 오직 회사와 회사의 저열한 처리과정에만 향하게 되었다. 노출 훈련의 도움으로 그녀는 상점에서 다시 쇼핑을 할 수 있었고 마침내 다시 새로운 일자리를 얻기 위해 신청서를 낼 수 있었다. 그러나 그녀는 이전 고용주의 상점에 들어가는 것은 계속 피했다. "내 돈 1센트도 거기서 쓰지는 않을 거야!"

8. 사회의료 및 법적 측면

1) 작업 및 직업에서의 장애

사회 의학적 문제는 울분 특히 PTED가 작업 및 고용 불능을 일으키는지, 일으킨다면 어떤 조건에서 그러한지에 관한 것이다. 환자 중 상당수는 처음부터 일을 할 수 없다고 느끼고, 출근을 거부하고, 반복적으로 근로에 어려움이 있다는 확인서를 의사에게 받으며, 또한 의심할 여지없이

성과가 감소했다는 인상을 주게 된다.

근로능력장애 지침(Geva, 2013)에 따라, 아헨 대학에서는 질병으로 인해 더 이상 필수적인 직무 수행을 할 수 없을 시기를 추정 했다. PTED가 의료 및 사회적 결과를 초래한다고 가정할 수 있는 이유는 앞에서 자세히 설명했다. 따라서 다음 과제는 어떤 기능이 제한되어 직무가 불가능한가 하는 것이다. 다른 정신 질환과는 달리 기본적으로 PTED의 진단만으로 직무의 불능을 판단하기에 충분하지 않다.

≫ 필수적이지 않은 업무 배제

ICF (WHO, 2001)에 따르면, 모든 기능 상태가 먼저 기술되어야 한다. 즉, 정신 병리적 소견으로 집중력장애의 정도, 사고의 축소, 불쾌감, 의욕 감소 등을 예로 들 수 있다. 두 번째 단계에서, 결과적으로 수행 및 성과 저하를 정확하게 규정해야 한다. 유연성, 인내, 사회적 의사 소통 기술, 판단의 한계 등이 그 예다(Linden et al., 2014, 2015). 이를 토대로, 손상된 역량으로 인하여 어떤 역할 제한을 할 것인지 명확히 하는 것이 필요하다. 업무 능력 측면에서 이것은 특정 작업장에 어떠한 전문적인 직무나 활동이 필수적이며 어느 범위까지 환자의 직무를 제한할 수 있는지를 의미한다. 그러므로 환자가 은행직원으로서 집중해서 일해야 하고, 사회적으로 우호적이며, 사람을 대면하여 일해야 하는 경우, 적절한 기술을 더 이상 사용할 수 없다면 그는 일하기에 부적합한 것으로 간주된다. 직장으로의 복귀가 질병 상태를 악화시킬 수 있는 경우 직무 장애에 대한 또 다른 기준이 AU 지침에 나와 있다. 이미 제시된 바와 같이,

PTED가 업무상 상황과 관련하여 나타난 환자들은 종종 공포증적인 방식으로 반응하고 직장이나 동료와 대면할 때 명확히 감정적 무례함으로 반응한다(Muschalla & Linden, 2013). 따라서 그들은 AU 지침에 따라 작업할 수 없다.

직무장애에 있어서의 문제는 그것이 장기적으로 예측 가능한 것인지의 여부다. 작업장을 참조 할 때는 "일반 노동 시장"이 중요한 가치를 지닌다. 구체화를 위해, 환자가 현재 질병 상태의 조건에서 호텔에서 수익과 관련된 일을 수행할 수 있는지 여부를 질문할 수 있다. 호텔은 모든 교육배경을 가진 사람들이 업무를 수행하는 일반적인 직장이다. AU가 특정작업장에 대해 검토하는 것처럼, 이제 호텔에서 개인에게 맞는 직무 활동을 불가능하게 하는 업무능력이나 기능 문제가 있는지를 평가할 수 있다.

》 만성화 평가

추가적인 문제는 PTED의 만성화를 평가하는 것이다. PTED는 종종 만성적인 과정을 밟는다. 수년간 증상이 지속되는 경우, 호전되는 것이 아니라 더 나빠지는 경우를 보게 된다. 초기의 경과 과정으로 만성화 여부가 예측된다. 그러나 또 다른 기준으로, 만성 질환이라는 말은 적절하고 전문적인 치료가 실패한 경우에만 사용할 수 있다. 이와 관련하여 현재의 PTED가 일관되게 치료되었는지 여부가 문제가 된다. 보통의 정신과 약물은 설득력 있는 효과가 없다. 제시된 것처럼, 환자가 정신심리치료를 받았다는 사실 자체가 적합한 치료가 수행되었다는 확실한 증거는 아니다. 그러므로 지혜치료와 같은 특정 치료가 이전에 수행되었는지 여부를 평가 전에 조사하는 것이 중요하다.

2) 폭력 판타지에 대한 법의학적 처리

》 위험한 상황을 전제로 하는 강제 입원

치료자가 폭력적인 판타지가 있다는 것을 발견하고 환자가 자동차로 가해자에게 돌진하거나 매복해 있다가 직장 상사를 공격하려 하든지 직장에 방화를 원한다는 것을 알게 된다면, 이러한 위험을 피하기 위하여 법의학적으로 무엇을 할 수 있고 해야 하는지 물을 수 있다. 우선, 입원과 관련된 법률에 따라 강제 입원이 필요하거나 가능한지에 관해 질문이 제기된다. 이를 위해 즉각적이고 절박한 위험이 있어야 한다. 판타지나 계획만으로는 충분하지 않다. 자살과 동일한 규칙이 여기에 적용된다. 여기서도 역시 환자가 이미 매우 구체적인 생각을 가지고 있다고 해도, 자살의 판타지만으로는 강제 입원 명령 요건에 충분하지 않다. 따라서 강제 입원은 환자가 심각한 잘못을 저지르는 길에 있음을 깨닫게 해야 할 필요로 한정된 경우에만 시행해야 한다.

》 예후와 악화

두 번째 측면은 예측되는 행동의 평가다. 환자가 현재 위험에 처해 있지 않더라도 향후의 행동이 언제 어떻게 예상되는지, 그리고 그에 따른 조치를 어떻게 할 것인지 등등의 문제가 발생한다. 예후에 대한 법의학적 평가에서 주요 기준은 과거 범죄의 유형과 빈도이지만, 이것은 PTED 환자에게 도움이 되지 않는데, 그들은 보통 결백하기 때문이다. 남아있는 것은 판타지의 유형을 분석하고, 미래에 대한 시나리오를 재생해보고 그 결과 폭력적인 판타지가 실현될 수 있는 상황을 보는 것이다. 그러나 이들은 대개 매우 불확실한 사실이다. 궁극적으로 모든 인간은 비정상적인 경험에 대한 반응으로 자신이나 타인에게 해를 끼치는 상황에 처할 수 있다. 중환자실에는 그러한 상황에서 자살을 시도한 사람들로 가득 차 있으며, 또한 법정에서도 상황을 통제하지 못했던 사람들이 한결같이 있다. 그렇게 악화되는 행동은 일반적으로 예측할 수 없다. 궁극적으로, 남는 것은 그것에 상응하는 감정과, 그 감정에서 발생하는 복수의 판타지에 대한 치료적 처리다.

≫ 비밀 유지는 필수 불가결

세 번째 문제 영역은 비밀 공개에 대한 권리 또는 의무일 수 있다. 언제 잠재적 공격 대상자나 버스 기사, 여객기 조종사 또는 경찰에게 정보를 제공할 것인가. 예를 들어 신체적 안전과 같이 법적으로 중요한 가치가 위험에 처하면 원칙적으로 치료적 비밀 유지를 포기할 수 있다. 그러나 임박한 위험이 있는 경우에만 비밀 공개의 의무가 있다. 환자가 자신의 아내를 교살하는 꿈을 꾸고 있다고 말한다고 해도 그것만으로는 비밀 유지 의무를 깨기에 충분하지 않다.

비밀 유지 규정은 광란의 살인 또는 항공기 추락 범죄 같은 경우나 언론에서 기밀 유지 관련 문제가 발생할 때 항상 심각하게 논의된다. 모든 장단점을 감안하여, 시행되는 규정은 실제로 충분히 적용 가능해야 한다. 치료자가 제 삼자, 심지어 가해자나 문제를 일으킨 사람들과 환자 자신을 비난할 것이라고 생각 한다면, 도움을 청하는 것은 어려울 것이다. 이것 없이는 환자가 치료적 도움을 구하고 스스로를 개방하는 데 문제가 있게 된다. 따라서 치료자의 절대적인 신뢰가 없으면 이들 환자에 대한 치료 접근이 불가능하다. 만약 대안이 자신만의 판타지를 가진 환자를 혼자 내버려 두거나, 완전한 비밀 유지 속에서 치료적 접촉을 촉진하는 것이라면, 의미 있는 유일한 선택은 후자일 것이다.

3) 법적 책임

울분과 관련하여 범죄 행위가 발생할 때, 법적 책임이 제한될 것인지의 문제가 발생한다. 그것은 갈등 상황에서 충동적으로 나타난 행위 일 수 있다. 사례연구에서 보듯이, 여성이 주점에서 이전 남편을 만나 공격적 행동을 한 것은 울분에 찬 상태에서 발생했다. 그러나 전형적으로는 장기간의 판타지와 계획이 있다. 상당한 기간 동안 살인의 목표를 가지고 사려 깊게 행동하며 계획적으로 준비할 경우 법적으로는 살인 기준을 충족시킨다. 따라서 법적 책임 문제에 있어 이는 특별한 경우에 해당되며 해결에 어려움이 많다. 정신증에서 때때로 문제되는 병식의 혼란은 일반적으로 존재하지 않는다.

≫ 냉정한 통찰력

AU 및 EU 평가의 경우와 마찬가지로 법적 책임에 대한 평가는 진단에서 추론할 수 없다. 질환과 관련된 개인의 통제력의 한계와, 제한되는 의지와 자유의 범위에 관한 것 정도만 가능하다. 범죄 평가의 일반 원칙(Kröber & Dölling, 2010)에 따라 검토되고 설명될 다음과 같은 기준이 도움이 될 수 있다.

- 병적인 강도의 울분이 있어야 한다.
- 감정의 통제력을 상실해야 한다.
- 치명적인 문제를 다룰 때 즉시 관찰 가능한 감정적 반응을 보여야한다.
- 상당한 크기의 강렬한 감정이 발생하고 불가역적으로 누적되어야한다.
- 생각이 위축되어져 있어야 한다.
- 복수심에 찬 판타지와 행동은 냉정한 관찰자가 보기에 어리석을 정도로 역기능적이어야 한다.
- 중요한 사회적, 재정적 또는 기타 자해적 모습이 있어야 한다.
- 양가적 감정이 관찰되면서 동시에 "복수의 판타지에 젖어 있음"에 대한 만족감이 있어야만 한다.
- 기존의 삶의 방식에 분명한 제한이 있어야 한다.

■■■ 추천문헌

- Definition, Evidence, Diagnosis, Treatment. Hogrefe & Huber, Bern
- Linden M, Rotter M, Baumann K, Lieberei B. Posttraumatic Embitterment. Disorder. Boston: Hogrefe & Huber Pub; 2007
- Linden M, Rutkowsky K. Hurting memories and beneficial forgetting. Posttraumatic stress disorders, biographical developments, and social conflicts. Oxford: Elsevier; 2013
- M. Linden & Maercker, A. Embitterment. Societal, psychological, and clinical perspectives. Berlin: Springer; 2011
- Wardetzki B Mich kräkt so schnell keiner. Deutscher Taschenbuch Verlag, Müchen 2005

■■■ 참고문헌

- Bengel, J. & Hubert. S. Götingen, Hogrefe: Anpassungsstöung und Akute Belastungsreaktion; 2010
- Alexander, J. The psychology of bitterness. International Journal of Psychoanalysis, 1966;41:514-20.
- Antonovsky A. Salutogenese – Zur Entmystifizierung der Gesundheit. Deutsche Gesellschaft fü Verhaltenstherapie, Tüingen; 1997
- Ardelt, M. (2005). How wise people cope with crises and obstacles in life. ReVision: A Journal of Consciousness and Transformation, 28, 7-19.
- Aristoteles Stagiritis. Nikomachische Ethik, Stuttgart: Reclam; 1986
- Baltes PB, Smith J: Weisheit und Weisheitsentwicklung Prolegomena zu einer 1990
- Baumann, K. & Linden, M. Weisheitskompetenzen und Weisheitstherapie Die Bewätigung von Lebensbelastungen und Anpassungsstöungen. Lengerich: Pabst Science Publishers; 2008
- Baures, M. M. Letting go bitterness and hate. J of Humanistic Psychol (1996);36: 75-90.
- Beck, A. T. Cognitive therapy of depression: New perspectives.
- Biswas-Diener, R. Material wealth and subjective well-being. In M. Eid & R. J. Larsen (Hrsg.), The science of subjective well-being. New York: Guilford Press; 2008
- Boerner M. 30 Minuten für die Auflösung von Ärger und Frustration, Offenbach: Gabal

Verlag: 2005

- Bude, H., & Lantermann, E.-L. Soziale Exklusion und Exklusionsempfinden [Social exclusion and feelings of exclusion]. KZfSS Kölner Zeitschrift für Soziologie und Sozialpsychologie, 2006;58:233-52.

- Dalbert C. Embitterment – from the perspective of justice psychology. In Linden M, Maercker A (eds) Embitterment. Wien: Springer; 2011

- Döner D, Schökopf J. Controlling complex systems: Or Expertise als "grand-mother's know-how". In: K A Ericsson, J Smith (eds). Toward a general theory of expertise: Prospects and limits. New York: Cambridge University Press; 1991

- Emmons RA, McCullough ME. The psychology of gratitude. Oxford: Oxford University Press; 2004

- Fava GA Well-being therapy. Treatment manual and clinical applications. Basel: Karger; 2016

- Feelings and Emotions. Cambridge: Cambridge University Press.

- Forgas J.P., Jussim L., van Lange P.A.M. The Social Psychology of Morality. New York GeBA: Rout ledge; 2016

- Gemeinsamer Bundesausschuss der Äzte und Krankenkassen (2013).

- Graham S, Folkes V.S. Attribution Theory. New York: Psychology Press; 2014

- Haller R. Die Macht der Kräkung. Wals: Ecowin Verlag; 2015

- Hautzinger M. Kognitive Verhaltenstherapie bei Depressionen. 7Auflage. Beltz, 2013

- Helliwell, J. F. & Putnam, R. D. The social context of well-being. In F. A. Huppert, N. Baylis & B. Keverne (Hrsg.), The science of well-being. Oxford: Oxford Univ. Press; 2007

- In: P. J. Clayton & J. E. Barett (Eds.), Treatment of depression: Old controversies and new approaches. New York: Raven Press; 1983

- Janoff – Bulman, R. Shattered assumptions. New York: The Free Press; 1992

- Keng SL, Smoski MJ, Robins CJ. Effects of mindfulness on psychological health: A review of empirical studies. Clinical psychology review 2011;31:1041-56.

- Laposa, J.M., Rector N.A. "The prediction of intrusions following an analogue traumatic event: Peritraumatic cognitive processes and anxiety-focused rumination versus rumination in response to intrusions." J Behav Ther Exper Psychiat 2012;43:877-83.

- Lazarus R S. Psychological stress and the coping process. New York: McGraw-Hill; 1966

- Lefcourt, Herbert M. Locus of control: Current trends in theory & research. New York:

Psychology Press; 2014

- Levitt JT, Brown TA, Orsillo SM, Barlow DH. The effects of acceptance versus suppression of emotion on subjective and psychophysiological response to carbon dioxide challenge in patients with panic disorder. Behavior therapy 2004;35:747-66.

- Linden M, Baron S, Muschalla B, Ostholt-Corsten M. Fäigkeitsbeeinträhtigungen bei psychischen Erkrankungen. Diagnostik, Therapie, und sozialmedizinische Beurteilung in Anlehnung an das Mini-ICF-APP. Bern: Huber; 2014

- Linden M, Baron S, Muschalla B. Mini-ICF-APP. Mini-ICF-Rating fü Aktivitäs-und Partizipationsstöungen bei psychischen Erkrankungen. Ein Kurzinstrument zur Fremdbeurteilung von Aktivitäs-und Partizipationsstöungen bei psychischen Erkrankungen in Anlehnung an die Internationale Klassifikation der Funktionsfäigkeit, Behinderung und Gesundheit (ICF) der Weltgesundheitsorganisation. Bern: Huber Verlag; 2015

- Linden M, Baumann K, Lieberei B, Lorenz C, Rotter M. (2011) Treatment of posttraumat̶ic embitterment disorder with cognitive behaviour therapy based on wisdom psychology and hedonia strategies. Psychotherapy and Psychosomatics 80, 199-205

- Linden M, Baumann K, Rotter M, Lieberei B. Diagnostic Criteria and the Standardized Diagnostic Interview for Posttraumatic Embitterment Disorder (PTED). International Journal of Psychiatry in Clinical Practice 2008;12:93-6

- Linden M, Rotter M, Baumann K, Schippan B. The Posttraumatic Embitterment Disorder Self-Rating Scale (PTED Scale). Clinical Psychology and Psychotherapy 2009;16:139-47

- Linden M, Rutkowsky K. Hurting memories and beneficial forgetting. Posttraumatic stress disorders, biographical developments, and social conflicts. Oxford: Elsevier; 2013

- Linden M, Weig W. Salutotherapie. Deutscher. Kön: Äzteverlag; 2009

- Linden M. Embitterment in cultural contexts. In: Barnow S, Balkir N (eds): Cultural variations in psychopathology. From research to practice. Cambridge: Hogrefe; 2013, 185-97

- Linden M. Hurting memories and intrusions in posttraumatic embitterment disorders (PTED) as compared to Posttraumatic Stress disorders (PTSD). in: Linden M, Rutkowsky K (eds). Hurting memories and beneficial forgetting. Posttraumatic stress disorders, biographical developments, and social conflicts. Oxford: Elsevier; 2013

- Linden M. Posttraumatic Embitterment Disorder. Psychotherapy and Psychosomatics 2003;72:195-202.

- Linden M. Spectrum of persisting memories and pseudomemories, distorsions and psycho-pathology. in: Linden M, Rutkowsky K (eds): Hurting memories and beneficial forgetting. Posttraumatic stress disorders, biographical developments, and social conflicts. Elsevier, Oxford Linden M (2013) Diagnose "Gesundheit". Psychotherapeut, 2013, 58, 249-256

- Linden M. Wisdom and wisdom psychotherapy in coping with stress. Somatization and psy-chosomatic symptoms. New York: Springer; 2013

- Linden, M. Handwerkliche Aspekte der sozialmedizinischen Begutachtung bei psychischen Stöungen. Die Rehabilitation 2013;52:412-22.

- Linehan MM. DBT® skills training manual. New York: Guilford; 2014

- Lutz R. Genusstraining: Kleine Schule des Genießens. In: Linden M, Hautzinger M (Hrsg.): Verhaltenstherapiemanual. 8Auflage. Berlin: Springer; 2015

- Magwaza, A. S. Assumptive world of traumatized South African adults. Journal of Social Psychology 1999;139:622-30.

- Mayer J D, Salovey P, Caruso D R. Emotional intelligence: Theory, findings, and implica-tions. Psychological Inquiry 2004;3:197-215.

- Moulds, M. L., Holmes E.A. "Intrusive imagery in psychopathology: A commentary." Inter-national Journal of Cognitive Therapy 2011;4:197-207.

- Pfeifer S. Weisheit als Ressource in der Psychotherapie, Heidelberg: Springer; 2015

- Phäomenologie, Diagnostik, Behandlung, Sozialmedizin. Kohlhammer, Stuttgart

- psychologischen Weisheitstheorie. Ztschr Entwicklungspsychol Pä Psychol22, 95-135.

- Richtlinie des gemeinsamen Bundesausschusses üer die Beurteilung der Arbeitsunfäigkeit und die Maßnahmen zur stufenweisen Wiedereingliederung (Arbeitsunfäigkeits-Richtlinien) nach § 92 Abs. 1 Satz 2 Nr. 7 SGB V. Bundesanzeiger AT Nr. 61 vom 27.1.2014

- Scherer, K. R. Feelings integrate the central representation of appraisal-driven response organization in emotion. In A. S. R. Manstead, N. H. Frijda, & A. H. Fischer. 2004.

- Schwartz, S. H. Values and culture. In D. Munro, J. F. Schumaker & S. C. Carr (Hrsg.), Motivation and culture (S. 69-84). New York, NY: US: Routledge; 1997

- Staudinger U.M. Glük J. Psychological Wisdom Research: Commonalities and Differences in a Growing Field. Annu. Rev. Psychol 2011;62:215-41

- Staudinger, U. M., Baltes, P. B. Weisheit als Gegenstand psychologischer Forschung. Psy-chologische Rundschau 1996;47:1-21

- Steffgen G, de Boer C, Vöele C. Ägerbezogene Stöungen. Götingen: Hogrefe; 2014
- Stein D.J., Friedman M, Blanco C. Post-traumatic Stress disorder. Wiley New York ; 2016
- Stoeber J, Hutchfield J, Wood KV. Perfectionism, self-efficacy, and aspiration level: Differential effects of perfectionistic striving and self-criticism after success and failure. Personality and Individual Differences 2008;45:323-7.
- Strelan, P.The prosocial, adaptive qualities of just world beliefs: Implications for the relationship between justice and forgiveness. Personality and Individual Differences 2007;43:881-90
- Wade NG, Post BC, Cornish MA. In: Linden M, Maercker A (eds) Embitterment. Societal, psychological, and clinical perspectives. Wien: Springer; 2011
- Weinheim. Hathaway, L. M., Boals, A., & Banks, J. B. PTSD symptoms and dominant emotional response to a traumatic event: an examination of DSM-IV Criterion A2. Anxiety, Stress & Coping, 2010:23;119-26.
- WHO, World Health Organization. International Classification of Functioning, Disability and Health: ICF. Geneva: World Health Organization; 2001
- Wollschläer M. Psychotherapie und Weisheit DGVT. Tüingen: Verlag; 2011
- Znoj, H. J. BVI. Berner Verbitterungs Inventar. Manual. Bern, Götingen: Huber Hogrefe; 2008
- Znoj, H. J. Embitterment - a larger perspective on a forgotten emotion. In Linden M. & Maercker, A. (Eds.). Embitterment. Societal, psychological, and clinical perspectives Springer, Berlin; 2011.

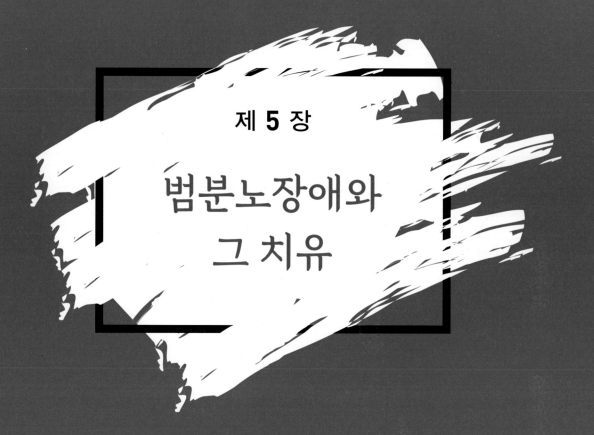

제 5 장

범분노장애와
그 치유

제 5 장

범분노장애와 그 치유

● 채정호 ●

I 범사에 화가 나는 범분노장애

2020년은 전 세계가 코로나 바이러스로 인하여 엄청난 충격을 받은 해로 인류사에 기록될 것이다. 코로나 바이러스는 감기를 일으키는 바이러스로 이미 잘 알려진 것인데 2020년에 판데믹이 일어난 코로나 바이러스 유행은 이제까지와는 완전히 다른 형태의 병태생리를 보이고 엄청난 감염력으로 전 세계를 초토화시켜버렸다. 지구 위의 거의 모든 나라가 일상을 멈추고 말았다. 감염병 역사뿐만 아니라 의학 및 인류사적인 측면에서도 엄청 큰 의미를 가진 사건이다. 세상에 없던 병이 등장하면서 그 병의 명칭을 짓기 위해서 많은 사람이 고심을 해서 지은 이름이 신종 코로나였다. 그 이후에 공식화된 것이 2019년에 바이러스가 특정되었다고 해서 우리나라에서는 코로나 19였고 외국에서는 코비드(코로나 바이러스성 질환) 19로 결정되었다.

이번 장에서 다루고 싶은 증후군은 분노 관련 질환 중에 이제까지 알려져 왔던 분노장애와는 다른 형태, 즉 무엇인가 신종이어서 신종 코로나처럼 신종 분노장애라고 지칭하고 싶었던 증상 집단에 대한 것이다. 만약 이 증후군이 예를 들어 2019년에 출현한 것이 확실하다면 화병19 정도로 이름을 붙일 수도 있겠지만 출현한 해를 명시할 수는 없어 그렇게 지칭할 수는 없다. 확실히 기존의 화병과는 나타나는 양상이 다르다. 그렇다고 현재까지 있는 기존 분류로 나누기에는 딱 떨어지지 않는다. 이것을 이 장에서는 신종 분노장애로 지칭하는 것이 어떨까 싶었다. 하지만 신종이라고 하기에는 오래전부터 만연되고 있는 질환 같아서 신종이라고 부르기는 망설여져서 일단 범분노장애로 불러볼까 한다. 원래 질환이름에 "범(汎)"자를 붙이는 것은 '범불안장애(generalized anxiety disorder)'라는 병에서 볼 수 있는 형태인데 영어로 일반화된(generalized) 것을 "범"이라는 단어, 즉 일반적으로, 범사에, 항상이라는 개념을 넣어서 말하는 것을 따온 것이다. 미국정신의학회 진단 기준에 따르면 범불안장애는 최소 6개월 이상, 일상 활동에서 거의 대부분 과도한 불안과 걱정이 있으며, 그런 걱정이나 불안을 스스로 조절하기 어렵고, 다양한 불안과 걱정의 증상을 나타내고 그 증상으로 인해 사회적, 직업적, 다른 중요한 영역에서 기능장애가 있고 다른 질환으로 설명되지 않는다면 진단할 수 있다. 이와 비슷한 방식으로 진단 기준을 만약에 만든다면 최소 6개월 이상, 일상 활동에서 자주 분노를 나타내고, 그런 분노를 스스로 조절하기 어렵고, 다양한 분노 증상을 나타내고 그 증상으로 인해 사회적, 직업적, 다른 중요한 영역에서 기능장애가 있고 다른 질환으로 설명되지 않는다면 범분노장애라고 할 수 있을 것이다. 범분노장애는 물론 의학계의 검증을 거친 확실한 진단명이 아니라 저자가 경험한 내용을 기반으로 제안하는 것이므로 이 책에서는 앞으로 이에 대한 논의를 펴나가고자 발제하는 바이다.

이전 장에서 검토해온 바와 같이 분노를 임상적으로 표출하는 질환들이 분명히 존재하고 기존의 정신과적 질환으로만 설명하기 어려운 원인, 경과, 치료 방식, 예후를 나타내는 일종의 증후군이 있다. 이 각각이 개별화된 질병 단위(disease entity)로 규정되려면 이 모든 것들이 설명되고 기존 질환과는 분명하게 다른 특이한 정신병리가 구분될 수 있어야 한다. 그러기 위해서는 이에 대하여 연구도 많이 되고 더 많은 임상적 자료가 쌓여야 한다. 분노를 주로 표현하는 장애 중에서도 화병과 PTED는 그래도 제일 잘 정리되고 알려진 질환임에도 불구하고도 공식적인 진단 체계에서는 아직 인정받지 못하고 있는 실정이니 이제 "신종 분노장애" 혹은 "범분노장애"이라고 지칭하는 질환이 학계에 제대로 위치가 정립되기는 아직 요원하다고 하겠다. 그러나 그런 연구가 이루어질 때까지라도 임상적으로 경험하였던 것을 기술할 필요는 있기에 이 장에서 다루어본다.

II 범분노장애의 발현과 양태

'화난다'는 분노와 '복수하고 싶다'는 공격성은 분명히 다른 정서이지만 아주 밀접하게 연관이 되어 있다. 화병은 주로 화나는 것을 억압하기에 연관된 공격성도 강력하게 억압한다. 나타나더라도 자기 자신을 향하는 수가 많아서 그 화를 자신의 몸과 마음으로 받아낸다. PTED는 어떤 사건 이전에 자기가 가지고 있다고 믿는 권리에 대한 '부당한 침해'와 자신이 가지고 있는 세상을 바라보는 '기본적인 틀에 손상'을 받았고 '해결할 방법이 없다'는 무력감 등이 복합적으로 나타난다. 개인적인 이유이든 사회구조적인 문제이든 만성화되고 누적되어서 해결할 수 없게 된 분노는 아무리 정상적으로 나타날 수 있는 감정이라고 하더라도 문제를 일으킬 수밖에 없다. 정서를 강한 에너지로 보는 정신역동학적인 개념에서 보면 해결되지 못한 분노는 어떠한 방식으로든지 풀려나가야 한다. 쉬운 방법은 분노를 퍼부어 줄, 심리학 용어로 하자면 투사해서 공격할 대상이 필요하다. 명확한 대상이 있으면 그 대상을 공격하면 좋겠으나 사회문화적 구조에서 생긴 분노는 그러기가 쉽지 않다. 게다가 분명한 대상을 찾기도 어려운 경우가 많다. 그러니 어떤 계기가 있어서 방아쇠가 당겨지면 어떤 대상에게도 공격성이 터져 나올 수 있다. 화가 터져 나온다. 솟구친다, 폭발한다 등의 표현처럼 분노는 행동화 가능성이 많은 활동성 있는 감정이다. 화병에서는 이런 행동화 가능성이 큰 강렬한 감정을 더 큰 힘으로 억압하기에 신체증상으로 일종의 전환을 일으킨다. 이런 강한 감정을 견디어 내고 소위 승화의 단계로 들어가서 나오는 한(恨)의 정서도 있지만, 잘 처리하지 못하면 매우 다양한 신체증상이 올 수 있다. '가슴 통증과 불쾌감', '가슴 답답함', '숨참', '두근거림'이나 '고춧가루를 뿌려놓은 것처럼 뜨겁다' 등의 아주 다양한 신체증상을 호소한다. 여기에다가 우울과 불안 등이 같이 병발하기도 하기 때문에 임상에서 화병을 찾아내는 것도 그리 쉬운 것은 아니다. 대개는 겉으로 보이는 우울증이나 불안장애로만 진단을 하고 그 안에서 눌려져 있는 화병을 찾아내야 하는 데 이것은 아주 노련한 임상가들이나 할 수 있다. 화병 환자들은 그 분노를 드러내지 않고 겉으로 나타내는 신체증상만 호소하는 수가 많아서 신체형장애나 신체화장애처럼 신체증상에만 관심이 쏠리기도 한다. 범분노장애에서는 이런 억압으로 인한 신체화로 전환시킨다기보다는 화 자체를 유지하고 있어서 늘 화가 차있는 것 같고, 억압이 잘 되지 않을 때는 외부로도 화를 나타낸다. 우리나라 환자들이 자신의 감정을 명확하게 표현하지 못하는 경향이 많기는 하지만 범분노장애 환자는 화병처럼 내재화만 시키는 것이 아니라 분노를 외부로 잘 표출한다. 물론 화병처럼 자기 나름대로는 참고 있지만 그래도 화병보다는 확실히 더 자주 밖으로 나타난다. 성별에서도 차이가 있어서 화병은 여자가 많은 것 같으나 범분노장애는 성별 간 차이는 별로 없고 임상에서는 임상에서는 오히려 남자 환자들을 더 자주 만나는 것 같기도 하다. 이에 대해서는 지역 사회에서의 실제 성별 차이가 있는지를 알아본다면 재미있을 것이다. 원래 화병은 문화적으로 억압을 더 많이 받아왔고 다른 방식으로 표현할 방법이 많이 막혀있어서 신체화로 전환을 많이 해왔던 우리의 어머니들, 즉 주로 여성들에서 더 쉽게 볼 수 있었다. 하지만 존중받지 못하고 억울함과 분노가 많이 쌓이면서 해결하지 못하면서 발병하는 범분노장애가 남녀 간에 발생률에서 차이가 있는지는 실제 조사를 통해서 면밀하게 알아봐야 할 것이다.

이전 장에서 자세히 다룬 화병이나 PTED에 해당되지 않더라도 분노가 주 문제이나 다른 병으로 진단하기 어려운 소위 범분노장애 상태가 분명히 존재하고 아직 연구는 많이 되어 있지 못하더라도 우리가 알고 있는 것을 나누어 보는 것은 의미 있을 것이다. 물론 아직 분노장애라는 것 자체도 정립이 안 되어 있는데 범분노장애라고 아무도 인정하지 않을 질환을 따로 구분하는 것은 임신도 하기 전에 아이 낳자고 하는 격일 수도 있다. 그래도 이 책이 적어도 방향타 정도의 역할이라도 할 수 있다면 좋겠다. 나중에 연구가 더 진행되어 증거가 많이 쌓이고 나면 큰 분노장애라는 큰 항목 안에 화병, PTED, 범분노장애 등이 모두 포함되는 것이 맞는 방향일 것이다.

이 책에서 다룬 화병, PTED, 범분노장애는 공통적으로 모두 만성적 질환이다. 물론 PTED는 어떤 특정한 사건을 겪고 나서 생기는 것이기에 언제부터라고 특정할 수 있지만 그 사건 이후로 상당히 만성적인 경과를 겪으며 장기간 지속된다. 민성길 교수는 요즈음 세태에서 나타나고 있는 이러한 병리를 급성 화병으로 지칭하자고 주장하셨는데 경과 자체가 급성이 아닐 수도 있다는 측면에서 "급성"이라는 오해할 수 있는 용어를 쓰는 것보다는 범분노장애라는 진단명을 살리는 것이 어떨까 제안하고 싶다.

전통적으로 있었던 전형적인 화병 환자들을 외래에서 만나는 빈도는 줄고 있는 것 같지만 이와 양태가 다른 범분노장애 환자들은 현장에서 점점 더 많이 만날 수 있다. 우리나라 역사적으로 사회의 '부당함'이나 '억울함'을 겪었던 일은 많았다. 끊임없는 외적들의 침입, 지배계급에 의한 억압, 사농공상 서열과 신분제 등에 대한 핍박 등도 그런 누적된 분노를 일으키는 요인일 수 있지만 실제 현대기에 접어들기까지 이런 차별은 우리나라에만 국한된 것은 아니다. 역사적인 흑인 참정권이 개시된 것이 1870년이며, 미국에서 여성의 참정권이 발효된 것이 1920년이고, 심지어는 많은 나라가 동경하는 나라라는 스위스는 놀랍게도 1971년에 와서야 남성과 동등하게 투표권을 행사할 수 있었다는 사실은 얼마나 많은 계층이 억압 속에서 살며 자신의 권리를 존중받지 못해왔다는 것을 웅변해준다. 그래서 단순히 억압에 의해 화병이 나온다고 보기는 어렵다. PTED가 기술되기 시작한 것이 독일 통일 이후 동독 주민이 서독 사람들에 비하여 불공정하고 불평등한 대우를 받는다고 생각하면서 병리가 발생한다는 관찰이 있었고, 동독 출신 사람들 이외에도 자신이 생각했던 공정에 대한 개념, 세계관에 상처를 받는 충격적인 사건을 겪고 나서 급격하게 발생하는 것을 관찰했다. 우리나라 사람들이 가지고 있던 전통적인 억압, 이것은 정치 경제적인 상위 계층에 의한 억압일 수도 있고, 시집살이나 "을"이라는 위치로서의 삶에 의한 문화적인 억압일 수 있다. 이에 의한 화병과 같은 맥락에서의 병리에 더하여 PTED에서 나타나는 사회 체계에 대한 부당함으로 인한 세계관 손상, 나아가서는 자신에 대한 분노까지 더해지면서 병리가 발행한다. 사회에 대한 분노와 그 분노를 통제하기 어려운 자신에 대한 분노와 결합하여 그렇게 무엇인가 해보려 했지만 '열심히 해도 나아지지 않는다'는 좌절감이 병합되어 나타나고 자신은 더 나아지지 않을 것이라고 믿어 점차 우울해지고 화가 더 난다. 사회문화적 환경도 분노를 더 촉발하는 데 기여한다. 수십 년만에 전 세계에서 가장 가난한 나라에서 어엿한 선진국으로 성장한 우리나라이지만 급격한 성장의 그늘이 너무 크게 드리워져 있다. 고도 성장이 멈춘 상태에서 좋은 일자리를 구하기도 어려워지고 많은 노력을 했지만 이전 세대보다 삶의 질이 더 안 좋아질 것 같은 걱정이 크다. 취업이 되어도 고용 안정성이 낮고 지나치게 높은 부동산 가격으로 제대로 주거지를 마련하는 것도 쉽지 않고 노후의 복지를 보장받기 어려운 구조도 만성적으로 사회 체계 자체에 대한 분노를 일으키기 쉽다. 특히 "우리"나라, "우리" 집처럼 영어로는 "나의(My)"를 사용하는 곳에서까지 "우리"를 사용할 정도로 공동체적 정체성이 강한 우리나라인데 이러한 공동체의 지지가 무너지면서 OECD 국가 중에 공동체 점수가 가장 낮은 나라가 되어 버렸다. 정서적으로 공동체의 지지는 많이 필요하고 "우리"의 삶에 "우리"가 매우 중요한 국민인데 주변의 "우리"로부터 지지받지 못하는 격이다. 2014년 4월 16일 '세월호 참사'는 그 동안 쌓여왔던 사회적 적폐가 얼마나 누적되었는지를 여실히 보여주는 사건이었다. 사회 구조 자체에 대한 공분이 고착화되었고 이를 잘 해결하지 못하는 기성 세대에 대한 분노는 지속되어 오다가 2016년 말 소위 국정농단 사건을 통하여 국정이라는 가장 공식적이어야 하는 일이 정상적인 과정을 거치지 않고 처리되었다는 것은 전 국민적 분노를 일으켜 결국 대통령 탄핵과 정권교체로까지 연결되었다. 그러나 이후에 새로운 시대를 열겠다고 집권한 정부와 반대하는 세력 가운데에서 서로의 이익만을 다투며 정략적인 다툼이 지속되면서 정치권과 권위 세력에 대한 울분은 누적되고 있어 특히 젊은 세대들의 분노는 해결되지 않고 쌓여가고 있는 실정이다. 심지어 정의를 주요한 가치로 내세웠던 세력에서조차 그들이 그렇게 싫어했던 불공정과 부정이 만연하다는 것은 더 큰 분노를 유발시키고 있다. 이어지는 내로남불 격의 집권층의 후안무치한 여러 가지 행태를 접하면서 결국 기득층은 다 같다라면서 울분을 겪고 있다. 이러한 사회적 요인이 공통적으로 작용하고 있고, 개인적으로 양육과정과 삶의 발달 과정 속에서 겪어오면서 처리하지 못했던 분노가 질환의 원인이 되면서 범분노장애로 이어질 수 있다.

PTED는 비교적 잘 지내오던 사람이 어떤 특정한 사건을 겪은 이후 울분의 과정으로 들어간 것이라면 범분노장애를 겪는 사람들은 어렸을 때부터 반복적인 울분의 상처를 겪으면서 커왔을 가능성이 많다. 공부를 잘해야 한다는 압박감과 부모가 원하는 형태의 자녀를 만들기 위한 양육의 억압, 끊임없이 주변 사람들과 비교하는 부모의 태도, 학교에 들어가서도 공부 잘하는 아이들이나 선생님의 사랑을 받는 아이들과 그렇지 못한 아이들 틈바구니에서의 갈등, 사회관계에서 초입에서 접하게 되는 따돌림 경험, 또 따돌림을 받지는 않더라도 받게 되지 않을까 하는 두려움 속에서 울분을 쉽게 가지게 된다. 취업 과정에서 원하는대로 되지 않는 것, 소위 스펙을 쌓는 과정에서의 불이익, 자신이 얻지 못하는 것을 남들이 불공정하게 가지게 되는 것을 보면서의 분노, 불확실한 미래와 준비되어 있지 못한 자신을 바라보면서 쌓이는 화 등이 모두 원인 요인이 될 수 있다. 이들은 소아청소년기 삶의 과정 전체에서 분노를 체득한다. 어른이 된다고 해서도 분노에서 자유로워지지는 않는다. 우리나라의 특성상 중앙과 정상에 대한 욕구가 강하기 때문에 소위 중앙무대, 서울과 강남에서 살아야 하고 사람들이 알아주는 삶을 살아야 한다는 강박 속에서 그런 것을 이루기 쉽지 않은 현실 속의 괴리, 젊을 때부터 지속해온 우열을 가리는 경쟁에서 나이가 들어가면서도 멈추지 않고 성공해야 한다는 것과 믿거나 의지할 곳 없이 온전한 자신의 힘으로 각자도생의 삶을 살아야 한다는 것은 지치게도 하지만 제대로 되지 않을 때 좌절감과 함께 잘 해내지 못하는 자신 혹은 방해하는 것 같은 타인과 사회를 향한 분노가 생기기 쉽다. 나이가 더 들어가면서도 분노는 쉽게 사그라들지 않는다. 평생 자신이 가지고 있었던 가치관으로써는 도저히 이해할 수 없는 젊은 세대들이 사회의 주도권을 잡게 되면서 자신의 생각과 감각으로는 납득할 수 없는 세태를 보며 화가 생기고, 자신들이 주류를 이루었던 시대가 지나갔다는 마음과 늙어가면서 체력, 지력, 경제력뿐만 아니라 그야말로 모든 것이 점점 약해진다는 것은 쉽게 수용할 수 없기에 낙망하며 화가 난다. 그야말로 세대를 초월하여 모든 사람들이 화에 취약하고 쉽게 분노하게 되기 때문에 개인적 문제가 부가되면 더 쉽게 이환할 수밖에 없다.

III 사례

지훈이는 소위 있는 집 자식이다. 아버지는 꽤 괜찮은 학교의 교수인데다가 부가적으로 하고 있는 벤쳐 사업이 어느 정도 자리를 잡아서 경제적으로도 넉넉하다. 어머니는 음대 출신으로 지금은 따로 일을 하지는 않는 전업주부로 소위 교양이 넘치는 분이다. 어린 시절 착하고 공부 잘하는 것으로 소문이 났던 지훈이는 초등학교 때는 반장도 하고 제법 잘 지내더니 중학교 때부터는 여러 문제를 나타내기 시작했다. 아버지는 대외적으로는 점잖기로 유명한 분이지만 집에서는 달랐다. 본가는 경제적으로 넉넉하지 못한 집이었는데 자신 하나가 똑똑하여 공부로 입신양명하여 상당한 부잣집 딸과 결혼하여 가정을 꾸린 아버지는 소위 자기 의가 상당히 강하고 초기 벤쳐 사업의 자금을 대고 집을 얻는 데 도와준 처가에 대한 묘한 열등감이 있었다. 평시에는 별 문제 없이 지내가다도 무엇인가 자기 생각과 다를 때는 엄청난 분노를 폭발하는 스타일이었다. 엄마는 통상적인 부잣집 딸처럼 안하무인 격은 아니었지만 정서적으로 편안한 사람은 아니었다. 자기 자신이 편안하지 않은 사람이기에 남편이 불같이 화를 낼 때는 안절부절 어쩔 줄을 몰라하고 그냥 집을 나가 친정 집에 몇 일씩 가 있기도 했다. 아버지는 사소한 일로 지훈이에 대한 통제가 심한 편이었다. 약속한 시간보다 컴퓨터 게임을 하는 시간이 길어지거나 스마트폰을 많이 보는 것 같으면 잔소리가 나왔다. 그러다가 어떤 날은 핵폭발이 일어났다. 지훈이는 늘 아버지 눈치를 심하게 보고 살아왔다. 엄마는 자기 자신도 견디기 어렵다며 자기가 얼마나 힘든지를 호소하는 것이 더 중요했고 막상 상처받고 있는 지훈이의 보호막이 되지 못했다. 기본적으로 아버지에 대한 두려움으로 인해서 사람에 대한 상처가 있는 지훈이는 사람들을 두려워했다. 다른 사람을 두려워하고 불편해하니 타인과의 관계가 좋을 수가 없었다. 학교에서 심한 따돌림을 경험하기도 했고 친구도 잘 사귀지 못했다. 고등학교 생활도 쉽지는 않았지만 그나마 그럭저럭 해왔다. 대학 진학은 했지만 원하는 대학은 아니었다. 당연히 아버지는 대놓고 실망을 표현했다. 대학 생활을 한다고 했지만 항상 무력하고 우울했다. 여전히 친구들도 잘 사귀지 못했고 동아리나 집단 활동도 잘 하지 못했다. 아버지는 이름도 없는 대학을 빌빌거리며 다닐 것이면 그만두라고 하고 유학을 종용했다. 지훈이는 썩 내키지 않았지만 새롭게 시작해보겠다는 마음으로 미국 학교로 유학을 떠났다. 언어도 기숙사 생활도 외국인으로 눈치보며 살아야 하는 것도 상상할 수 없을 정도로 많은 공부의 양도 모두 다 엄청난 스트레스였다. 한 학기를 간신히 마치고 귀국해서는 휴학해 버렸다. 그 이후로는 아무 것도 하지 않고 쳐져서 집 밖에 나가지 않았다. 집에 있는 지훈이에게 아버지는 인간은 항상 적극적으로 살아야 하니 그러고 있지 말고 나가서 아르바이트라도 하라고 다그쳤다. 평생 한 번도 그런 일이 없었던 지훈은 아버지에게 말대답을 하고 그런 것에 화가 난 아버지와 몸싸움을 하는 일까지 벌어졌다. 그 이후로는 전쟁이었다. 아버지와 지훈이의 상호 분노 전쟁, 누구의 분노가 더 큰가를 겨루는 것 같은 싸움터가 되었다. 어머니는 아무런 역할도 하지 못했고 집안은 난장판이 되어버렸다. 지훈이는 특별한 신체증상을 나타내지 않았기에 억압된 분노로 신체증상을 나타내는 화병과는 다른 양상이었고, 그렇다고 어떤 특정한 계기로 분노가 시작되었다기 보다는 만성적으로 쌓여온 울분이 그 동안의 무력감을 뚫고 제대로 표현되기 시작한 것으로 이해할 수 있었다. 우여곡절 끝에 한국에서 편입을 했지만 학교 적응이 쉽지 않았다. 사회복무요원 근무를 하게 되면서도 지시하는 공무원과도 크게 부딪히는 일이 잦아졌고 어렵게 아르바이트를 시작했지만 손님과도 부딪히고 분노 폭발을 하는 일이 많아지면서 진료실을 찾게 되었다.

아영이의 아버지는 회사를 다니고 있고 어머니는 전업주부였다. 부모가 분노 표현이 많거나 내재된 분노가 많은 사람들은 아니었다. 아영이는 소심하고 조용했다. 수줍음이 많아 친구들을 잘 사귀지 못해서 늘 혼자 다니는 편이었지만 공부는 썩 잘하였다. 그러다가 고등학교에 들어가면서 성적이 떨어지는 것을 잘 감당할 수 없었다. 크게 놀지 않고 공부를 한다고 했는데 초등학교, 중학교 때와는 달리 고등학교에서는 자기의 성적을 유지하는 것이 쉽지 않았다. 성적이 떨어지면 세상이 끝나는 것처럼 두려워하였기에 밤잠도 자지 않고 공부에 매달려서 성적이 좀 오르기도 했지만, 열심히 했는데에도 성적이 안 나오면 포기하다시피 하고 무력감에 시달리다가 다음 시험을 망치는 일이 반복되었다. 심한 자책과 우울감이 심하고 무기력감을 견디지 못해 학교도 가지 않겠다고 버티어 정신건강의학과 진료를 시작했다. 아영이의 부모님은 공부에 대해서 그렇게 압박을 주지 않았다고 했다. 하지만 아영이는 성적이 나오지 않으면 큰일이다. 자신은 먹고 살 길이 없다라는 생각을 하고 있었다. 부모가 따로 공부를 하라고는 하지는 않지만 그냥 눈치가 보여진다고 했다. 기운이 없을 때에도 기운을 내라고 하는 말 한 마디도 듣기 힘들고 잘 이겨내라고 하는 말도 압박으로 들린다고 했다. 집에 있으면 너무 답답한데 친구도 별로 없으니 나갈 곳도 없고 나가면 사람들이 자기를 흉보는 것 같은 느낌이 든다고 했다. 답답함을 견디기 어려우면 자신이 정말 싫어져서 벽을 치기도 하고 급기야는 자해를 하기도 했다. 손목을 칼로 그어 피가 나면 답답한 것이 좀 덜 해지는 것 같다고 했다. 부모는 너무 놀라서 네가 뭐가 부족해서 그러니 제발 그러지 말라고 하는데 그렇게 답답한 자신의 마음을 알아주지 못하는 것이 너무 힘들고 자기도 더 이상 자신을 어쩔 수 없을 것 같고 이렇게 불안해하고 어쩔 줄 모르는 자신이 너무 싫다고 했다. 남동생이 있는데 부모는 늘 남동생을 더 챙기는 것 같았다고 했고 모든 관심이 동생에게만 있는 것 같다고 했다. 부모에게 대꾸를 잘 못하고 몇 번 망설이다가 어렵게 왜 남동생만 그렇게 챙기냐고 했을 때 엄마는 "너는 네 일은 알아서 잘 하잖아"라고 응수했던 것이 너무 큰 상처라고 했다. 아무리 힘들어도 부모에게 이야기해 봐야 소용없다고 생각했고 자기 마음을 털어놓을 곳이 없다고 했다. 시험 성적이 안 나오면 앞으로 직장도 얻지 못할 것 같은 압박감이 심하고 부모들은 너무 부담같지 말라고 가볍게 말하는데 그것은 정말 자신의 마음을 알지 못하는 것이니 이야기를 해 봐야 소용이 없다고 했다. 아영이는 자기 자신과 자기를 잘 이해해주지 못하는 부모에 대해서 화가 많이 나 있는데 극심한 억압으로 화를 참고 있었다. 그 억압한 화로 인한 신체증상은 나타나고 있지는 았았지만 자해를 하는 빈도가 점차 늘어나고 있었다. 자기 자신은 쓰레기같고 이 세상에서 적응을 하지 못할 것이 뻔하니 그렇게 힘들게 사느니 죽어버려

야겠다는 자살사고가 심했다.

　분노를 많이 표현했던 아버지로 인해 분노를 억압하면서 살아오다가 분노가 터지기 시작한 지훈이와 특별히 부모의 화를 몸으로 맞이하면서 살아오지는 않았지만 자신의 마음이 잘 수용되거나 용납되지 않으면서 조용히 화를 키워온 아영이의 사례에서처럼 형태는 다르지만 개인적인 성장과정에서 발현한 분노가 사회문화적인 상황과 맞물리면서 분노가 터져 나오는 다양한 모습의 환자분들을 점점 더 많이 만날 수 있다. 이들을 기존의 정신장애의 이해에 따라 진단을 하면 모두 다 우울증으로 진단할 수 있을 것이다. 그러나 일반적인 우울증 치료만으로는 쉽게 회복되지 않는 경우가 많다. 그것은 우울의 이면에 깊은 화가 자리를 차지하고 있기 때문이다. 사회문화적 요인은 확실히 분노 형성에 큰 영향을 준다. 물론 조선 시대의 유교 사회의 신분제에 저항하고 울분에 차있던 서얼들과 천민들도 분명히 있었지만 대부분의 백성들은 그것을 '차별'이라기 보다는 극복할 수 없는 '차이'로 여기고 팔자려니 하며 순응하고 살았다. 그러나 급격하게 체제가 무너지면서 그때까지의 상놈들이 부를 거머쥐거나 권력자로 등극하는 일도 벌어지고 소작농과 지주의 역전도 있었다. 기회를 잘 잡은 사람들이 성공하며 특히 경제적인 것이 중요한 가치로 등극하고 부동산 등을 이용하여 부자가 되는 사람들을 많이 목격하며 나도 기회가 있었는데 못 한 것 같은 억울함이 생겼고, 기회가 동등하지 않았던 부당함에 울분을 겪는 사람들이 많아졌다. 전통적으로 존재하였던 가치관에 따른 구 세계가 무너지면서 새로운 가치 체계가 정립되지 못하고 선진국을 향하게 된 우리나라에서는 무엇이 옳고 그른 것인가에 대한 가치 결정에 대하여 각 개인별 식견을 따르게 되는 경향이 있다. 비록 날이 갈수록 약세를 거듭하고 있지만 서양 대부분의 나라는 그리스도 전통에 따른 하나님의 뜻과 하나님 나라라는 지울 수 없는 뿌리가 있어 옳고 그른 것에 대한 핵심 가치가 흐르고 있다. 그러나 기본적으로 현세와 현실 지향적이며 모든 사람과 공유할 수 있는 가치관이 없이 자기가 알아서 사는 것이 가치인 삶을 살고 있는 우리는 나름대로의 자기 생각대로 살아가고 있고, 그러다보니 자신이 가지고 있는 가치관과 대립되거나 가치관에 도전을 받는 일에 더욱 쉽게 부딪힐 우려가 많다.

여기에 사람 자체는 존중하지 않고 그 사람이 이룬 성취, 특히 세속적 성공을 존경하는 문화가 만연하게 되면서 존중받지 못한 많은 사람들, 성취를 이루지 못한 많은 사람들 안에 지속적인 분노가 쌓이게 되었다. 자녀를 키우면서도 성공만을 지향하며 아이를 있는 그대로 존중하지 못하니 아이들 자신도 타인과 자신을 존중하지 못하며 성공만을 지향한다. 그런데 그 누가 자기가 원하는 것만큼 성공할 수 있겠는가? 그래서 늘 좌절하며 항상 남과 비교해서 더 성취한 이들에 대한 시기와 분노를 가지게 되었다. 그래서 기회는 평등하고 과정은 공정하며 결과는 정의롭게 하겠다는 정부에게 갈채를 보내지만 실제로는 그렇지 못하다는 것을 알게 되면 오히려 더 큰 울분을 표현하게 된다.

Ⅳ 범분노장애의 진단과 감별진단

　범분노장애의 분노는 기본적으로 만성적이다. 화를 쌓아왔다는 것이고 갑자기 생긴 것은 아니다. 불안이 퍼져 있다는 의미에서의 범불안장애의 미국정신의학회 진단 기준과 유사하게 진단체계를 만들어가면서 DSM 체계와 비슷하게 만들어간다면 다음과 같은 형식이 될 수 있겠다. 물론 기간이나 증상의 가짓수 정도 등은 정교한 임상 연구가 있어야 하겠지만 대략의 틀은 다음과 같게 될 수 있다.

A. 일상 생활에서 과도한 분노가 나타나는 것이 최소한 n개월 이상(예를 들어 6개월)의 기간 중 안 그런 날보다 더 많은 날 동안 지속된다.

B. 이런 분노를 조절하기가 어렵다.

C. 분노는 다음과 같은 증상 중 적어도 몇 가지 이상의 증상이 있다. 적어도 지난 n개월(예를 들어 6개월) 동안 적어도 몇 가지 증상이 있는 날이 없는 날보다 더 많다.

  1. 분노 정서

  2. 실제로 화가 나서 소리를 지르거나 욕을 하거나 물건을 던지는 등의 행동

  3. 화가 폭발하며 사람에게 폭력을 행사하거나 사물을 부수는 행동

  4. 화가 터질 것 같아 참으려고 노력하는 일

  5. 짜증이 잘 남

  6. 화가 터질 것 같아 자해를 하는 행동

D. 화를 촉발할 만한 합당한 요인이 보이지 않는다.

E. 이런 분노가 본인에게 상당한 고통을 주고 직업 및 대인관계 기능에 장애를 유발한다.

F. 이러한 분노가 다른 정신장애, 예를 들면 주요 우울증, 양극성 장애, 파괴적

기분조절분노장애, 정신병적 장애, 반사회적 성격장애, 경계선 성격장애, 간헐적 폭발장애 등에 의해 더 잘 설명되지 않으며, 다른 의학적 상태, 예를 들면 두뇌 외상, 치매 및 약물에 의한 효과, 예를 들면 마약이나 약물 중독 등에 의해 잘 설명되지 않는다.

이 책에서 설명한 다른 분노장애와는 구별할 수 있는 분명한 특징이 있다. 화병과는 신체증상이 현저하지 않을 수 있기에 다르다. PTED와는 특별한 어떤 사건 이후에 발생한 것이 확실하지가 않고 언젠가부터 누적되고 점점 쌓여 온 것이다. 그래서 언제 이후로 발생했다는 것을 특정할 수 없다는 것으로 구분할 수 있다. PTED 환자들이 바로 그 순간, 그 날을 특정하는 것과는 다르다. 간헐적 폭발장애는 기본적으로 공격적인 충동 조절 불능을 표현하는 것으로 분노 폭발이 중요한 양상이나 범분노장애는 폭발이 없이도 분노 정서만 나타내는 경우도 많으며 간헐적 폭발장애는 분노 발작 사이의 기간에는 별 문제가 없는 경우도 많지만 범분노장애는 늘 화가 나 있다는 것이 다르다고 하겠다.

유사한 모습을 보이고 있는 여러 정신장애도 있다. 범분노장애라는 진단이 알려지지 않은 상태에서는 아마도 대부분의 환자를 다른 진단으로 진단하면서 분노 정서에 대한 중요성을 놓치고 있는 수가 많을 것이다.

파괴적 기분조절분노장애는 고도의 재발성 분노 발작이 언어적, 행동적으로 나타나며 상황이나 도발 자극에 비하여 그 강도나 지속시간이 극도로 비정상적이고 주 3회 이상의 분노 발작이 있고 기분이 지속적으로 과민하고 거의 매일, 하루 중 대부분의 시간 동안 화가 나 있고 12개월 이상 지속된다. 이 질환은 기본적으로 소아 청소년에서 지속적이고 비삽화적(때때로 나타나는 것이 아닌)이 극도의 이자극성(과도한 예민함)을 보이는 경우가 많다. 소아 조증에서 흔히 나타나는 증상 중 심한 이자극성과 공격적인 분노 발작이 있기에 이런 과민한 기분과 극단적 행동 문제를 소아 양극성장애로 진단해버리고 지나치게 항정신병약물을 많이 사용하는 경향이 있었다. 그래서 소아에서의 양극성 장애의 과잉진단과 과잉 치료하는 것을 막기 위해서 DSM-5에 처음 도입한 진단이다. 따라서 18세 이후에는 이 진단을 처음부터 진단할 수 없는데 범분노장애는 18세 이후에도 발병하고 유지되는 수가 있고 오히려 소아 청소년기는 지나치게 착한 청소년으로 인식되면서 살아온 경우가 많아서 구분된다고 할 수 있다. 아울러 이 질환에서는 분노 발작이 진단 기준에 명시되어 있는데 범분노장애는 꼭 발작이 있는 것은 아니다. 발작 없이 수개월 혹은 수년 동안 지속될 수 있다는 점은 다르다고 하겠다.

범분노장애는 당연히 다른 질환 예를 들면 우울장애, 불안장애, 물질 사용장애 등과 동반할 수 있다. 임상에서는 다른 질환으로만 진단하고 범분노장애로 진단하지 못하여 제대로 치료받지 못하는 수가 있다. 물론 이러한 공존질환에 대한 치료와 약물치료 및 일반적인 치료는 유사할 수 있지만 기본적으로 분노를 다루지 않으면 온전히 치료될 수 없기에 반드시 구분하는 노력이 필요할 것이다. 가장 쉽게 진단되는 것이 우울증일 것이다. 물론 범분노장애의 종국에는 우울증이 오지 않을 수가 없을 것이다. 하지만 이것은 공황장애를 오래 앓은 사람이 결국 우울증이 오는 것과 비슷하게 그 병태생리가 근본적으로 다를 수 있다. 우울증은 본질적으로 자신에 대해서, 자기 환경에 대해서, 과거, 현재, 미래의 경험에 대해서 부정적으로 생각하는 것이 핵심이라면 범분노장애에서의 우울은 그 우울이 본래 있어서 발생한다기 보다는 분노가 해결되지 않은 상태에서 장기간 지속되면서 2차적으로 발생한다는 것이 다르다고 하겠다. 또 우울증은 적절한 항우울제 등의 약물치료와 인지행동치료 등의 정신심리치료로 완화될 수 있지만 범분노장애에서의 만성적인 분노는 이런 치료만으로는 해결될 수 없고 다른 관점의 치료가 필요하기에 구분된다.

이 질환은 현 시점에서는 그 존재에 대해서 저자가 제안하는 정도이므로 당연히 그 유전적 생리적 요인 등의 발병 원인과 역학, 예후 등에 대해서는 밝혀지지 않았다. 저자의 제안이 의미가 있다고 한다면 이에 대한 지속적인 연구가 필요할 것이다.

Ⓥ 범분노장애의 치료

　범분노장애의 치료를 위해서 너무 큰 화를 가라앉히고 이로 인한 정서적 증상들은 호전시키기 위해서 항우울제, 기분안정제, 항정신병약물과 같은 약물치료를 시행할 수 있다. 그러나 분노는 약물치료로 모든 것을 해결하기에는 너무 복합적인 감정이라서 다른 정신심리요법을 병행하는 것이 꼭 필요하다.

　범분노장애의 표현형은 여러 가지이지만 치료 방법에서 가장 중요한 요소는 '심리적 유연성(Psychological flexibility)'을 배양하는 것이다. 가지고 있던 가치에 도전을 받고 기본적 믿음이 손상되는 상황에서 느끼는 억울함에 대해서 "이런 일이 있을 수도 있다"라는 유연성을 가지고 접근하지 않으면 인지적 혼란을 겪을 수 밖에 없다. PTED장에서 린덴 박사가 제시한 지혜치료도 범분노장애에서 필요한 방법이다. 지혜를 가장 간단하게 정의한다면 "인생에서 풀기 어려운 문제를 만났을 때 대처하는 능력"이라고 정의할 수 있다. 즉, 문제를 푸는 능력이 아니라 대처하는 능력이다. 지혜가 작동되는 것은 근본적으로 풀리지 않는 문제를 접했을 때이다. 자신이 지금까지 해온 모든 방법으로도 풀 수 없는 문제를 직면했을 때 자신이 어떤 것을 선택할 것인가를 결정하는 것이 지혜이다. 범분노장애 환자들이 많이 겪는 경험인 "어떻게 이런 일이 나에게", "이럴 수는 없어"라는 식의 경직된 인지에 도전하며, 풀기 어려운 사안을 만났을 때에도 어떻게 대처할 것인가하는 것을 배우고 익히는 것이 지혜치료이다. 이렇게 지혜를 키워 받아들이기 어려운 인생의 일상적인 문제들을 현명하게 다루고 분노를 수용할 수 있게 되면 많은 것이 달라진다. 삶에 대한 지식 증진, 맥락을 정확하게 파악하기, 상대성 증진, 불확실성을 감내하는 법, 길게 보는 능력, 자신 보다 큰 것에 대한 인식, 공감 능력 증진 등을 통해서 부당하다고 생각하는 사건과 경험에 대하여 자동적으로 나타나는 사고를 전환할 수 있도록 해준다. PTED에서 지혜치료가 효과가 있었던 것처럼 지혜치료는 범분노장애에서도 세계관과 인식 체계를 유연하게 하는 데 도움이 될 수 있을 것이다. 그러나 PTED는 정의 상 하나의 사건에 의하여 발생하는 것이고 주로 그 사건과 관련된 것에 울분을 경험하는 것에 비하여 범분노장애는 다양한 울분의 대상이 있을 수 있기에 치료 경과가 더 어려울 수 있다. PTED이든 범분노장애이든 간에 세계관의 변화가 있어야 근본적인 치료가 가능할 것이기에 어떻게든 지혜 증진은 기본적으로 필요한 사안이다. 이 지혜와 지혜치료 자체에 대해서는 저자의 다른 근간 서적인『이런 세상에서 지혜롭게 산다는 것』을 참고하면 좋겠다.

또한 상황에 파묻히지 않고 한 발 떨어져서 볼 수 있도록 하는 개입이 효과적이다. 떨어져서 알아차림을 강조하는 메타인지치료(meta-cognitive therapy), 마음챙김기반 인지치료(mindfulness-based cognitive therapy), 수용전념치료(acceptance and commitment therapy: ACT) 등의 방식이 유용할 것이다. 수용이라는 전제가 들어가는 이들 치료에서 상황을 받아들이는 것이 매우 어렵기는 하겠지만 이 단계를 돌파할 수 있다는 전제를 가진 치료방법이다. 하지만 아무리 방향이 맞더라도 막상 화가 가득차 있고 복수하고 싶은 마음까지 들고 울분에 떨고 있는 상태에서 단순히 상황을 받아들이라고 강요하는 것처럼 접근하면 백발백중 실패할 것이 뻔하다. 어떻게든 수용하고 삶의 중요한 가치를 향해 전념하는 ACT적 태도는 중요한 치료 방식이 될 것이며 특히 지금 현실을 초월할 수 있는 영성이나 초월적인 접근이 통한다면 상당히 호전될 것이다. 수용하는 것이 치료와 회복의 지름길이라는 것은 정말 당연하다. 하지만 분노가 가득차 있는 사람들이 수용할 수 있도록 만드는 것은 참으로 지난한 과정이다. 모든 수용이 그렇듯이 지금 자신이 화나 있는 것은 지극히 정상적이라는 정상화(normalization)로 시작하는 것이 수용의 첫 단추를 낄 수 있는 방법이다. 그 이후에 그 상황이라면 화가 났을 만하다는 것으로 그런 감정을 타당화(validation)하는 것이 중요하다. 내가 화가 난 것이 정상적이고 그 상황에서는 그럴만 했다는 것을 수용받고 인정받는 것(수인화)은 상당한 위안을 준다. 어렸을 때부터 그런 식으로 자기 감정과 자신이 받아들여졌다면 굳이 분노를 가지지 않고 살아왔겠지만 과거는 돌이킬 수 없으니 이제부터라도 받아들여진다는 경험을 하는 것은 참 중요하다. 터질 것 같은 분노라고 하는 감정도 자기 안에서 발생한 것이다. 자신이 가지고 있는 경험은 사실은 유해하지 않다. 비록 아무리 싫고 피하고 싶은 것이라고 할지라도 경험을 했다는 것은 이미 나타난 것이고 지난 것이다. 분노처럼 강력한 감정, 도저히 감당할 수 없는 감정도 내 안에 가지고 있다. 외부에 있는 것이라면 돌아가든 피하든 안 볼 수가 있겠지만 내부에 있는 것이야 어쩌겠는가. 그 감정을 터뜨려야 할 것 같고 도저히 감당할 수 없을 것 같아서 피하고 싶지만 그 어떤 노력도 사실은 별로 효과가 없다는 것을 깨우치는 것으로 시작해야 한다. 터질 것 같은 화를 내지 않으려고 억압해왔던 사람이라면 지금도 그 화를 누르고 있어야 한다. 그런데 지금도 화가 스멀스멀 올라오고 있는 것을 보면 억압하고 직면하지 않는 방법은 효과가 없다. 터질 것 같은 화를 퍼부어 내고 있는 그대로 화를 표출했던 사람이라면 그렇게 화를 다 밀어냈다면 지금은 화가 남아있지 않아야 한다. 하지만 지금도 화가 자꾸 나는 것을 보면 화를 밖으로 표현하는 것만으로는 효과가 없다는 말이다. 억압하든 표출하든 간에 어떤 방법을 써왔지만 지금도 화가 있다면 그 방법은 효과가 없는 방법이라는 것을 말해준다. 지금까지 해왔던 방식으로 문제를 해결하기 위해서 노력과 투쟁을 하는 것은 아무리 해도 소용이 없고 효과가 없다는 말이다. 이것을 인정해야 다음으로 넘어갈 수 있다. 억압하고 누르는 것이 효과가 없었고 폭발적으로 화를 낸 것도 효과가 없었다. 화처럼 강력한 감정이 그대로 분출된다면 주변의 사람, 하다못해 사물에게 피해를 주기 마련이다. 관계가 깨지고 물건이 부숴진다. 이렇게 깨부수고 나서 자기 마음이 좋을 리가 없다. 피하는 방식도, 터지는 방식도 궁극적인 효과는 없다. 그러나 분노장애가 있는 사람들은 이 두 가지 방법 밖에 할 줄 모른다. 화를 억압하거나 분출하는 것은 그나마 약간의 효과는 있다. 당시에 어떻게 할수 없었던 마음에서 이렇게 함으로써 불편한 것이 조금이라도 줄어들었던 경험이 있다. 하지만 그 정도 효과가 있었다고 해도 계속 괴로운 것을 보면 그것이 그리 효율적이지는 않다는 말이다. 더 효율적인 방법을 찾기 전에는 억압하거나 터지는 것을 반복할 수밖에 없지만 그럴수록 효과는 없기에 시간이 가도 나아지지 않고 힘들다. 인간의 모든 행동은 학습 될 수 있어서 비록 효과가 없을지라도 학습된 그 방법이 익숙해져서 화가 나면 그대로 다시 반복한다. 억압하는 것과 분출하는 것만 반복하고 또 학습된다. 익숙해진다는 것은 정말 무서워서 의도하지 않아도 그 방법을 자동적으로 사용한다. 효과 있는 방법을 사용해야 다음에 멈출 수가 있을 터인데 그냥 익숙하기 때문에 효과가 없음에도 그 방법을 사용하고 그 방법에만 붙잡히면 새로운 것을 쓸 수가 없다. 어떻든 평생 자기가 해왔던 것은 큰 효과가 없다는 것을 인정하기 시작해야 한다. 과거의 방법은 이제 멈추고 그냥 이 자리에서 새롭게 시작해 보자.

이 순간 있는 것을 그대로 느끼고 떠오른 생각을 그대로 생각하고 기억하고 부드럽고 세심하고 사랑스러운 태도로 기꺼이 경험하는 것을 시작하자. 불편하다는 것은 충분히 있을 수 있는 경험인데 그것을 불편함으로 느끼지 않으려고 하는 것이 문제를 일으킨다. 범분노장애를 가진 사람들은 어렸을 때부터 불편한 감정을 가졌을 가능성이 많고 그 불편함이 너무 견디기 어려워서 각종 방법으로 그 불편함을 인식하지 않으려고 노력해 온 경우가 많다. 술이나 약물 등에 빠져서 불편함을 느끼지 않으려는 시도를 많이 하고 게임이나 오락같은 것에 몰입해서 불편함을 경험하지 않으려는 태도로 살아왔기 때문에 불편함을 온전히 경험하지 않고 자꾸만 피하려고 한다. 그래서 우선 내 인생에서 너무나 많은 불편감을 가져왔던 마음의 상태를 어떻게 하지 않고 그냥 놓아두고 바라보는 것부터 시작할 수 있어야 한다. 그러나 분노는 워낙 강한 감정이라서 그냥 놓아두고 바라보기가 참 어렵다. 요즘 심리학계에서 엄청난 열풍을 불러 일으키고 있는 마음챙김(mindfulness)이 그냥 놓아두는 것을 배우는 데 효과적이기는 하다. 마음챙김은 매 순간순간 집중하고 알아차리는 것이다. 마음에 집중하여 그 순간에 일어나는 것을 알아차림으로써 마음이 그냥 반응하는 대로 가지 말고 마음이 어떻게 작동하고 있는지를 한 발 떨어져서 알아차리는 태도를 갖추는 것을 말한다. 화가 날 때도 마음챙김을 할 수 있으면 큰 고비를 넘기는 것이다. 화는 그야 말로 불이기 때문에 모든 것을 태워버린다. 분노라는 마음이 자신을 향한다면 자신이 싫고 자신을 비난해왔고 학대해 왔다는 것이고, 남을 향한다면 남을 탓하고 원망하고 미워해왔다는 것을 말한다. '공정하지 않아', '내 것을 뺏어간 거야', '내 몫을 차지해 버리다니', '어떻게 감히 내게 그럴 수가 있지' 라는 생각이 올라온다. 거기서 그냥 있는 그대로 감정을 느끼고 바라볼 수만 있다면 그 분노 밑에는 사실 별 것 아닌 나의 생각과 아집이 보일 수 있다. 중요하지 않은 것을 붙잡고 살았고, 그것을 위해서 삶을 허비해왔고, 판단하고 비교하면서 인생을 보냈고, 자기를 지키기 위해서 남을 비난하고 탓을 해왔다는 것을 깨우칠 수 있다. 이런 깨우침까지는 생기지 않더라도 그냥 활활 타는 불에 자신을 그냥 두어서 타버리지 않고 한 발 떨어져서 자신의 마음을 들여다보고 관찰할 수 있다. 분노가 워낙 강한 감정이기 때문에 분노를 드러내기 어려워하는 사람들이 많다. 그래서 분노가 수년 수십년간 쌓여온 범분노장애 환자들이 많다. 그래서 우선 분노를 안전하고 제대로 드러내기 시작해야 한다. 드러낸다고 해서 분노를 표출하고 터뜨리는 것이 아니라 내 안에 있는 분노를 하나 하나 알아가야 한다. 보통 범분노장애가 있는 사람들은 문제가 없다고 억압하고 부정한다. 너무 강하게 억제해서 화가 나 있는지도 모르는 사람이 있다. 화가 난 원인을 다른 곳으로 돌리는 사람도 있고, 화를 견디기 어려워서 어린아이처럼 행동하는 사람도 있다. 그래서 그동안 보지 않았던 분노를 잘 들여다보고 직면하는 것이 필요하다. 화가 나게 된 사건이 무엇인지, 어떤 사람의 어떤 태도가 화를 내게 하는지, 그 정도는 얼마나 큰지, 얼마나 오래되었는지, 마음의 어느 범위까지 영향을 주고 있는지 잘 살펴봐야 한다. 일단 보지 않고서는 다룰 수가 없다. 그 동안 나를 지배해 온 분노를 잘 알아보고 그 깊이를 직면해야 그 다음 단계로 나아갈 수 있다.

분노 조절을 위한 인지행동치료적인 기초적 접근도 도움이 될 수 있다. 일반적으로 많이 사용하는 자신의 분노를 인지하고, 분석하며, 통제하는 문제 해결 중심에 기반한 자기분노 조절 기술 훈련, 심리사회 대인관계기술 훈련 등을 토대로 하는 방법을 사용할 수 있다. 이를 통하여 자신의 삶의 질을 향상시키고, 대인관계의 융통성을 높이고, 효과적인 의사소통기술을 함양시키고, 최상의 관계를 형성하고, 그리고 지속적인 삶의 균형을 유지하고 영위해 나아가도록 한다. 인지행동요법의 기반은 굳어져 있는 왜곡된 사고, 편향되고 부정적인 생각, 고정 관념들을 바꾸어 나가는 것이다. 극단적인 조건만 있다고 생각하는 흑백사고, 자신이 문제라는 개인화, 한 가지 사건이 다른 것에도 적용된다는 과잉일반화, 최악의 경우만을 생각하는 파국화, 절대적인 통제가 필요하다는 통제 욕구, 자신 혹은 남을 부정적으로 비교하는 부정적 비교, 긍정적인 경험을 믿지 않는 장점 무시하기, 완벽해지려는 완벽 욕구, 작은 부분에 집착해서 전체를 보지 못하는 선택적 추상, 이루어지지 않은 것만을 아쉬워하는 가정법적 사고, 걱정한다는 것이 도움이 된다는 걱정과 보호의 동일시, 특히 삶이 항상 자신이 생각하는 원칙대로 되어야 한다는 공정성 욕구, 자신이 어떤 경우에도 옳아야 한다는 믿음, 더 이상 견딜 수 없다는 생각, 바라는 것을 얻지 않고는 자신의 삶이 살 가치가 없다는 믿음, 남들도 자기 생각과 같을 것이라는 허구적 일치성 같은 생각의 오류들이 있다. 특히 화를 쉽게 내는 사람들은 '사람들은 항상 바르게 행동해야 해', '세상은 공정해야 해', '나는 부당한 대우를 받으면 안돼', '나는 피해를 보면 안돼', '나쁜 짓을 했으면 벌을 받아야 해'라는 굳어진 비합리적 신념을 가지고 있다. 이것들을 '사람들은 다 각자의 신념과 가치에 따라 행동하고 다 하고 싶은 대로 한다', '세상은 공정하지 않다, 부당하고 부정이 가득 차 있기도 하다. 그래서 내 몫을 잘 챙기지 못할 수도 있다', '세상은 상대적이다. 어떤 사람에게는 공정한 것이 다른 사람에게는 그렇지 않을 수도 있다', '사람들은 때로 나쁘게 행동한다. 나도 그럴 수 있고, 세상의 누구라도 그럴 수 있다' 등의 보다 유연하고 정확한 신념으로 바꾸어 나가는 것이 인지치료의 핵심이다. 구체적인 자기 분노 표현 방법을 배우는 것도 꽤 유용하다. '너는 문제다', '너는 왜 그렇게 했니' 라는 식으로 남을 비난하고 남이 모든 문제의 근원이라는 너 메시지(You-Message)에서 빠져나와 상대의 행동이 초점이 아니라 내가 어떻게 느꼈는지를 이야기 하는 나 메시지(I-Message)를 씀으로서 자기의 관심사와 감정을 표현하고 설명해서 상대방에게 내가 지금 바라는 것을 잘 표현할 수 있도록 하는 방법을 익히는 것이 좋다.

긍정심리학적 방법도 필요하다. 지금까지 살아왔던 삶보다 더 잘 살아
갈 수 있도록 해줄 수 있는 다양한 방법을 적용하여 분노에 천착해있는
자신에서 떨어져 나와 진정한 자신을 위해 살아갈 수 있도록 전환하도록
한다. 감사하기, 긍정적 순간 회상하기, 음미하기, 최고의 내 모습 그려
보기, 친절 베풀기를 통하여 관계 증진, 공감력 향상, 행복감 증가, 낙관
성과 효능감 향상, 자신감 향상, 사명감 향상 등을 일궈낼 수 있다. 성격
강점(character strength) 활용도 필요하다. 강점은 우리가 특정한 방식으로
행동하고 생각하고 느끼도록 하는 내재된 능력으로써 이를 잘 활용할 때
진정한 나다움을 느끼고 활력이 생긴다. 분노에 매여 있으면 결코 이룰
수 없는 자기다움을 강점을 활용하는 것으로 찾아가야 한다. 자기 나름대
로의 가치를 찾아서 더 이상 분노하게 된 것에 좌지우지되지 않고 자기의
강점대로 자기답게 살아가도록 도와줄 수 있다.

태극권 수행에서 배운 인상적인 말이 있다. 태극권의 경지에 오르기
위해서는 "응물자연(應物自然)" 해야 한다고 한다. 이는 나를 버리고 상
대를 따라야 하는 것으로, 일체의 주관적 동작을 버리고 일체적인 객관적
인 형세를 따르면서 변해야 한다는 말이다. 즉 자기가 익숙한 자기 것에
만 고집하면 고착화된다. 물에 들어가면 물고기가 될 수 있어야 하고, 하
늘에 오르면 새가 될 수 있고, 땅에 들어가면 지렁이가 되어야 한다. 땅
속에 파묻혔는데 지렁이는 징그럽고 힘 센 호랑이가 되고 싶다고 하면 숨

이 막혀 죽을 수밖에 없다. 즉 그 어떠한 환경이라도 그 환경에 따라 적응할 수 있어야 한다. 그러려면 "사기종인(舍己從人)", 즉 자기의 이전 행위를 버리고 남의 좋은 행동을 따를 수 있어야 한다. 그러나 이렇게 상황에 따라 자신의 고집을 버릴 수 있는 것은 인간이 하기에 가장 어려운 것일 수도 있다. 이렇게 유연해지는 것인 심리적 유연성이 분노 치료의 핵심이 된다.

범분노장애가 만연하게 되는 사회문화적 배경을 생각한다면 이러한 개인적 접근 이외에도 사회문화적인 고려가 반드시 필요하다. 기본적으로 사람이 존중받지 못해서 생기는 분노가 많으므로 기본적으로 인간 존중의 가장 기초가 될 수 있는 사회가 되지 못한다면 어린 시절부터 분노를 경험하는 사람들을 양산하는 악순환이 될 것이다. '틀린 것'이 아닌 '다른 것'의 다양성을 인정하는 사회 분위기를 만들어 가야 할 것이다. 전반적으로 사회가 유연하고 그런 유연한 분위기에서 살아온 사람들이 많아질 때 분노장애의 출현은 적어질 것이다. 자신과는 다른 가치관을 지닌 여러 사람들이 다양한 경제·종교·사회 배경을 가진 사람들과 어울려 살면서 각자 자신의 분화된 가치에 따라 살아갈 수 있도록 양육하고 교육하며 살아가게 되어야 한다. 이를 통하여 피해의식과 좌절감에서 발현하기 시작된 분노의 개인 병리가 회복될 수 있을 것이다.

끝으로 이렇게 여러 가지 방법을 다 동원해도 분노를 해결하지 못하고 여전히 화가 나는 자신에 대한 연민과 자비가 필요하다. 험한 시대를 살아가는 우리는 항상 부모로부터 이것은 잘 하는 거야, 저것은 잘 못하는 거야라는 식의 판단을 받으면서 살아왔다. 특히 범분노장애 환자처럼 화가 많이 쌓여있는 사람들의 어린 시절을 돌아보면 이렇게 가차없는 판단과 비평을 받아왔다는 것이 공통점이다. 우리는 거절당하거나 비판받지 않고 싶은 열망이 강하기 때문에 어려서부터 비판을 받는다면 어쩔 수 없이 그 판단을 따르려는 경향이 생길 수밖에 없다. 비판받지 않으려면 자신에게 엄격해야 하고 그렇게 강한 기준을 자기에게 가하면 가할수록 화는 더 심해질 수밖에 없다. 인간이라면 당연히 받고 싶은 것이 돌봄이다. 그러나 판단을 받을 때는 돌봄을 받지 못하고 있다는 느낌이 들기 때문에 세상이 안전하지 못하고 주변 사람들은 믿을만 하지 못한다는 인식이 강해진다. 그래서 자기 자신을 스스로 돌볼 수 있는 능력이 생기는 것이 중요하다. 자기를 친절하게 대하는 것이 익숙하지 않기에 우선 자신을 달래고 위로할 수 있는 각가지 방법을 써봐야 한다. 우선 자신을 부드럽게 안아주는 것으로 시작하는 것이 좋다. 어색하고 안 해 본 것이라서 쑥스럽지만 사람은 따듯하게 안아주고 보살펴주는 것에 반응하도록 설계되어 있다. 누군가 자기를 안아주면 좋겠지만 그렇지 못하더라도 자기 스스로 꼭 껴안아주거나 상상으로라도 안아주는 것 혹은 안기는 것 같은 것으로 시작하면 된다. 이 상황이 얼마나 힘든지 알아주고 부당한 취급을 받아서 아프고 속상한 자기 자신을 위로할 줄 아는 것이 분노 해결의 시작점이 된다. 연민으로 보통 해석하는 compassion의 뜻은 불쌍히 여기고 거기에 더해서 앞으로 나아졌으면, 아프지 않았으면 하는 마음이 포함되는 것을 말한다. 아프리카에서 굶어가는 아이들을 보고 연민이 느껴졌다면 그들이 나아지게 하기 위하여 기부를 하는 것이고 그런 마음이 진정한 연민이다. 자기 연민을 가지게 된다면 자신을 불쌍히 여기고 위로하는 것을 지나 자신이 나아졌으면 하는 마음을 가지게 된다. 연민이 없으면 불쌍히 여기는 것에서 끝나기 때문에 자존감도 더 저하되고 아, 나는 안돼라면서 자기 학대나 불신으로 연결된다. 그래서 자기 연민을 다루는 자애 프로그램에서는 불쌍한 것에서 멈추지 말고 더 나아가라고 한다. 그래서 자애를 스스로 경험하기 위해서는 "내가 안전하기를", "내가 평화롭기를", "내가 건강하기를", "내가 편안하게 살기를" 이라는 문구를 반복하여 말함으로써 자신의 마음을 녹이기 시작한다. 이렇게 그동안 판단적으로 살아오면서 자기를 편안하지 못하게 해왔다면 이제는 자신을 더 잘 이해하고 더 잘 받아들이면서 자신을 존중할 수 있게 한다. 자기 존중이 일어나고 나면 그때는 나 자신도 불완전하였고, 내게 화를 가져왔던 내 주변 사람들도 결국은 불완전하고 고통을 겪고 있는 한 사람에 불과하다는 인식의 확장이 일어날 수 있다. 인간은 결국 한계가 있고 그런 한계는 서로 위로하며 살아가는 것으로 돌파할 수 밖에 없다. 그래서 자신을 향하던 마음이 "당신이 안전하기를", "당신이 평화롭기를", "당신이 건강하기를", "당신이 편안하게 살기를"로 확장되고 이어서 "그 사람이 안전하기를", "그 사람이 평화롭기를", "그 사람이 건강하기를", "그 사람이 편안하게 살기를"로 이어질 수 있다. 이렇게 잘 되지 않는다면 그렇게 잘 되지 않는 내게 "내가 나 자신에게 친절하기를", "내가 있는 그대로의 나를 그대로 수용하기를"로 바꾸거나 추가해서 쓸 수 있다. 이렇게 마음이 열리는 것을 반복 훈련한다면 어떠한 부정적인 감정도 있는 그대로 받아들일 수 있다. 화라는 것은 대표적인 강렬한 부정적 감정이다. 이 화조차도 배려와 관심을 가지고 따뜻하게 수용하는 상태가 진정 수용이다. 화는 뜨겁고 델 것 같은 느낌을 주는 감정이다. 연민은 따사하고 포근하면서도 가슴 한 가운데에서 퍼져나가는 온기를 준다. 우리가 펄펄 끓는 화를 에너지로 사는 것이 아니라 우리 몸을 타고 흐르는 연민의 따뜻함으로 자신을 돌보고 주변 사람에게 따스함을 주면서 살아가는 것이다. 자신과 남을 향해 퍼붓던 화가 따스한 온기로 바뀔 수 있을 때 치유가 시작된다.

 결어

이 책은 우리나라에 최근 만연되고 있는 분노의 임상 사례들과 그 양상을 조망해 보았다. 화병과 PTED처럼 어느 정도 그 병태생리가 정리가 된 것도 있지만 범분노장애처럼 다양한 형태로 나타나고 예후 등이 명확하지 않은 상태도 있다. 앞으로는 분노를 정확하게 평가할 수 있는 객관적인 면접 도구도 필요할 것이고 우울증 등의 다른 정서장애와 구분할 수 있는 명확한 진단 기준도 확립될 수 있을 정도의 다양하고 엄정한 연구가 있어야 할 것이다. 특히 범분노장애는 사람들이 겪는 사회병리현상으로서의 울분 현상과 밀접하게 연관된다. 단 한 번의 사건으로 병리가 생기는 PTED와는 다르게 평생에 걸친 울분이 병으로 이어진 것이다. 울분을 겪은 모든 사람이 병리로 발현하는 것은 아니며 다른 정신장애와 마찬가지로 기능과 고통이라는 양 축에서 문제를 가져오는 것이므로 어떤 취약성이 대중이 갖는 울분을 넘어 병리로 연결되는지에 대한 것도 연구가 필요할 것이다. 특히 사회 구조적인 문제가 분노와 울분의 발생 요인이 될 수 있고, 범분노장애를 가진 환자가 주변에 분노를 전염시킬 가능성이 높아 사회 문화적인 측면에서의 관찰과 이해, 개입도 반드시 필요하다. 현 시점에서는 이에 대한 임상가들의 각별한 관심이 필요하다는 것을 주장하며 앞으로 지속적인 연구가 이러한 분노 현상을 이해하고 정리하고 치료하는 데 필요할 것이다.

▬ 참고문헌

- 대한신경정신의학회. 신경정신의학. 3판. 서울: 아이엠이즈컴퍼니; 2017
- 로널드 T. 포터 에프론. 욱하는 성질 죽이기. 서울: 다연출판사; 2007
- 로버트 D. 엔라이트. 용서치유. 서울: 학지사; 2005
- 류창현. 최신 분노치료 워크북. 파주: 교육과학사; 2009
- 메리 하틀리. 화 다스리기. 서울: 한국능률협회; 2004
- 박지선, 최낙범. 묻지마 범죄의 특성과 유형. 한국심리학회지: 법정 2013;4:107-24.
- 벤 알렉산더 본케. 화, 제대로 내고 자신있게 살아가기. 서울: 위즈덤하우스; 2005
- 채정호. 이런 세상에서 지혜롭게 산다는 것. 서울: 청림출판; 2021
- 최훈동. 내 마음을 안아주는 명상 연습. 서울: 담앤북스; 2019
- 크리스틴 네프. 러브 유어셀프. 서울: 이너 북스; 2019
- 한국트라우마스트레스학회. 울분, 어떻게 이해하고 개입할 것인가? 한국트라우마스트 레스학회 심포지움 초록집. 서울: 한국트라우마스트레스학회; 2017
- 한국트라우마스트레스학회. 지혜치료 실기 워크샵. 한국트라우마스트레스학회 워크샵 초록집. 서울: 한국트라우마스트레스학회; 2017
- American Psychiatric Association. Diagnostic and Statistical Manual of Mental Disorders (DSM-5). Arlington: American Psychiatric Publishing; 2013
- Biaggio MK. Therapeutic management of anger. Clinical Psychology Review 1987;7:663-75.
- Lee J, Wachholtz A, Choi KH. A Review of the Korean Cultural Syndrome Hwa-Byung: Suggestions for Theory and Intervention. Asia Taepyongyang Sangdam Yongu 2014;4:49.
- Narrow WE, Clarke DE, Kuramoto SJ, Kraemer HC, Kupfer DJ, Greiner L, et al. DSM-5 field trials in the United States and Canada, Part III: development and reliability testing of a cross-cutting symptom assessment for DSM-5. American Journal of Psychiatry 2013.
- Novaco RW. Anger expression, pathologies, and therapies. The Journal of Primary Prevention 1989;9:185-92.
- Sadock BJ, Sadock VA. Kaplan & Sadock's Synopsis of Psychiatry. 10th Ed. Philadelphia: Lippincott Williams & Wilkins, a Wolters Kluwer Business; 2007
- Tavris C. Anger defused. Psychology Today 1982;16:25-34.